KNAUR.LEBEN

Über das Buch:

Mit Anna Trökes widmet sich eine der erfahrensten und einflussreichsten Yoga-Lehrerinnen dem psychologischen Thema Nr. 1: Depression. Ihr Ratgeber vermittelt alle wichtigen Yoga-Tools: von beruhigenden oder auch aktivierenden Körperhaltungen über spezielle Atempraktiken bis hin zur Meditation. Yoga ist eine inzwischen wissenschaftlich anerkannte Methode bei der Behandlung von Depressionen. *Yoga bei Depression* bietet in dem Zusammenhang eine perfekte Hilfe für die Praxis zu Hause an, die ärztliche oder therapeutische Maßnahmen selbstverständlich nicht ersetzt, aber sehr effizient flankiert.

Yoga verbessert die Fähigkeit, sich selbst wahrzunehmen und körperliche sowie emotionale Bedürfnisse frühzeitiger und differenzierter zu erkennen. Damit ist Yoga eine der wirkungsvollsten begleitenden Therapien, um der Depression zu begegnen, die in den vergangenen Jahrzehnten zu einer der folgenreichsten Volkskrankheiten geworden ist. Anna Trökes bietet hier sowohl mentale Übungen im Sinne der kognitiven Umstrukturierung als auch Körper- und Atemübungen an, die direkt auf das vegetative Nervensystem einwirken. Bei der Übungspraxis wird besonderer Wert auf das Einüben von Achtsamkeit und Meditation gelegt, denn Forschungen der modernen Neurowissenschaften belegen klar, dass darin das größte und nachhaltigste Heilungspotenzial liegt.

Über die Autorin:

Anna Trökes ist eine Pionierin des deutschen Yoga. Sie unterrichtet seit 1974 und ist seit fast vierzig Jahren eine Institution in der Yoga-Lehrer-Ausbildung des Berufsverbandes der Yoga-Lehrenden in Deutschland (BDYoga) und lehrt europaweit Yoga-Philosophie, Pranayama, Meditation und die fortgeschrittenen Aspekte der Hatha-Yoga-Praxis. Die bekannte Autorin hat mehr als 30 Bücher veröffentlicht.

ANNA TRÖKES

YOGA
bei Depression

Mit Illustrationen von Nike Schenkl

KNAUR.LEBEN

Die erste Ausgabe von *Yoga bei Depression* erschien 2017 im Herder Verlag, Freiburg im Breisgau.

Die in diesem Buch vorgestellten Techniken, Methoden und Informationen ersetzen nicht den Rat und die Begleitung durch ein*e erfahrene*n Yoga-Lehrer*in, einen Arzt oder Ärztin oder eine Heilpraktiker*in. Eine Haftung für den Eintritt des Erfolgs oder für Personen-, Sach- oder Vermögensschäden, die sich aus dem Gebrauch oder Missbrauch der in diesem Buch dargestellten Methoden oder sonstigen Hinweise ergibt, ist für den Verlag, die Autorin und/oder deren Beauftragte ausgeschlossen.

Besuchen Sie uns im Internet:
www.knaur-leben.de

Aus Verantwortung für die Umwelt hat sich die Verlagsgruppe Droemer Knaur zu einer nachhaltigen Buchproduktion verpflichtet. Der bewusste Umgang mit unseren Ressourcen, der Schutz unseres Klimas und der Natur gehören zu unseren obersten Unternehmenszielen. Gemeinsam mit unseren Partnern und Lieferanten setzen wir uns für eine klimaneutrale Buchproduktion ein, die den Erwerb von Klimazertifikaten zur Kompensation des CO_2-Ausstoßes einschließt. Weitere Informationen finden Sie unter: www.klimaneutralerverlag.de

FSC www.fsc.org MIX Papier | Fördert gute Waldnutzung FSC® C083411

Aktualisierte Taschenbuchneuausgabe August 2023
Knaur.Leben Taschenbuch

Ein Imprint der Verlagsgruppe Droemer Knaur GmbH & Co. KG, München

Redaktion: Susanne Klein
Illustrationen: © Nike Schenkl, Caputh
Grafik auf Seite 50: le-tex puplishing services GmbH, Leipzig, nach *Ratgeber Depression. Informationen für Betroffene und Angehörige* von M. Hautzinger, 3. Auflage, © Hogrefe 2022. Abdruck mit freundlicher Genehmigung.
Covergestaltung: ZERO Werbeagentur, München
Coverabbildung: benntennsann / shutterstock.com
Satz und Layout: Adobe InDesign im Verlag
Druck und Bindung: CPI books GmbH, Leck
ISBN 978-3-426-87945-0

5 4 3 2 1

Inhalt

Vorwort zur überarbeiteten Neuauflage von Anna Trökes

Seitdem dieses Buch in seiner ersten Auflage 2017 erschien, hat es leider nichts an Aktualität verloren.

Immer mehr Menschen weltweit leiden unter depressiven Episoden und ihren Folgen. Dabei finde ich besonders beunruhigend, dass die Betroffenen immer jünger werden.

Viel zu oft entwickelt sich das Krankheitsbild der Depression im Rahmen lang andauernder Überlastungen, die die Menschen aller Altersgruppen – beginnend bei Schulkindern – zutiefst erschöpfen und nicht selten in einen Burn-out münden.

Neben den vielen persönlichen Belastungen leiden die Menschen inzwischen auch sehr an den umfassenden globalen Problemen, beginnend mit den tiefgreifenden Veränderungen, die durch die drei Jahre der Coronapandemie verursacht wurden, wie der uns allen noch immer unfassbaren Tatsache eines erbarmungslosen Angriffskrieges vor unserer Tür mit seinen einschneidenden Folgen. Dazu kommen die vielen leider noch immer ungelösten Probleme, die der Klimawandel mit sich bringt.

Kein Wunder, dass Unsicherheit und Gefühle der Hilflosigkeit sich immer mehr breitmachen. Sie sind ein Nährboden für die bedrückte und hoffnungslose Stimmung, die so viele Menschen erfasst hat.

Die sich daraus ergebenden Krankheitsbilder werden häufig pauschal als »Anpassungsstörungen« bezeichnet, womit (wie ich finde) zum Ausdruck gebracht wird, dass ein Mensch es einfach nicht hinkriegt, mit den vielfältigen Überlastungen und Überforderungen des modernen Lebens umzugehen. Dabei sind es doch wohl eher die Anforderungen der Leistungsgesellschaft und die daran gekoppelten äußeren und verinnerlichten Erwartungen, die das Problem darstellen.

Da der volkswirtschaftliche Schaden, der durch solche Belastungs- und Anpassungsstörungen verursacht wird, zu gewaltig ist und ständig weiter anwächst[1], interessiert sich die Forschung immer mehr für Therapieansätze, die eine medikamentöse Behandlung unterstützen und ergänzen können.

Dabei rücken die Körperarbeit und die Atemtechniken des Yoga sowie verschiedene Formen der Meditation immer mehr in den Fokus. Der zunehmende Aufbau von »Mind-Body-Abteilungen« in Kliniken gibt Yoga und Meditation endlich zunehmend Raum, damit diese uralten, vielfach erprobten Übungswege ihre Wirksamkeit entfalten und unter Beweis stellen können. Damit wird mittel- bis langfristig vor allem die Selbstwirksamkeit der Betroffenen gestärkt – und die Erfahrung der Selbstwirksamkeit ist erwiesenermaßen mit das beste Mittel gegen Gefühle der Hilflosigkeit und der Hoffnungslosigkeit.

Yoga und Meditation setzen sich seit nunmehr über 3000 Jahren dafür ein, uns erkennen zu lassen, wodurch wir uns Leid erschaffen und wie wir auf diese psychischen Muster regulierend und heilsam einwirken können. Yoga und Meditation bieten geeignete Konzepte, damit wir verstehen können, was in uns vorgeht, und zeigen uns praktikable und alltagstaugliche Methoden auf, um unseren Geist und damit unsere Gestimmtheit zu stabilisieren und wieder auf das Förderliche und Gelingende auszurichten, das ja auch immer da ist.

Passend dazu wächst unter denjenigen, die Yoga und Meditation lehren, das Interesse, sich zu informieren und fortzubilden, um Menschen, die unter Belastungs- und Anpassungsstörungen leiden, zu unterstützen und zu begleiten.

So können wir es dann doch wagen, hoffnungsvoll in die Zukunft zu schauen, denn die Symptome von Depression, Niedergeschlagenheit und Überlastungssyndrom werden heute ernst genommen und als Erkrankung anerkannt. Gleichzeitig wird weltweit und fachübergreifend intensiv daran geforscht, womit die Betroffenen Linderung erfahren können. Und dabei stehen die Methoden des Yoga ganz im Mittelpunkt.

Mögen Sie auch Ihnen hilfreich sein!

Anna Trökes

Die Audios zu den Meditationen des Buches finden Sie unter diesen Links:

- https://prana-yogaschule.de/yoga-fuer-depression/

  und

- https://prana-yogaschule.de/highlights/

Vorwort von Dr. Holger Cramer

»Yoga«, so Patañjali, »ist die Beruhigung der Gedankenwellen des Geistes.« Seine altertümliche Ausdrucksweise möge man ihm verzeihen, schließlich hat der indische Weise seinen klassischen Satz vor etwa 2000 Jahren auf Sanskrit niedergeschrieben. Seine Aussage ist jedoch immer noch hochaktuell. So ist unkontrollierbares Grübeln oder Gedankenkreisen ein Hauptsymptom der Depression und führt für die über acht Millionen Betroffenen allein in Deutschland oft zu einem besonders quälenden und lähmenden Zustand. Yoga kann hier helfen, die kreisenden Gedanken zumindest vorübergehend abzustellen und mittelfristig Depressionen zu lindern. Und dabei handelt es sich keineswegs um Wunschdenken oder Esoterik: Zahlreiche klinische Studien stützen diese Idee und zeigen, dass Yoga depressiven Menschen effektiv helfen kann – bei leichten depressiven Verstimmungen als alleiniges, bei depressiven Störungen als ergänzendes Mittel, zusätzlich zu Psychotherapie und Psychopharmaka. Yoga lindert depressive Symptome, verringert die begleitende Angst und verlängert die symptomfreie Zeit zwischen zwei depressiven Episoden – und zwar stärker als andere »Sportarten« oder »Entspannungsverfahren«. Daher enttäuscht es, dass Yoga in Deutschland, im Gegensatz zu anderen Ländern, bisher kaum Einzug in die Depressionsbehandlung gefunden hat.

Umso erfreulicher hingegen ist es, dass sich mit Anna Trökes eine der einflussreichsten und erfahrensten Yoga-Lehrerinnen und -Autorinnen Deutschlands dieses wichtigen Themas annimmt. Anna Trökes unterrichtet Yoga seit mehr als vierzig Jahren und hat in ihren Büchern bereits häufig einen Schwerpunkt auf dessen heilende Wirkungen gelegt. Persönlich kennenlernen durfte ich sie erst letztes Jahr auf einer Podiumsdiskussion zum

Thema »Yoga wirkt? Yoga in Prävention und Therapie«. Ich war als Diskutant und Vertreter der Wissenschaft eingeladen, Anna Trökes nahm als Zuhörerin teil und meldete sich in der abschließenden Frage-und-Antwort-Runde mit einer ergreifenden Darstellung ihres persönlichen Weges zum Yoga und den Wirkungen, die Yoga in ihrem Leben entfaltet hat, zu Wort. Ich bin überzeugt, dass zahlreiche Gäste der Veranstaltung insbesondere durch diesen ebenso spontanen wie eindrücklichen persönlichen Erfahrungsbericht einen Eindruck davon bekommen haben, wie Yoga wirkt und wirken kann. Auch in ihrem neuen Buch ist die unmittelbare Anwendbarkeit und Praxisnähe, ja Lebensnähe, des Dargestellten hervorzuheben – schließlich ist Yoga vor allem Praxis und nur nachgeordnet Theorie und Philosophie.

Dennoch freue ich mich, dass auch meine geistige Heimat, die medizinisch-psychologische Forschung, zu Wort kommen darf und Anna Trökes insbesondere die moderne Hirnforschung und deren Bezug zu Depressionen und zum Yoga ausführlich darstellt. Es sollte eigentlich wenig überraschen, dass das Praktizieren von Yoga und Meditation direkt die Form und Funktion des Gehirns beeinflussen kann, denn schließlich ist das menschliche Gehirn hochgradig formbar und verändert sich auch, wenn wir neue Sprachen, Geige oder Tischtennis lernen. Das Gehirn verändert sich sogar, wenn wir fernsehen oder spazieren gehen. Dennoch hat gerade die Erkenntnis, dass Yoga zu üben oder zu meditieren spezifische Bereiche des Gehirns nachweislich und reproduzierbar anatomisch verändert, zu einer deutlich höheren Akzeptanz des Yoga in der Wissenschaft wie auch in der Allgemeinbevölkerung geführt. Endlich ist da etwas, was man greifen kann und was auch erklärt, wie und warum Yoga wirkt – gerade auch bei Menschen mit Depressionen.

Die Botschaft ist tröstlich und herausfordernd zugleich: Alles, was wir tun, beeinflusst und formt unser Gehirn; allein durch unsere Taten und Gewohnheiten können wir entscheiden, ob wir unser Gehirn und damit unser Leben zum Schlechteren oder zum Besseren verändern. Das neue Buch von Anna Trökes kann helfen, hier den Weg zum Besseren einzuschlagen – und diesen Weg beizubehalten.

Privatdozent Dr. Holger Cramer
Forschungsleiter der Klinik für Naturheilkunde und Integrative Medizin, Kliniken Essen-Mitte, Medizinische Fakultät der Universität Duisburg-Essen

Einleitung

In der westlichen Welt nehmen Depressionen in den letzten Jahrzehnten dramatisch zu. In Deutschland ist die Depression (in allen Abstufungen) inzwischen neben den Angststörungen die häufigste psychische Erkrankung. Jede vierte Frau und ca. jeder sechste Mann erleidet im Laufe des Lebens eine depressive Erkrankung. Am Gesamtkrankenstand in Deutschland im Jahr 2016 hatten Beschäftigte mit der Diagnose Depression einen Anteil von 25–30 Prozent. Die Zahl der Fehltage hat sich nach einer Analyse der DAK-Gesundheit in den letzten zwanzig Jahren mehr als verdreifacht.[2] Weltweit leiden etwa 350 Millionen Menschen an Depressionen. Die Weltgesundheitsorganisation (WHO) rechnet damit, dass Affektstörungen wie Depressionen bis zum Jahr 2020 sogar die zweithäufigste Krankheitsursache sein werden, direkt nach Herz-Kreislauf-Erkrankungen, was sich inzwischen – noch verstärkt durch die Auswirkungen der Corona-Epidemie – leider mehr als bewahrheitet hat. Allein in Deutschland und Frankreich kostet die Behandlung pro Jahr mehrere Milliarden Euro.[3]

Noch beunruhigender als diese hohen Kosten ist die Tatsache, dass immer mehr junge Menschen zwischen 20 und 30 Jahren von depressiven Störungen betroffen sind und dieses Krankheitsbild inzwischen sogar bei Schulkindern diagnostiziert wird.[4] Besonders betroffen sind außerdem Senior*innen, bei denen zudem die Symptome depressiver Störungen besonders häufig mit durch das Alter bedingte Antriebsminderung, gedrückter Stimmung und sogar Selbstmordabsichten verwechselt werden.

Eine der wesentlichen Ursachen scheint die seit Jahrzehnten ungebremste Zunahme von Stress zu sein. Weitere Gründe sind darin zu sehen, dass in unserem westlichen Alltag die sozialen

Netzwerke immer loser werden und weniger Halt geben. So erlebt sich der Einzelne oft mit seinen Problemen auf sich selbst zurückgeworfen. Gleichzeitig nehmen der Leistungsdruck in Bezug auf Flexibilität und die Fähigkeit zum Lösen von Problemen bei immer weniger vorhersehbaren und planbaren Lebenswegen zu. Auch das macht Menschen eine Menge Stress, abgesehen davon, dass sowohl die unvorhersehbaren einschneidenden Ereignisse der Pandemie und des Ukraine-Krieges als auch der scheinbar nicht mehr beherrschbare Klimawandel die bereits vorhandenen Tendenzen der Verunsicherung und Hoffnungslosigkeit besonders bei jüngeren Menschen massiv verstärkt haben.[5]

Daneben stellen Beruf, Familie und sogar noch die Organisation der eigenen Freizeit (besonders in Verbindung mit dem Homeoffice) immer höhere Anforderungen an den Einzelnen, der sich dadurch zunehmend überfordert und hilflos fühlt.

Forscher gehen beim Entstehen von Depressionen auch vom Syndrom »erlernter Hilflosigkeit« aus. Dieser Begriff taucht in den letzten Jahren immer häufiger im Zusammenhang mit Depression auf, sodass man schon von epidemischen Ausmaßen dieses Syndroms sprechen kann und es so auch dringlicher wird, dass vermehrt nach Ursachen und nachhaltigen Behandlungsmöglichkeiten gesucht wird. Ich gehe später darauf auch noch näher ein.

Es stellte sich inzwischen auch heraus, dass die Wirkung von Psychopharmaka wesentlich geringer ist als allgemein angenommen. Und in rund einem Drittel aller Fälle bessern sich die Symptome nicht. Und mit jedem weiterem Anti-Depressivum, das man vergeblich ausprobiert, sinken die Chancen auf einen Erfolg. Allein in Deutschland leiden mehr als eine Million Menschen an einer »therapieresistenten Depression. Weltweit sind es etwa 100 Millionen.«[6]

Das Ausbleiben der erhofften Wirkungen betrifft sowohl die Linderung von Symptomen als auch die Nachhaltigkeit der

Wirkung von Medikamenten bei leichten und mittelschweren Depressionen – woran die Mehrheit der Erkrankten leidet. Trotzdem sind die Verschreibungszahlen in den letzten Jahren stark angestiegen. Laut OECD-Gesundheitsstatistik wurden beispielsweise in Frankreich im Jahr 2013 rund 1,2 Milliarden Tagesdosen an Antidepressiva verschrieben. Das waren 25 Prozent mehr als im Jahr 2000. In Deutschland wurden im gleichen Zeitraum sogar ca. 1,5 Milliarden Tagesdosen verschrieben, und es wurde im Vergleich zum Jahr 2000 ein Anstieg um 138 Prozent verzeichnet! – Tendenz weiter steigend.[7]

Kaum verständlich ist in diesem Zusammenhang die Tatsache, dass »von 2005 bis 2015 Pharmafirmen so gut wie keine klinischen Studien für neue Antidepressiva mehr unternommen haben«[8], erklärt der Psychiater Sagar Parikh von der University of Michigan, die Forschung stecke in einer Sackgasse.

Was kann helfen?

Bei der Suche nach geeigneten Alternativen zur jahrelangen Einnahme von Psychopharmaka mit ihren vielfältigen Nebenwirkungen zeigte sich auf wissenschaftlich gut abgesicherter Basis[9], dass eine regelmäßige Übungspraxis, die Bewegung, Entspannung, Achtsamkeitstraining und Meditation umfasst, vergleichbare unmittelbare Wirkungen haben kann und bezüglich der Nachhaltigkeit jedoch deutlich bessere Ergebnisse zeigte.[10] Ein solches begleitendes (adjuvantes) Training bewirkte neben der gegebenenfalls von den behandelnden Ärzt*innen, Psychotherapeut*innen oder Psychiater*innen für notwendig erachteten Verordnung von chemischen oder pflanzlichen Wirkstoffen zuverlässig eine Veränderung in der Empfindung des eigenen *Selbstwertes,* bedingt durch die wahrgenommene *Selbstwirksamkeit.* Es verbessert die Fähigkeit, sich selbst wahrzunehmen und körperliche sowie emotionale Bedürfnisse frühzeitiger und differenzierter zu erkennen.

Besonders effektiv ist ein solches Training, wenn es einhergeht mit einem Prozess der Achtsamkeitsschulung und einer darauffolgenden kognitiven Umstrukturierung. Das bedeutet, dass die Betroffenen lernen, ihre inneren Glaubenssätze bewusst wahrzunehmen und in ihren Auswirkungen auf ihr Gestimmtsein und damit ihr ganzes Befinden zu erfahren. Dadurch kommen sie in die Lage, ihre ungünstigen – weil destruktiven und vielleicht sogar toxischen – inneren Einstellungen zu erkennen, und sie können lernen, ihnen allmählich die Macht zu entziehen, sodass es ihnen möglich wird, achtsamer, fürsorglicher und liebevoller mit sich umzugehen.

Der Yoga hat genau diese Komponenten zu bieten. Seine Übungspraxis basiert auf einer jahrtausendealten Philosophie, die sich immer schon eher als eine *Psychologie* verstand, im Sinne einer Erkenntnistheorie, die Menschen hilft, ihr Leben zu verstehen, zu ordnen und positiv zu gestalten. Entsprechend unterstützt die Yoga-Philosophie schon seit jeher die notwendigen Prozesse des Erkennens, Annehmens und Wandelns, die es möglich machen, dass wir uns aus dem Netz schädlicher und krank machender innerer Einstellungen befreien können und lernen, diese durch achtsame und heilsame Sichtweisen zu ersetzen.

Zu diesem Umstrukturierungsprozess trägt auch die Körperarbeit des Yoga entscheidend bei. Sie umfasst nicht nur die vielen Körperhaltungen *(Asanas)* und Bewegungsabläufe, die heute weltweit in unzähligen Yoga-Studios und Fitnesscentern angeboten werden, sondern vor allem den bewussten Umgang mit der Atmung *(Pranayama)*, vielfältige körperliche Entspannungsmethoden und – dem Yoga untrennbar verbunden – die Meditation.

Dass diese Methoden des Yoga in ihrem seit vielen Jahrhunderten bewährten Zusammenspiel helfen können, uns aus depressiven Zuständen wirksam und nachhaltig herauszuführen, konnte ich in meiner Lehrtätigkeit immer wieder beobachten.

Eigene Erfahrung mit Depression

Vor allem aber konnte ich die Wirkweise dieser Methoden auch wiederholt am eigenen Leib (und der eigenen Seele) erfahren, da ich selber seit meiner Kindheit immer wieder mit depressiven Episoden unterschiedlichster Schweregrade zu kämpfen hatte. Seit meinem 20. Lebensjahr lerne und übe ich kontinuierlich Hatha-Yoga in seiner gesamten Bandbreite und beschäftige mich schon fast genauso lange mit der Yoga-Philosophie. Ich lehre Yoga nun schon seit 1974 in Seminaren und Yoga-Kursen. Seit 1984 bin ich in den verschiedensten Ausbildungsgängen der Yoga-Lehrausbildungen aktiv und habe dadurch viele Hundert Menschen auf ihrem Weg begleiten können. Bedingt durch meine eigenen Erfahrungen mit Phasen der Depression, bin ich natürlicherweise sehr empfindsam bei diesem Thema und erkenne schnell und sicher, wenn ein anderer Mensch sich in einem Zustand befindet, der im Yoga »Verdunklung des Geistes« *(Daurmanas)* genannt wird. Und deshalb bin ich wahrscheinlich auch besonders sicher in meiner Wahrnehmung und darin, zu erkennen, welche der vielen Methoden, die uns der Yoga bereitstellt, unterstützend und hilfreich wirken. So konnte ich im Laufe der Jahrzehnte ein breites Erfahrungswissen ansammeln, das sowohl in meinem Selbststudium als auch in der Wegbegleitung vieler Menschen gegründet ist.

Die Yoga-Übungen, die ich in diesem Buch für Körper, Geist und Seele vorstelle, sind durchgängig solche, mit denen ich selber immer wieder gute Erfahrungen gemacht habe. Um zu verstehen, warum sie wirken, habe ich mich in den letzten Jahren sehr intensiv mit den Erkenntnissen der Neurowissenschaften, der Mind-Body-Medizin, der Stressforschung, der Psychoneuroimmunologie, der Positiven Psychologie und der Achtsamkeitslehre (nach Jon Kabat-Zinn) beschäftigt. Ich werde einige der aktuellen Forschungsergebnisse vorstellen, die zeigen, wie Depressionen entstehen und was wir tun können, um unser Gemüt wieder aufzuhellen. Auch wenn es sich meist nicht mit unseren persönlichen Erfahrungen deckt, wissen wir heute, dass eine Disposition zur Depression kein unveränderliches Schicksal darstellt.

Damit sich jedoch die depressiven Episoden nicht immer und häufiger wiederholen und eventuell sogar im Laufe der Zeit schlimmer werden, muss diese Krankheit aber auch wie jede andere behandelt werden, und zwar vorrangig von einem Psychologen oder Psychotherapeuten.

Inzwischen ist mir auch klar geworden, dass die depressiven Episoden wohl vor allem deshalb immer wieder auftauchten, weil ich mir nicht bewusst war, dass eine Depression eine behandlungsbedürftige Erkrankung ist. Folglich nahm ich keine ärztliche oder psychotherapeutische Unterstützung in Anspruch und konnte nur bemerken, dass diese Phasen immer dann auftauchten, wenn ich mich aufgrund von Stress oder Überlastung sowieso schon angegriffen und schwach fühlte. Erst als die depressiven Episoden immer häufiger kamen und immer intensiver wurden, ahnte ich, dass Handlungsbedarf besteht. Die ärztlichen Untersuchungen brachten dann ein ganzes Bündel an körperlichen, hormonellen und psychischen Ursachen zutage. In der Psychotherapie, die ich daraufhin begann, habe ich mir zum ersten Mal eingestanden, dass manche Erlebnisse in meinem Leben mich so schwer beschädigt hatten, dass ich nicht aus eigener Kraft in der Lage war, sie zu verarbeiten, und sie deswegen immer weiter – wie eine unselige uralte Saat – in der Tiefe meines Geistes und meines Gemüts wirksam blieben. Gleichzeitig hatte mich jedoch meine jahrzehntelange Yoga-Praxis so weit stabilisiert, dass ich jedes Mal aufs Neue der großen Versuchung widerstehen konnte, meinem Leben ein Ende zu setzen – so wie es in meiner Familie schon so oft geschehen war. Und das ist einer der wesentlichen Gründe, warum ich *wirklich* weiß, dass Yoga auch »bei Depressionen einen klaren therapeutischen Effekt hat«[11].

Der Begriff der adjuvanten Therapie

An dieser Stelle ist mir wichtig, nochmals ausdrücklich darauf hinzuweisen, dass Yoga in seiner hohen Komplexität des Zusammenspiels psychologischer, philosophischer und körperlicher (somatischer) Faktoren in aller Regel nicht als reine Therapie angewandt wird, außer vielleicht im Kontext einer interdisziplinären Behandlung in Kliniken, die auf Mind-Body-Medizin spezialisiert sind, oder im Rahmen einer ayurvedischen Heilbehandlung in einer entsprechenden Klinik. In diesem Sinne verstehe ich die Ausführungen in diesem Buch nicht als therapeutische Angebote, sondern vielmehr als eine Erweiterung und Begleitung einer fachärztlichen Behandlung(!), somit also *als eine adjuvante Therapie*[12].

Yoga kann uns zwar helfen, mögliche Ursachen unserer Depression zu erkennen, sie dadurch zu entkräften und durch eine kontinuierliche Übungspraxis auch die Symptome abzumildern. Yoga ist aber *nicht geeignet als alleinige Behandlungsmethode zur Heilung einer Depression.* Die medikamentöse und/oder psychologische Therapie sollte weiterhin in fachärztlicher Obhut bleiben.

Diese Einschränkung hängt einerseits mit dem Selbstverständnis des Yoga zusammen und damit, dass sein Vorgehen seit jeher als ursachen- und nicht als symptombezogen betrachtet wird. Andererseits muss beachtet werden, dass Yoga-Lehrende in der Regel nicht über die gesetzliche Erlaubnis verfügen, die Heilkunde ausüben zu dürfen. Das bedeutet, dass sie nicht therapeutisch arbeiten dürfen und auch keine Heilversprechen machen dürfen.

Die Genehmigung dafür ist in Deutschland ausschließlich

(Fach-)Ärzten, Psychologen und Psychiatern, Physiotherapeuten und Heilpraktikern vorbehalten, also Menschen, die sich einer umfassenden staatlichen Überprüfung ihres Wissens unterzogen haben.

Wie wir sehen werden, eignet sich Yoga so herausragend als begleitende Therapie, weil man in Indien – wie die alten Schriften zeigen – das Krankheitsbild der Depression schon seit Jahrtausenden kennt und behandelt. Der ursprüngliche klassische Yoga versteht sich als eine »Wissenschaft von der Seele« und untersuchte von Anbeginn an, wie unser Geist funktioniert, was unser Denken verzerrt und was die Gründe dafür sind. Das ist die Ebene der Erkenntnis. Yoga ist aber immer auch ein Übungsweg *(Sadhana)*, und deshalb gehört auch grundsätzlich eine Anwendungsebene dazu. Sie beruht auf den jahrtausendealten Erfahrungen der Meister des Yoga, die eine Vielzahl von Programmen zur Geistesschulung entwickelt haben, von denen viele Überschneidungen mit den modernen Therapieansätzen zum Beispiel der »kognitiven Umstrukturierung« oder der Verhaltenstherapie aufweisen.

In den meisten Yoga-Traditionen ist es außerdem selbstverständlich, Geist, Gemüt, Atem und Körper als ein ständig aufeinander einwirkendes Netzwerk zu sehen. So nimmt der Yoga eine sehr moderne Entwicklung vorweg, nämlich die der körperorientierten Psychotherapie. Deswegen wird im Mittelpunkt dieses Buches auch die Übungspraxis stehen, ohne die alle Erkenntnis und Einsicht wirkungslos bleiben.

Kapitel 1
Was ist eigentlich eine Depression?

Alltagsverständnis von Depression

Jeder Mensch in der modernen Welt weiß wohl, was es heißt, deprimiert zu sein, denn jede und jeder von uns kennt sie, diese Gefühle von Niedergeschlagenheit, von Antriebslosigkeit oder tiefer Lustlosigkeit. Wir alle kennen Zustände, in denen uns Sorgen niederdrücken und wir in unserem Gedankenkarussell festsitzen. Wir alle können entsprechend auch etwas mit dem Begriff Depression anfangen, denn er ist uns aus unserem Erleben vertraut.

Wir benutzen das Wort auch umgangssprachlich im weitesten Sinne, wenn wir davon sprechen, dass uns das ewig schlechte Wetter deprimiert, die Aussicht auf eine lange anstrengende Arbeitswoche oder die Vorstellung, mit zunehmendem Alter nicht mehr so fit und leistungsfähig sein zu können, wie wir es uns wünschen. Wir sagen, dass sich die Wirtschaft in einer Phase der Depression befindet oder dass der Kollege, der gerade nicht gut drauf ist, mal wieder »einen Depri schiebt«. Und sogar eine Landschaft nennen wir deprimierend, wenn sie uns öde und kahl erscheint.

Gerade in dieser so allgemeinen und unscharfen Verwendung des Begriffs Depression liegt eine gefährliche Quelle für Missverständnisse und Fehleinschätzungen. Viel zu schnell schließen Menschen, die episodisch einen Zustand des Bedrücktseins und der Sorgen erleben, von sich auf andere. Sie unterschätzen, dass sich hinter dem, was äußerlich aussieht wie das, was sie selbst

Depression nennen, ein komplexes und schwerwiegendes Krankheitsbild verbergen kann. Das führt nicht nur zur Unterschätzung einer Krankheit, die oft genug tödlich ausgeht, sondern führt auch vor allem dazu, dass sich erkrankte Menschen mit guten Ratschlägen wie »Reiß dich mal zusammen!«, »Das wird schon wieder!«, »Denk doch mal positiv!« und dergleichen mehr auseinandersetzen müssen. Diese natürlich durchaus gut gemeinten Ratschläge setzen voraus, dass sich ein Mensch, der eine Depression hat, am eigenen Schopf aus seinem Sumpf herausziehen kann – um dann wieder wie gewohnt zu funktionieren. Und genau das geht nicht! Die guten Ratschläge werden den Betroffenen in ihrem Zustand inneren Gelähmtseins vielmehr zur Qual, denn diese sind in einer echten Depression beim besten Willen nicht umsetzbar. Darauf weisen unter anderem »Neurologen und Psychiater im Netz« auf ihrem Informationsportal hin und geben die Empfehlung an Angehörige, Betroffene zwar nach Kräften zu unterstützen, wenn diese Eigeninitiative zeigen, dass es aber zum Beispiel nicht sinnvoll sei, diese zu einer Reise bewegen zu wollen, um »mal abzuschalten«, da die fremde Umgebung sie nur noch mehr verstören würde. Darüber hinaus wird Angehörigen geraten:

- die Depression als Erkrankung zu akzeptieren,
- den Rat eines Arztes einzuholen,
- den Betroffenen keine Vorwürfe zu machen,
- weder sich selbst noch die Betroffenen zu überfordern,
- sich mit gut gemeinten Ratschlägen zurückzuhalten,
- auch die eigenen Gefühle anzunehmen,
- geduldig zu bleiben
- und Selbsttötungsdrohungen ernst zu nehmen.[13]

Depression verstehen lernen

Um der Verwirrung und der Fehleinschätzung, die sich aus der Bedeutungsvielfalt des Begriffs Depression ergibt, entgegenzuwirken, soll nun zunächst einmal geklärt werden, was wir unter diesem Krankheitsbild zu verstehen haben. Erst dann können wir darüber nachdenken, in welchem Maße Yoga als begleitende (adjuvante) Therapie wirklich sinnvoll eingesetzt werden kann.

Der Begriff Depression kommt vom lateinischen Wort *deprimere,* was »herunterdrücken« oder »niederdrücken« bedeutet. Für das Krankheitsbild taucht die Bezeichnung Depression erst im 20. Jahrhundert auf. Erkrankungen mit den entsprechenden Symptomen wurden bis dahin »Melancholie« genannt – ein Krankheitsbild, das sich bis in das 5. Jahrhundert v. Chr. zurückverfolgen lässt.[14] Zusammen mit der Manie wird die Depression den *affektiven* Störungen zugeordnet. Diese werden also grundsätzlich als Stimmungsstörungen betrachtet, die sich in übertrieben gehobener (Manie) oder niedergedrückter Stimmung (Depression) ausdrücken.

Je nachdem, ob affektive Störungen nur mit einer Depression *oder* einer Manie oder mit *beiden* Gefühlslagen einhergehen, werden sie unterteilt in unipolare bzw. bipolare affektive Störungen:

- Ist die affektive Störung ausschließlich durch eine manische oder eine depressive Gefühlslage gekennzeichnet, liegt eine sogenannte unipolare Störung vor.
- Wechseln sich jedoch manische und depressive Phasen ab, besteht eine bipolare affektive Störung (früher: manisch-depressive Erkrankung).

In diesem Buch soll es in erster Linie um die unipolare Störung gehen.

Zusätzlich wird die Depression als affektive Störung noch abgegrenzt von

1. der Dysthymie (griech. »schlechte Laune«, »Verstimmtsein«). Sie beginnt meist im jungen Erwachsenenalter mit einem Gefühl von Schwermut und Antriebslosigkeit und erzeugt bei den Betroffenen einen erheblichen Leidensdruck. Früher unterstellte man Menschen mit einer Neigung zur Schwermut in der Regel eine »depressive Persönlichkeit«. Sie tritt oft in Zusammenhang mit anderen psychischen Störungen wie Angststörungen, Drogenabhängigkeit oder Alkoholstörungen auf und ist fast immer ein Vorbote ernsthafter depressiver Episoden und Störungen im Erwachsenenalter.
2. der bereits genannten Melancholie (griech. »Schwarzgalligkeit«). Sie ist eine Stimmung, ein Gemütszustand, die bzw. der gekennzeichnet ist durch ein besonders intensives melancholisches, das heißt trauriges, schwermütiges und trübsinniges Erleben. Sie zeichnet sich durch eine besonders große Gefühlsfülle aus. Damit ist die Melancholie in gewisser Weise genau das *Gegenteil* der depressiven Gemütslage, die eher gekennzeichnet ist durch ein *Gefühl der Gefühllosigkeit.*

Wie bereits erwähnt, wird in der Alltagssprache der Begriff Depression äußerst ungenau benutzt. Sehr häufig wird damit ein Verstimmtsein, eine niedergedrückte oder traurige Stimmung oder eine negative Grundeinstellung bezeichnet, was sehr dazu beiträgt, dass die Krankheitszeichen nicht genau und schnell genug erkannt werden und die Krankheit nicht bzw. nicht fachärztlich behandelt wird. Viele Betroffene sind sich zudem gar nicht bewusst, dass sie an einer behandlungsbedürftigen Krankheit leiden, bzw. ahnen sie gar nicht, wie stark sie durch eine Depression gefährdet sind, sich selbst zu verletzen oder sogar sich das Leben zu nehmen.

Depression ist jedoch eine ernste, folgenreiche und sogar gefährliche Erkrankung, die unbedingt behandlungsbedürftig ist. Hier zur Übersicht die aktuellen Erhebungen:

- Depression wird inzwischen als eine der großen Volkskrankheiten angesehen, da pro Jahr ca. 4,4 Prozent der Weltbevölkerung (ca. 350 Millionen) daran erkranken. In Deutschland sind es ca. 8,3 Prozent der Bevölkerung (ca. 4 Millionen).[15]
- Das Risiko, heutzutage in den westlichen Industriestaaten daran zu erkranken, liegt bei 16 bis 20 Prozent und ist damit in den letzten zehn Jahren um mehr als 18 Prozent gestiegen! Entsprechend sind Depressionen die Hauptursache für psychisch bedingte Krankschreibungen.
- Sie treten in jedem Lebensalter auf, also auch schon in der Kindheit und Jugend. Die größte Häufung findet sich bei Menschen zwischen dem 40. und 50. Lebensjahr und im hohen Alter.
- Frauen sind etwa zweimal so häufig betroffen wie Männer. Depressionen gehören zu den Erkrankungen, die die Lebensqualität am meisten beeinträchtigen. Der Leidensdruck für die Betroffenen ist größer als bei anderen Erkrankungen, was sich klar aus der sehr hohen Suizidrate ableiten lässt: Pro Jahr nehmen sich in Deutschland etwa 11000 Menschen das Leben, geschätzt unternehmen zudem 100000 bis 150000 Menschen einen Selbstmordversuch – mit einer hohen Dunkelziffer. Die meisten Menschen, die selbstmordgefährdet sind oder sich das Leben nehmen, leiden vorher an einer Depression.

Alle Depressionen in ihren vielfältigen Erscheinungsformen haben eines gemeinsam: Sie verändern unser Denken, Fühlen und Erleben.

Wegen ihrer vielfältigen Erscheinungsformen und Abstufungen spricht man heute auch von einem *depressiven Spektrum.*

In dieses »Spektrum« gehören auch viele körperliche Symptome, denn eine Depression ist eine Erkrankung des ganzen Körpers. Die körperlichen Symptome der Depression stehen gelegentlich sogar ganz im Vordergrund. Dies erklärt sich daraus, dass auch die Regulationskreise des Körpers, die unabhängig von unserem Willen und unserer Stimmung funktionieren, gestört sind, geben die Psychotherapeuten Günter Niklewski und Rose Riecke-Niklewski zu bedenken und ergänzen: »Depressionen sind zwar Gemütskrankheiten, oder wie es in der Fachsprache heißt: affektive Störungen, doch sie betreffen nicht nur die Stimmung und ›stören‹ nicht nur dic Affekte. Eine Depression ist eine Erkrankung, die den ganzen Menschen in Mitleidenschaft zieht. Depressive Menschen leiden an Körper und Seele.«[16]

Schweregrade und Symptome einer unipolaren Depression

Gemäß der Standardisierung, wie man sie in der *International Classification of Diseases, 10th revision* (ICD-10) findet, werden drei Schweregrade einer unipolaren Depression unterschieden:

- leicht
- mittelgradig
- schwer

Der Schweregrad ergibt sich aus der Häufung der Haupt- und Zusatzsymptome des depressiven Spektrums, so wie sie im ICD-10 aufgeführt sind:[17]

Hauptsymptome:

- deprimierte Stimmung = Niedergeschlagenheit
- Freud- und Interesselosigkeit
- Energie-, Kraft- und Antriebslosigkeit, Gefühl der Gefühllosigkeit /Affektstarre (Achtung: hier Abgrenzung zur Trauer)

Zusatzsymptome:

- körperliche Beschwerden (Kopfschmerzen, Rückenschmerzen, Tinnitus, Brustenge, Muskelverspannungen, Verdauungsbeschwerden)
- Appetitlosigkeit
- Schlafstörungen
- Grübeln
- Schuldgefühle
- Konzentrations- und Gedächtnisstörungen
- Hoffnungslosigkeit
- Angst (bis hin zu Angststörungen). Sie tritt ganz oft in Verbindung mit Depression auf; alles ist dann angstbesetzt.
- Gefühl völliger Ausweglosigkeit
- Suizidalität, d.h. die Tendenz, Selbsttötungsgedanken, -impulse, -absichten und -pläne zu entwickeln und möglicherweise auch auszuführen

Eine Depression wird als *leicht* bezeichnet, wenn sie

- zwei Hauptsymptome und
- zwei Zusatzsymptome aufweist.

Eine Depression wird als *mittelgradig* bezeichnet, wenn sie

- mindestens zwei und höchstens drei Hauptsymptome und
- vier Zusatzsymptome aufweist.

Eine Depression wird als *schwer* bezeichnet, wenn sie

- alle drei Hauptsymptome und
- mindestens vier Zusatzsymptome aufweist.

Diese Symptome werden durch standardisierte Fragebögen abgefragt[18]. Es ergibt sich daraus ein sogenannter Krankheitswert, wenn die Symptome mindestens 14 Tage durchgehend auftreten. Trotzdem spricht man häufig anstatt von einer Depression von *depressiven Episoden,* weil die Störungen in der Regel von alleine wieder abklingen. Sie können aber jederzeit wiederkommen, und die Mehrzahl der Betroffenen hat demzufolge auch mehrere depressive Episoden im Leben. Eine Depression, die länger als zwei Jahre ohne Unterbrechung anhält, wird chronisch genannt und stellt ein eigenes Krankheitsbild dar, auf das an dieser Stelle aus Platzgründen nicht weiter eingegangen werden kann.

Weitere Unterscheidungsmerkmale und Verläufe depressiver Erkrankungen

Da im Verlauf einer depressiven Episode oft auch andere psychische Störungen auftreten, kann sich die Erkrankung mit sehr unterschiedlichen Beschwerdebildern darstellen.

Besonders häufig zu beobachten – und im Kontext der Yoga-Praxis wichtig zu kennen – sind folgende Symptomkonstellationen:

- gehemmt-depressiv: Der Betroffene ist wie gelähmt.
- agitiert-depressiv: Der Betroffene ist unruhig, nervös und reizbar.
- somatisierte Depression: Hier stehen für den Betroffenen körperliche Probleme wie z. B. Schmerzen, Schlafstörungen, ein Tinnitus o. Ä. im Mittelpunkt.
- wahnhaft-depressiv (besonders schwer): verschiedene bedrückende Wahnideen beherrschen den Menschen vollkommen. Diese Menschen bedürfen ausschließlich einer fachärztlichen und/oder stationären Behandlung!

Besonders häufig (in 70 bis 80 Prozent der Fälle) treten Depressionen in Verbindung mit Angststörungen auf, die sich vor allem zeigen als Angst vor dem Leben, vor der Zukunft und vor alldem, was es noch zu bewältigen gilt. Ein Mensch in einer depressiven Episode leidet an einem überwältigenden Gefühl, nichts mehr »auf die Reihe zu kriegen«. Das ist ein Hauptsymptom! Einfachste Anforderungen überfordern ihn schon in diesem Zustand, der gekennzeichnet ist durch eine tiefgreifende Antriebslosigkeit (»Es macht sowieso alles keinen Sinn mehr!«) und Energielosigkeit (»Wie soll ich das nur alles schaffen?«).

Warum kommt es immer wieder zu depressiven Episoden? Was erhöht das Rückfallrisiko, und was kann es verhindern helfen?

Nicht bei jedem Menschen endet eine depressive Episode mit einem vollständigen Abklingen (einer vollständigen Remission). Wenn die Erfahrung, die ein Mensch mit sich während einer depressiven Episode macht, sein Selbstwertgefühl weiter schwächt und damit seine Verletzlichkeit verstärkt, wenn Schuld- und Schamgefühle dazukommen, bleibt all das als Eindruck auf der mentalen und emotionalen Ebene zurück. Diese Menschen erholen sich also nie wirklich von den wiederkehrenden Episoden, die deshalb als immer schwerer und intensiver erlebt werden.

In ihrem Ratgeber für Betroffene *Achtsamkeit üben: Hilfe bei Stress, Depression, Ängsten und häufigem Grübeln* weisen die Autoren Michalak, Meibert und Heidenreich[19] darauf hin, dass in den letzten Jahrzehnten auf der Grundlage zahlreicher Forschungsarbeiten die Faktoren zunehmend besser verstanden werden, warum Menschen, die schon depressive Episoden erlebt haben, Rückfälle erfahren. »Ein erstes wichtiges Ergebnis war, dass die erste depressive Episode im Leben eines Menschen häufig mit kritischen Lebensereignissen in Zusammenhang steht, dass also vor der ersten Episode Belastendes passierte, wie eine Trennung, eine schwere Krankheit in der Familie oder ein Arbeitsplatzverlust. Die weiteren Episoden werden dann aber zunehmend durch weniger gravierende äußere Ereignisse ausgelöst. Der Rückfall bei späteren Episoden läuft also zunehmend automatisiert ab, ohne dass besonders stark belastende Ereignisse diese Rückfälle auslösen müssten. Es reichen dann häufig schon Kleinigkeiten, um wieder in eine depressive Episode hinein zu kippen.« Das zeigt, wie sehr die Verletzlichkeit eines Menschen zunimmt, wenn er mehrmals in den Grundfesten seines Selbstvertrauens erschüttert wurde!

»Ein weiteres wichtiges Forschungsergebnis war, dass je mehr depressive Episoden ein Mensch erlebt hatte, desto höher sein Rückfallrisiko ist. Während Menschen, die bisher eine Episode erlebt hatten, ein Rückfallrisiko von durchschnittlich ca. 50 % haben, weisen Personen mit drei oder mehr Episoden in der Vorgeschichte ein Rückfallrisiko von über 80 % auf.«[20]

Warum ist das so, und warum spielen *äußere* Auslöser im Laufe der Depressionsentwicklung eine immer geringere Rolle? Neuere psychologische Erklärungsansätze des Rückfallgeschehens bei Depressionen betonen, dass ein Mensch, der mit der Einschätzung seines Selbstwerts schon einmal oder mehrmals tiefe Talsohlen durchschritten hat, die gekennzeichnet sind durch kaum zu beeinflussende Gefühle von Wertlosigkeit, Hilflosigkeit, und der der Überzeugung ist, so, wie er ist, nicht liebenswert zu sein, legt dazu in seinem Gehirn stabile neuronale Netzwerke an. Wenn dann die Stimmung im Alltag selbst durch eigentlich banale kleine negative Erlebnisse kippt oder weil der Mensch sich unwohl oder erschöpft fühlt, dann können diese Netzwerke bei ehemals Depressiven besonders leicht aktiviert werden, und negatives Denken besetzt ihr Bewusstsein.

Die meisten Menschen kennen Perioden, an denen sie niedergeschlagen und betrübt sind, und haben im Laufe des Lebens gelernt, damit gut umzugehen. Menschen, die sich von depressiven Perioden nicht vollständig erholt haben, können aber bereits durch eine leichte Verstimmung wieder in die verdunkelten Gemütszustände der Depression zurückfallen.

Diese Beschreibung stimmt genau: Sie fallen aus einer normalen Gestimmtheit unvermittelt wie in ein gefühltes Loch, in dem sie eine einschneidende Veränderung ihrer Gedankenmuster erfahren, im Sinne verallgemeinernder negativer Selbsturteile (»Niemand (!) mag mich/liebt mich!«) oder der Erinnerung an unangenehme, peinliche oder traurig stimmende Situationen, die bereits während früherer depressiver Episoden das Gedankenkarussell besetzt haben. Dadurch verschlechtert sich naturgemäß die Stimmung, und die Betroffenen fühlen sich niedergeschlagen; unter anderem auch, weil sie erkennen, dass sie wieder in denselben alten Grübelschlaufen hängen, die sie mit Sicherheit wieder in die bekannten Abwärtsspiralen hineintreiben.

Sie lösen damit einen regelrechten depressiven Aufschaukelungsprozess aus, der die Grundlage für die nächste (oft schwerere) depressive Episode darstellt. »Aber nicht nur diese leichtere Aktivierbarkeit von negativen Gedankenmustern, sondern auch der weitere Umgang mit dem niedergeschlagenen Zustand beeinflusst das Rückfallgeschehen. Treten negative Stimmungen und Gedanken auf, so versuchen Depressive häufig, die zurückliegenden Ereignisse zu analysieren, um zu verstehen, warum sie wieder depressiv geworden sind, oder sie denken darüber nach, wie passiv und unmotiviert sie sich fühlen. Kurz: Sie grübeln über Ursachen und mögliche Folgen der depressiven Stimmung nach und fokussieren sich dabei in passiver Weise auf ihre Probleme und Unzulänglichkeiten. Wie weiter oben dargestellt, führt dieses Grübeln dazu, dass sie länger in negativen Zuständen feststecken. Damit erhöht sich die Gefahr, dass aus einem Stimmungstief ein depressiver Rückfall wird.«[21]

WICHTIG ZU WISSEN: Das Gehirn kann nicht unterscheiden, ob es sich um eine aktuelle Ursache handelt, die einen belastet oder trübsinnig macht, oder um eine Erinnerung daran, also die bloße Vorstellung davon! Beides aktiviert dieselben Gehirnareale, beides – aktuelles Geschehen und mit Emotionen besetzte Erinnerung – setzt dieselben Stresshormone frei.[22]

Ursachen für Depression

Änderung in den Hirnfunktionen und im Denken

Auch wenn die Ursachen für das Ausbrechen der Erkrankung, wie wir noch sehen werden, sehr unterschiedlich sein können, kann doch immer davon ausgegangen werden, dass die normalen Hirnfunktionen der Betroffenen beeinträchtigt sind. Oft sind unmittelbar die Bereiche des Gehirns, wie etwa das Stirnhirn (präfrontaler Cortex), betroffen, die in der Lage sind, Affekte zu regulieren und zu modulieren. Gleichzeitig ist der Teil des Gehirns besonders aktiv, der für das Affekterleben, und hier besonders für Angst zuständig ist (limbisches System, besonders die Amygdala). Dadurch erleben wir uns in der Depression oft so, als seien wir unseren (dunklen) Gedanken ausgeliefert. Besonders in schweren depressiven Episoden können sich uns Selbsttötungsgedanken aufdrängen, ob wir es wollen oder nicht. Sie neigen dazu, uns ausdauernd und unbarmherzig zu belagern, wobei unser Gehirn im Autopilotmodus in endlosen Schleifen von Gedanken und inneren Bildern immer wieder alle möglichen Selbstmordszenarien bzw. ein bestimmtes durchspielt. Dieses Gefühl der Verselbstständigung der Visionen, verbunden mit dem Gefühl der Hilflosigkeit, kann uns im Extremfall so in die Verzweiflung treiben, dass wir im Suizid die einzig mögliche (Er-)Lösung zu sehen meinen. Fast noch verstörender ist es zu erleben, wie der eigene Geist in der Lage ist, völlig sachlich und abgekoppelt von jedem Selbstmitgefühl zu planen, wie man die Welt vom eigenen Sein – und sich selbst von der Welt – erlösen könnte.

Forschungen konnten zeigen, dass sich die Gehirnfunktionen zudem in einer Weise verändern können, dass der Betroffene sich als vollkommen in der Abwärtsspirale seiner negativen Gedanken gefangen erlebt. Das führt dazu, dass der Betroffene seinen eigenen Gedanken und Gefühlen nicht mehr trauen kann.

»Das bin nicht ich!« ist eine erschütternde Erfahrung, die der Depressive mit sich selbst macht.

Erst nach Abklingen der Depression weiß der Betroffene wieder, dass seine Sichtweise auf sich selbst und die Welt verzerrt war. In der Depression selbst ist er in der Regel von dieser Erkenntnis komplett abgekoppelt. Deswegen ist es auch so schwer, einen Menschen zu erreichen, der gerade in der Abwärtsspirale einer Depression gefangen ist. Wie wir später noch genauer betrachten werden, sind dabei im Gehirn die Regelkreise des Denkens und Fühlens in ihrer Interaktion und Abstimmung gestört. Das führt dazu, dass einen die Abwärtsspirale negativer Gedanken und Gefühle nicht nur immer weiter nach unten zieht, sondern auch *unten hält.* »Depression ist ein sehr stabiler Zustand«, bemerkt dazu der Neurowissenschaftler Alex Korb, denn »das Gehirn sitzt fest – die Depression zieht es so unerbittlich wie die Erdanziehung nach unten«.[23]

Da depressive Episoden aber – wie bereits erwähnt – in aller Regel auch von alleine wieder abklingen, sie bei den meisten Menschen – wenn sie nicht behandelt werden – aber auch leider immer wiederkommen, ist es sinnvoll, in den symptomfreien Perioden, wenn die Hirnfunktionen wieder normal sind, achtsames Gewahrsein, günstige Bewertungs- und Verhaltensprogramme einzuüben und sich mithilfe von Körper- und Atemübungen zu stabilisieren. Ausdauernd und nachhaltig eingeübt, sind diese dann verfügbar, wenn unser Geist sich wieder zu verdunkeln beginnt. Wir können uns dann an sie erinnern und bringen uns damit in problematischen Situationen – wenigstens ansatzweise – in die Lage, auf günstigere Muster, wie zum Beispiel das achtsame Gewahrsein, zurückzugreifen.

In dieser Hinsicht können, wie wir später sehen werden, die Methoden der Geistesschulung des Yoga sehr hilfreich eingesetzt werden. Außerdem lernen Betroffene durch Yoga Körperhaltungen kennen, die dem Gefühl des Niedergedrücktseins entgegenwirken.

Zunächst soll es aber darum gehen, die Ursachen dieser tiefgreifenden Störung unseres Denkens und Fühlens noch genauer zu verstehen.

Zusammenwirken mehrerer Auslöser

In einem Punkt stimmen alle Theorien zu Depressionen überein: Dass ein Mensch diese entwickelt, hat immer viele Ursachen.

Während man früher endogene (innere, organische) und funktionelle (seelische, neurotische) Ursachen voneinander abgrenzte, geht man heute davon aus, dass sich beides gegenseitig bedingt und zumeist verstärkt. Durch die sich ständig weiterentwickelnden bildgebenden Verfahren ist man inzwischen in der Lage zu erkennen, dass auch den funktionellen Störungen häufig Unregelmäßigkeiten des Gehirnstoffwechsels zugrunde liegen. »Daher hat sich für diese Störungen der Begriff ›primär‹ durchgesetzt. Das heißt, die ›primäre‹ Erkrankung beinhaltet gestörte biochemische zerebrale Prozesse. Im Gegensatz dazu werden Störungen auf der Basis neurologischer oder somatischer Erkrankungen, die ihrerseits zerebrale biochemische Prozesse verändern, als ›sekundäre‹ psychische Störungen bezeichnet.«[24]

Da man nur selten ganz klar einen ursächlichen Auslöser für einen Prozess ausmachen kann, der in die Depression mündet, sollen hier die wichtigsten und häufigsten Faktoren für eine unipolare Depression kurz vorgestellt werden.

Psychologische Sicht auf die Ursachen

Grundsätzlich kann man sagen, dass nur ganz selten eine aktuelle psychische Belastung die Ursache für den Ausbruch einer Depression ist. Wenn wir mit einer aktuellen Belastung nicht fertigwerden, hat das oft seinen Grund darin, dass sie anknüpft an ältere schmerzhafte oder sogar traumatische Erfahrungen, die wir noch nicht erkannt und/oder bearbeitet haben. Wenn wir als Kinder oder Jugendliche regelmäßig überwältigende Gefühle des Verlassenseins, der Einsamkeit, des Nichtwertgeschätzt- und des Nichtgeliebtwerdens erfahren haben, »dann ist es sehr wahrscheinlich, dass diejenigen Denkmuster, die uns damals depressiv machten – nämlich das Gefühl, in irgendeiner Weise nicht gut genug zu sein –, in der Gegenwart durch das geringste Gefühl von Niedergeschlagenheit wieder neu aktiviert werden«.[25]

Nach meiner persönlichen Erfahrung legt sich jede neue schmerzhafte Erfahrung noch auf die alten – unbewältigten – Erlebnisse und Gefühle und verstärkt sie. Das hat sehr viel damit zu tun, dass unsere innere Stimme uns in einem solchen Fall zu sagen (beispielsweise) pflegt: »Siehst du, das wird nichts! Ich wusste doch, dass du das nicht schaffst. Du bist einfach nichts wert!!!« Solche herabsetzenden Äußerungen zu sich selbst zeigen, dass wir, wenn wir das Scheitern einer Beziehung, den Verlust des Arbeitsplatzes oder Ablehnung erfahren, nicht einfach nur empört oder wütend reagieren. Mit einer bereits in der Kindheit erworbenen depressiven Disposition, die durch die verinnerlichte Vernachlässigung, Ablehnung oder sogar Misshandlung entsteht, entwickelt sich in der Regel ein solch überwältigendes Gefühl der eigenen Wertlosigkeit, dass die Aggressionen dann nicht mehr nach draußen gelenkt werden, sondern wir sie gegen uns selbst richten. Es ist ein Teufelskreis: In der Auto-Aggression und im Selbsthass liegt eine Ursache der Depression. Erleben wir uns dann in der Lähmung und Hilflosigkeit der Depression, wächst die Abscheu und Verachtung für die eigene Schwäche – was dazu beiträgt, dass man sich noch niedergedrückter und trauriger fühlt.

Dabei folgen wir einem mentalen Muster, das bewirkt, dass wir auf unsere eigenen Gefühle, Gedanken, auf unser Verhalten und schlussendlich auf unser gesamtes So-Sein zunehmend ablehnend und sogar feindselig reagieren. Die damit einhergehenden negativen Gedanken tarnen sich oft als Fragen, die uns dann in endlosen Grübeleien gefangen halten. Wir können Stunden damit zubringen, uns immer wieder zu fragen: »Was habe ich nur falsch gemacht? Warum stelle ich mich nur immer so dumm an? Warum komme ich immer so schlecht an? Was stimmt nicht mit mir?« Noch mehr können wir uns zusetzen, wenn wir uns dann noch ermahnen und tadeln: »Eigentlich habe ich doch keinen Grund, mich so mies zu fühlen. Anderen geht es doch noch viel schlechter!« oder: »Eigentlich sollte ich doch glücklich sein! Warum gelingt es nur allen anderen, zufrieden zu sein, und mir nicht! Was ist nur falsch an mir?«

Kritisches Denken hilft nicht weiter

Die Psychologen Mark Williams, John Teasdale und weitere Kollegen beschreiben dieses Denk- und Gefühlsmuster als »das ABC-Modell der Emotionen. Das A steht für die Fakten, die in einer Situation zum Tragen kommen – das, was eine Videokamera sehen und aufzeichnen würde. Das B ist die Interpretation, die wir einer Situation beimessen – dies ist die ›fortlaufende Geschichte‹, die häufig direkt unter der Oberfläche des Bewusstseins liegt. Das C ist unsere Reaktion und betrifft unsere Emotionen, unsere Körperempfindungen und unser Verhalten. Häufig sehen wir die Situation (A) und die Reaktion (C), sind uns aber der Interpretation (B) nicht bewusst. Wir denken, die Situation selbst habe unsere emotionalen und körperlichen Reaktionen verursacht, während es in Wirklichkeit unsere Interpretation der Situation war«.[26]

Der Stress entstand also gar nicht in der äußeren Situation, sondern darin, wie unsere Emotionen gemäß unseren Prägungen darauf reagiert haben und wie unser Verstand diese Reaktion auf der Grundlage seiner inneren Einstellungen bewertet hat.

Diese Einsicht deckt sich mit der Erkenntnis der modernen Stressforschung, dass der überwiegende Teil unseres Stresserlebens selbst verursacht ist, also durch unser eigenes Denken entsteht. Dazu kommt noch, dass wir in diesen Situationen ein Gefühl oder eine gewisse Bewusstheit darüber haben, dass es unsere eigenen Wahrnehmungs-, Denk- und Bewertungsmuster sind, die in uns dieses unangenehme Gefühl verursachen. Williams und seine Kollegen beobachteten, dass wir deshalb beginnen, eine Abneigung gegen unsere eigenen Gedanken und Gefühle zu entwickeln – verbunden mit einer Abneigung gegen die damit einhergehenden Empfindungen auf der Körperebene, die uns signalisieren, dass an der Situation etwas nicht stimmt. So entsteht eine innere Einstellung, bei der wir zuerst zunehmend gegen unsere Gefühle und Gedanken kämpfen oder wir ihnen entfliehen wollen, was die Grundlage für all die Suchtprobleme von Alkoholismus über Computersucht bis hin zur Sportsucht ist. Meistens aber versuchen wir, »uns aus unseren negativen Stimmungen ›herauszudenken‹, indem wir herausfinden, was schiefgelaufen ist«.[27] Williams et al. machen deutlich, dass genau hier das Problem liegt, denn unser rationales Denken mit seinen im Alltag so nützlichen Denkmustern ist völlig ungeeignet, uns zu helfen, besser mit unseren Emotionen und Gemütszuständen klarzukommen. Es kann zwar alles begründen und erklären – aber jede noch so schlüssige Begründung hilft uns nicht, unseren inneren Stress zu lindern, wenn wir uns ungeliebt, wertlos und minderwertig fühlen. Schließlich sind diese inneren Glaubenssätze schon so alt und fühlen sich so vertraut an, dass wir sie für eine unumstößliche Wahrheit halten.

Die Stressforschung konnte in den letzten Jahrzehnten zeigen, dass Vernachlässigung, unsichere Bindungsmuster und Einsamkeit in der frühen Kindheit entscheidend dazu beitragen, dass ein Mensch im späteren Leben anfällig ist für Stress – und (in der Folge) für Depressionen. Dasselbe gilt für Kinder, deren Eltern oder Geschwister unter Depressionen litten. Besonders wenn die Mutter betroffen war, zeigte sich, dass auch ihre Kinder in der Regel von den negativen, destruktiven und manchmal sogar toxischen Verzerrungen ihres Fühlens und Denkens geprägt wurden.[28] Und wie wir später noch genauer sehen werden, ist diese Art von psychosozialem Stress mit hoher Wahrscheinlichkeit sogar eine der wesentlichen Ursachen für Depressionen.

Vom Sinn einer Depression für die Seele

Gerade für Menschen mit solchen leidbringenden Erfahrungen in der Kindheit kann eine Depression aber durchaus auch einen Sinn haben. Die Psychologen und Psychotherapeuten Günther Niklewski und Rose Riecke-Niklewski weisen darauf hin, dass eine Depression manchmal auch wie eine Notbremse wirken kann. Der Betroffene zieht sie unbewusst in der »auslösenden Situation, die er als Bedrohung erlebt«. Und sie erläutern weiter: »Diese Notbremse entspricht einer aus der Kindheit stammenden Überlebensstrategie. Einem Säugling dient der Zustand der Lähmung, das ›Herunterfahren‹ aller Lebensfunktionen als Schutz vor lebensbedrohender Gefahr. Als ›depressive Abwehr‹ verwendet dann der Erwachsene diese innere Lähmung als Schutz vor vielleicht überwältigenden Gefühlen der Wut, des Hasses, der Verzweiflung, der Verlassenheit, aber auch der Abhängigkeit, der Ohnmacht und der eigenen Wertlosigkeit.«[29]

C. G. Jung sieht in der Lähmung einer depressiven Abwehr eine Möglichkeit der unbewussten Verweigerung, die seiner inneren Weisheit entspricht.

Ich persönlich kenne diesen Zustand gut. Ich kenne ihn als den allerhintersten und dunkelsten Winkel meines Mauselochs, in den ich mich verkrieche, wenn der emotionale Stress so übermächtig wird, dass mein Nervensystem nur noch eine Lösung kennt: den Totstellreflex. Ich atme dann kaum noch (eigentlich unfassbar wenig und flach) und bin vollkommen –

wirklich vollkommen – von allen Gefühlen abgekoppelt, auch von der Trauer, der Verzweiflung und dem Gefühl der Ohnmacht (mein bevorzugtes Trio). Das Einzige, was dann noch in mir wacht, ist die im Yoga über Jahre eingeübte und inzwischen tief in mir verwurzelte Instanz des »inneren Beobachters«. Er bleibt immer in der tiefen, wachen Ruhe und passt auf, dass ich mir – sobald die Lähmung etwas nachlässt – nichts antue.

Genau betrachtet sind auch all die anderen vielfältigen Ursachen für eine Depression für das psychische System, in dem sie wirksam werden, immer auch in irgendeiner Weise sinnvoll. Im Folgenden werde ich noch einige andere psychologische Modelle vorstellen, die das Entstehen und Bestehen einer Depression erklären können.

Erlernte Hilflosigkeit

Dieses psychologische Modell, um bestimmte Formen der Depression zu erklären, geht auf den amerikanischen Psychologen Martin Seligman zurück. Er zeigte Mitte der Siebzigerjahre in Versuchen mit Hunden, die elektrischen Schocks ausgesetzt wurden, denen sie nicht ausweichen konnten, wie diese Tiere binnen kurzer Zeit lethargisch wurden und resigniert diese schmerzhafte Behandlung über sich ergehen ließen. Nun sollte man annehmen, dass ein Mensch im Gegensatz zu diesen armen Versuchstieren grundsätzlich in der Lage sein sollte, einem für ihn unangenehmen Erlebnis auszuweichen. Wenn er jedoch einen Bewertungsstil zu den Ereignissen und zu sich selbst entwickelt hat, der von einer hilflosen und fatalistischen Sichtweise geprägt ist, geht er ähnlich mit traumatischen Erfahrungen um.

Seine negativen Grundannahmen, und damit seine sich selbst nicht wertschätzende Grundeinstellung, führen dazu, dass dieser Mensch sich in für ihn leidvollen Situationen *intern, global* und *stabil* als machtlos und hilflos erfährt, kurz: Er fühlt sich als Opfer.

- Intern bedeutet hier, dass dieser Mensch sich selbst – und nicht die äußeren Umstände – als das Problem sieht,
- global bedeutet, dass er dazu neigt, dieses Problem als allgegenwärtig und nicht nur begrenzt auf die konkrete Situation zu erfahren, und
- stabil bedeutet, dass er das Problem als unveränderlich – und damit als unlösbar – betrachtet.

Eine solche innere Einstellung, diese *Opferhaltung* also, führt dazu, dass sich ein Mensch sowohl als unfähig erlebt, die ihn bedrängende Situation in den Griff zu kriegen, als auch die Situation an sich zu verändern.

Indem er sich immer wieder als Opfer sieht, erfährt er sich auch immer wieder in der niederdrückenden Situation, keinen Einfluss nehmen zu können. Innere Glaubenssätze wie »Es hilft ohnehin alles nichts!«, »Da kann man nichts machen!« usw. führen ihn in die Antriebslosigkeit, in der ihn nichts mehr zu motivieren vermag. Und es ist diese Lähmung, die so typisch ist für den depressiven Zustand.

Dazu passt gut, dass Menschen mit der Erwartung, nichts bewirken und ändern zu können, sehr häufig unter Angststörungen leiden, die sie ebenfalls nur schlecht oder sogar gar nicht zu kontrollieren vermögen. Daraus entsteht, so Seligman, ein Zustand der Hoffnungslosigkeit, der die Depression gleichermaßen verstärkt wie auch stabilisiert.

Verzerrungen in der Kognition

Die kognitive Theorie, die ich nun vorstellen möchte, geht auf den Arzt und Psychotherapeuten Aaron T. Beck zurück. Die Darstellung dieser Theorie deckt sich teilweise mit den oben gemachten Ausführungen, ist aber ergänzend und gibt in ihrem logischen Aufbau noch einmal einen guten Überblick dazu, warum Verzerrungen in unserem Denken so hartnäckig sind.

Beck konnte beobachten, dass depressive Menschen eine sehr starke Neigung zeigen, negative Gedanken über sich, über ihre Umwelt und die Zukunft zu entwickeln. Diese erkannte er sowohl als Auslöser der Depression als auch als einen wesentlichen Faktor dafür, warum sie aufrechterhalten werden. Nach seiner Ansicht haben solche negativen und damit dysfunktionalen Grundüberzeugungen ihre Wurzeln in Erfahrungen aus der Kindheit. Durch die Bewertungen der Eltern können sich Glaubenssätze manifestieren, die sich in Sätzen ausdrücken wie: »Ich bin nichts wert!«, »Ich bin nur liebenswert (und lebenswert), wenn ich genügend leiste!«, »Was immer ich tue, es wird nie gut genug sein!« usw.

Beck weist darauf hin, dass solche negativen Grundüberzeugungen oft jahrelang in einem Menschen schlummern können, solange im Leben alles einigermaßen läuft. Sie wachen auf, sobald der Betroffene größere Probleme bekommt und viele Enttäuschungen zu verkraften hat. Er tendiert dann dazu, diese nicht mehr als Ereignisse anzusehen, die jedem zustoßen könnten, sondern er gibt vielmehr sich selbst die Schuld dafür. Was sich dann entwickelt, nennt Beck die *kognitive Triade.* Sie bewirkt, dass die Betroffenen

- »ihre eigenen Erfahrungen überwiegend als Belastungen und Hindernisse interpretieren,
- sich selbst als unfähig, wertlos und nutzlos ansehen (und)
- von der Zukunft vorwiegend Schlechtes erwarten«.[30]

Die negativen Gedanken, die einer Sichtweise entspringen, die durch die kognitive Triade geprägt ist, weisen eine Reihe von logischen Fehlern auf, die der Betroffene aber nicht erkennen kann, wenn sein Gehirn automatisch und ununterbrochen Gedankenketten produziert, in denen es die negativen und dysfunktionalen Sichtweisen gebetsmühlenartig wiederholt.[31] Da die negativen Gedankenschlaufen extrem »dicht gewebt« sind, hat ein anderes Denken oft keinen Platz mehr. Die Fülle der negativen Aussagen erzeugt ein Gefühl großer Unzulänglichkeit, Wertlosigkeit und sogar den Eindruck, nur noch für alle eine Last zu sein. Aus diesem nicht enden wollenden emotionalen Stresserleben erwachsen dann die bereits genannten Gefühle von Aussichtlosigkeit, das Katastrophisieren und die Suizidgefährdung.

Becks These der kognitiven Verzerrung konnte durch zahlreiche empirische Untersuchungen und Fallbeschreibungen gestützt werden. Auf seinen Erkenntnissen beruht auch die *kognitive Umstrukturierung* als eine der erfolgreichsten Therapien, um die Dysfunktionalität des Denkens zu klären und in funktionale Muster zu verwandeln.

Psychosoziale Ursachen

Ungünstige Lebensumstände, wie der Verlust des Arbeitsplatzes, der Tod eines nahen Angehörigen, eine körperliche Erkrankung – insbesondere wenn diese mit (andauernden) Schmerzen und/oder einer schlechten Prognose einhergeht – oder schwerwiegende Probleme in der Partnerschaft können Auslöser für eine depressive Episode sein. Da jedoch sehr viele Menschen in der Lage sind, solche belastenden Ereignisse bzw. Erfahrungen zu bewältigen, ohne depressiv zu werden, wird vermutet, dass der Betroffene über eine genetische Disposition verfügt und/oder traumatische Erfahrungen in der Kindheit gemacht hat, die bewirken, dass er verletzlicher ist (höhere Vulnerabilität). Damit geht gleichzeitig eine Verminderung der Belastbarkeit (Resilienz) einher. Der Psychologe und Neurowissenschaftler Richard Davidson beschreibt es so, dass bei diesen Menschen der neuronale Reaktionsstil bezogen auf schwerwiegende Probleme und Enttäuschungen nur sehr langsam ist, was bedeutet, dass sie sich nur sehr allmählich oder manchmal auch nicht ausreichend von Rückschlägen erholen können.[32]

Besonders bei Kindern, die frühe Traumata erlitten haben, lässt sich beobachten, dass sie gefährdet sind, im späteren Erwachsenenleben schwere Depressionen zu entwickeln.

Folgen elterlicher Depression

Solch ein frühkindliches traumatisches Erleben kann auch darin begründet sein, dass ein oder beide Elternteile an Depression litten[33]. Es stellt auf jeden Fall einen hohen Risikofaktor dar, wenn Kinder mit ihren Eltern (oder Geschwistern) depressive Episoden durchleben (und durchleiden) müssen. Dabei wirken sich einerseits sehr stark die Empathie und Sorge um den Betroffenen auf die Gefühle und die Stimmung des Kindes aus, andererseits leidet es aber auch unter einer gestörten und häufig dysfunktionalen Kommunikation mit dem erkrankten Familienmitglied, besonders wenn es die Mutter betrifft. Bei klinischen Studien konnte dazu beobachtet werden, dass eine Mutter oft weniger aufmerksam, belohnend und spielerisch mit ihrem Kind umgeht, wenn sie selber von Depressionen geplagt wird. Vielmehr wird sie dann dem Kind signalisieren, dass sie in Ruhe gelassen werden möchte, und/oder wird versuchen, ihm ihre negativen Überzeugungen einzuimpfen. Man konnte beobachten, dass damit selbst hochgradig negative, destruktive und manchmal sogar toxische Muster des Fühlens und Denkens über zwei bis drei Generationen hinweg weitergegeben werden. Besonders verstörend ist es für das Kind, wenn es erlebt, dass seine eigenen Emotionen neben dem Leid der Mutter nicht nur nicht zählen, sondern sogar stören, und also von ihm erwartet wird, dass es sie unterdrückt. Daraus erwachsen zwangsläufig sehr schwer zu lindernde Minderwertigkeitsgefühle samt all den Mechanismen von Abneigung gegen das eigene Fühlen und Denken und die dazugehörigen körperlichen Signale, von denen weiter oben die Rede war.

Störungen in der Persönlichkeitsstruktur des Kindes

Es gibt Kinder, die bereits als Babys ein außerordentlich schüchternes, ängstliches und introvertiertes Verhalten zeigen, sodass es den Anschein hat, als sei es ein Teil ihrer Veranlagung. Da die Forschungen der Epigenetik aber zweifelsfrei zeigen konnten, wie wichtig der Faktor der Erfahrungen in der frühkindlichen Erziehung ist, bleibt die Frage offen, ob durch das Verhalten der Erziehungsberechtigten eine genetisch bedingte Neigung verstärkt wurde. Tatsache ist jedenfalls, dass bereits Kleinkinder Anzeichen von dauerhaft niedergedrücktem Verhalten zeigen können, was dazu führt, dass ihre Sozialkontakte sehr leiden. Sie werden oft zu Einzelgängern, die sich immer mehr abkapseln. Damit fehlen ihnen nicht nur die für ihre Entwicklung so wichtigen Kontakte zu Schulkameraden, Freunden und verschiedenen Peergroups, sondern sie verpassen dadurch auch das soziale Lernen in Bezug auf Themen wie zum Beispiel: Wie gestalte ich Beziehungen? Wie lebe ich als Mensch harmonisch mit anderen in einer Gruppe? Wie gehe ich mit Konflikten mit anderen Menschen / anderen Meinungen um? u. v. m. Und dies lässt sich später kaum nachholen. Das heißt, dass es äußerst schwer für diese Menschen ist, den Status eines Einzelgängers und Sonderlings aus der Jugend wieder loszulassen bzw. aufzulösen, was in der Regel dazu führt, dass sie eine Neigung zur Sozialphobie entwickeln und aufgrund ihrer weiter fortschreitenden Vereinsamung zunehmend depressiv werden.

Der Psychologe Richard Davidson begründet das mit dem neuronalen *Reaktionstyp,* der bei diesen Kindern durch eine äußerst geringe Kontextsensibilität geprägt ist. Wir Menschen erfahren uns selbst vor allem im Kontakt und in der Spiegelung durch andere Menschen. Wenn wir uns zu sehr in uns zurückziehen, fehlt diese Spiegelung, mit deren Hilfe wir erkennen können, wie wir auf andere Menschen wirken, wie unser Verhalten bei ihnen ankommt – und wie wir uns selber fühlen, wenn es uns gut oder nicht so gut mit anderen Menschen geht. Wenn uns das In-Kontakt-Treten und damit die Reaktion und die Erfahrung der Anpassung fehlen, dann geht uns zunächst das Gefühl für uns selbst verloren und schließlich auch dafür, wie wir uns an die unterschiedlichsten Kontexte anpassen können und wie sich das wiederum auf unsere Befindlichkeit und unser Gestimmtsein auswirkt. Die fehlende Anpassung lässt uns unbewusst anecken und gibt uns das Gefühl, sich noch weiter zurückziehen zu müssen. Dieses Gefühl, nicht dazuzugehören, nicht willkommen zu sein, und die vielen Erinnerungen an Situationen, die wir als gescheitert erfahren haben, erschaffen allmählich die Grundlage für das Entstehen einer Negativspirale, die wir dann mit unserem verzerrten Denken stabilisieren.

Neurobiologische Sicht auf die Ursachen

Wenn wir die psychischen und psychosozialen Ursachen der Depression betrachten, dann könnten wir zu der Ansicht kommen, dass darin genug Material begründet liegt, um zu verstehen, warum ein Mensch eine Depression entwickelt.

Dennoch stehen diese psychischen Ursachen nie für sich, da sie ja *im Körper* der Betroffenen wirksam werden und *in deren Nervensystem und Gehirn* biologische und neurobiologische Prozesse auslösen. Die erfahrenen Kliniker Niklewski und Riecke-Niklewski warnen aber davor, sich hinsichtlich der Ursachenforschung ganz auf die Psychobiologie, also zum Beispiel auf einen gestörten Hirnstoffwechsel oder Fehlsteuerungen in den neuronalen Regelkreisen, zu konzentrieren. Da heutzutage aber fast jede depressive Störung, wenn sie denn erkannt wird, mit Psychopharmaka behandelt wird, die genau in dieses komplexe Stoffwechselgeschehen eingreifen, sollten wir wenigstens die Grundlagen dieser psychobiologischen Störungen verstehen lernen. Um sie darzustellen, brauchen wir zunächst ein Grundwissen über den Aufbau und die Funktion unseres Nervensystems und unseres Gehirns, das ich hier kurz und übersichtsartig darlegen möchte.

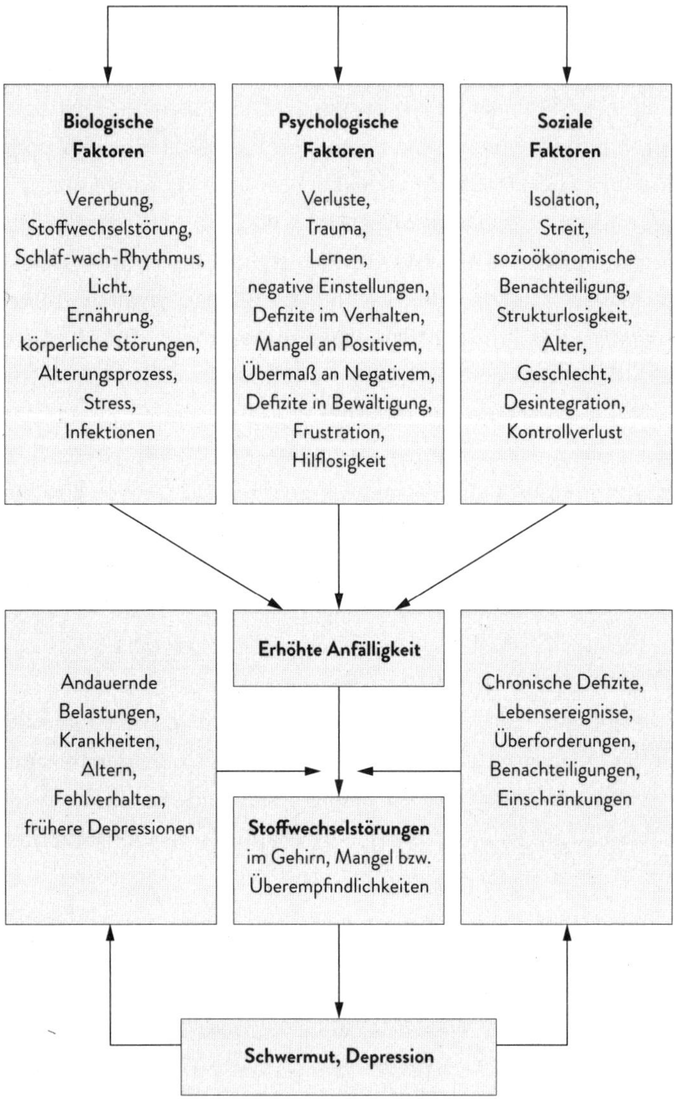

Vereinfachte Zusammenfassung der Ursachen und Entwicklungsbedingungen einer Depression.
(Quelle: *Ratgeber Depression. Informationen für Betroffene und Angehörige* von M. Hautzinger, 3. Auflage, © Hogrefe 2022.)

Das Nervensystem in seinen Grundzügen verstehen

Grundsätzlich werden beim Menschen drei große Bereiche des Nervensystems unterschieden:[34]

Zentrales Nervensystem (ZNS)

Das zentrale Nervensystem besteht aus dem Gehirn und dem Rückenmark. Es ist zuständig für die Verarbeitung und Integration aller Sinnesreize, die ihm über die Sinnesorgane aus der Außenwelt oder Innenwelt zugeführt werden. Gleichzeitig hat es die Funktion, die automatische Selbstregulation aller Organsysteme innerhalb des Organismus und in Beziehung zur Außenwelt vorzunehmen. Und auf der feinsten Ebene hat es die Aufgabe, im Organismus alle dabei ablaufenden Abstimmungsvorgänge zwischen den Körpersystemen bzw. zwischen den einzelnen Organen zu regulieren. Das geschieht vor allem über Botenstoffe und Hormone.

Peripheres Nervensystem (PNS)

Das periphere Nervensystem umfasst (per definitionem) den Teil des Nervensystems, der außerhalb von Gehirn und Rückenmark (ZNS) gelegen ist, bildet mit diesem aber eine funktionelle Einheit. Es umfasst vor allem die Hirnnerven sowie die aus dem Rückenmark entspringenden Spinalnerven.

Vegetatives Nervensystem (VNS)

Was uns im Kontext dieses Buches besonders interessiert, ist unser vegetatives – oder autonomes – Nervensystem. Es besteht aus zwei sich ergänzenden Strängen (»Ästen«): dem *Sympathikus,* der unseren Körper in den Aktivitätsmodus versetzt, und dem *Parasympathikus* (auch Vagus genannt), der die Aktivierung wieder abbremst und beruhigend wirkt. Vereinfacht gesagt gleicht der Sympathikus einem Gaspedal, der Parasympathikus dagegen der Bremse.

Wenn wir uns gestresst fühlen, dann wird der Sympathikus aktiviert, der seinerseits veranlasst, dass Stresshormone ausgeschüttet werden. Unser vegetatives Nervensystem ist von der Evolution so gestaltet, dass es auf jeden stresserzeugenden Reiz eine sofortige Antwort gibt, indem es unseren Körper bereit macht für Flucht oder Kampf. Es kommt zur sogenannten *Stresskaskade.* Sie geschieht sehr schnell und automatisiert, also weitgehend unbewusst. Außerdem schießen die Stressreize hochgradig gebündelt in das sogenannte »sympathische System« ein. Das sind alle Organsysteme, die einen wesentlichen Anteil daran haben, dass die Stressantwort gelingt, wie Herz, Lungen, Leber, Milz, Nieren, Darm, aber auch Muskeln und Haut. Diese sofortige, fast gesamtkörperliche Aktivierung zeigt, dass das sympathische Nervensystem außerstande ist, eine differenzierte oder abgemilderte Stressreaktion zu zeigen. Der Sympathikus funktioniert nach dem Alles-oder-nichts-Prinzip, und das bedeutet, dass, wenn uns etwas Stress macht, immer unser gesamter Organismus mit voller Wucht darauf reagiert. Da das sympathische System sich selbst nicht modulieren kann, sondern – wenn uns etwas stresst – nur das Prinzip »Vollgas« kennt, müssen wir verstehen lernen, wie wir mit seiner archaischen Kraft – die sicher evolutionär als außerordentlich sinnvoll zu sehen ist – umgehen. Anderenfalls bleiben wir ein Opfer unserer eigenen Stresskaskaden, die – wie wir heute wissen – vielfache Reaktionen im Körper hervorrufen.

Besonders bedeutungsvoll ist in unserem Zusammenhang die Aktivierung des Immunsystems, die bewirkt, dass Entzündungsreaktionen auftreten. Auf den Zusammenhang dieser Reaktion mit dem Auftreten von Depressionen werde ich später noch ausführlicher eingehen.

Der Gegenspieler des Sympathikus ist der *parasympathische Ast* des vegetativen Nervensystems. Der *Parasympathikus* wird auch als »Ruhenerv« bezeichnet, da er in der Lage ist, den Wirkungen von Stress entgegenzusteuern. Das macht er, indem er für die Normalisierung des Stoffwechsels, für die Erholung und die Regeneration der im Stress geschädigten Gewebe und den (Wieder-)Aufbau körpereigener Reserven sorgt. Die Reizleitung der beruhigenden Signale des parasympathischen Nervensystems erfolgt über den Vagusnerv, den 10. Hirnnerv. Dies ist der größte Nerv des parasympathischen Nervensystems. Er zieht vom Hirnstamm bis hinunter in den Bauchraum und ist maßgeblich an der beruhigenden Regulation der inneren Organe beteiligt, wie zum Beispiel des Herzschlages (vermittelt durch seinen Neurotransmitter Acetycholin). Seine Aktivierung erfolgt über eine entschleunigte und achtsame Übungspraxis, die bewirkt, dass unser Atem wieder tief und langsam wird.

Das Gehirn in seinen Grundzügen verstehen

Das Gehirn eines erwachsenen Menschen besteht aus rund 100 Milliarden Nervenzellen, die zusammen mit etwa noch einmal so vielen Stütz- und Hüllzellen (Gliazellen) eine unvorstellbar große Zahl miteinander kommunizierender Zellen bilden.

Jede Nervenzelle (Neuron) verfügt über drei Grundstrukturen: dem eigentlichen Zellkörper, kleinen Verästelungen dieses Zellkörpers (Dendriten), über deren Endstellen (Synapsen) die Zelle mit anderen in Kontakt treten kann, und schließlich den Fortsatz zur Reizweiterleitung, das Axon.

Die Zellkörper der Neuronen verfügen über eine Zellmembran, die mit Ionenkanälen ausgestattet ist, über die selektiv der Austausch von elektrischen Signalen oder von Botenstoffen (Neurotransmittern) gesteuert wird.

Jede Nervenzelle im Gehirn ist über ihre Dendriten mit 1000 bis 10000 anderen Nervenzellen vernetzt, sodass ihre Zellen auf eine extrem komplexe und vielschichtige Weise miteinander kooperieren können. Die verschiedenen Zellverbände innerhalb der beiden Gehirnhälften sind so beschaffen, dass sie die unterschiedlichsten Funktionen übernehmen können, wie die Verarbeitung visueller, akustischer und taktiler Eindrücke und auch die Atmung, Körperbewusstsein, Bewegung, Aufmerksamkeit und Erinnerung.

Die Polyvagaltheorie von Stephen Porges – Ein erweitertes Modell des vegetativen Nervensystems

Die etablierte Sicht auf unser Nervensystem ist seit nunmehr fast dreißig Jahren weiter ausdifferenziert worden, denn man erkannte, dass der Vagusnerv sich in Form von zwei Ästen zeigt, die sowohl räumlich voneinander getrennt entspringen als auch vollkommen unterschiedliche Funktionen haben.

Diese Differenzierung geht auf den US-amerikanischen Psychiater und Neurowissenschaftler Stephen Porges zurück, der an der Universität von Illinois in Chicago das »Gehirn-Körper-Zentrum« leitet. Er erkannte, dass die beiden Äste des Vagus-Systems entwicklungsgeschichtlich nacheinander entstanden.

- *Der dorsale Vagus*

  entspringt aus dem Rückenmark des Kreuzbeins, und seine Nervenbahnen versorgen die Organe des Unterbauchs wie den absteigenden Dickdarm, den Enddarm, die Harnblase und teilweise die Geschlechtsorgane. Er weist außerdem Abzweigungen zum Herzen auf.

  Der dorsale Vagus ist der entwicklungsgeschichtlich ältere Teil und entstand bereits zu der Zeit, als die Erde hauptsächlich von Amphibien bewohnt wurde. Er reguliert bei den Amphibien das nächtliche Erstarren, das die Tiere in einen Energiesparmodus versetzt.

  Außerdem ist der hintere Vagus-Ast zuständig für den »Totstellreflex«, über den alle Lebewesen verfügen und der ihnen in Zeiten höchster Bedrohung und Gefahr das Überleben ermöglicht. Bei den Menschen zeigt sich dieser Totstellreflex zumeist in Verbindung mit einem Schock (z. B. nachdem Empfangen einer Nachricht (Unfall, Tod usw.) sowie in Momenten größter Hilflosigkeit und Verzweiflung. Früher wurde ein solcher Zustand gerne »Nervenzusammenbruch« genannt.

Wenn der dorsale Vagus aktiviert wurde, ist der betroffene Mensch wie gelähmt. Oft setzt minutenlang die Atmung aus, der Blutdruck sackt in den Keller, und das Herz schlägt entweder rasend schnell oder beunruhigend langsam.

Menschen, die in einer schweren depressiven Episode gefangen sind, verweilen oft lange in diesem Zustand, in dem sie sich wie tot fühlen: bleischwer, unfähig, sich zu bewegen, und – da das Stirnhirn unter einem massiven Durchblutungsmangel leidet – auch unfähig, einen klaren Gedanken zu fassen.

- *Der ventrale Vagus*

  ist Teil des parasympathischen Systems und unterteilt sich in eine Vielzahl einzelner Nervenstränge. Sie entspringen zum Teil im Hirnstamm als III., VII., IX. und X. Hirnnerv (Letzterer ist der Vagus) und aktivieren die Muskulatur des Gesichts, von Mund und Kehlkopf, Rachen und Mittelohr, also alles Bereiche, die mit dem Empfangen und Aussenden kommunikativer Signale zu tun haben.

  Andere Nervenstränge versorgen die inneren Organe des Kreislaufs, der Atmung, des Oberbauchs, der Verdauung, der Nieren und des aufsteigenden und des quer verlaufenden Anteils des Dickdarms.

  Dieser entwicklungsgeschichtlich jüngere Teil des vegetativen oder autonomen Nervensystems wurde nötig, sobald Tiere und später Menschen begannen, in Gruppen und Gemeinschaften zu leben. Er wird aktiviert, sobald ein Säugetier oder ein Mensch sich sicher und geborgen fühlt und seiner Umwelt und den anderen Mitgliedern seiner Gemeinschaft entspannt, offen und interessiert begegnet. Im Zustand der Aktivierung des vorderen *(ventralen)* Vagus kann ein Tier oder ein Mensch den Gesichtsausdruck und den Stimmklang seines Gegenübers deuten und ist zu angemessener sozialer Interaktion fähig. Deshalb wird der Komplex des ventralen Vagus von Porges auch »Social Engagement System« genannt.

Die beiden Äste des Vagus unterscheiden sich auch dadurch, dass der vordere Teil des Vagus – im Gegensatz zum hinteren – von einer schützenden Myelinschicht umgeben ist, wodurch die Informationen zwischen Körper und Gehirn schneller geleitet werden können.

Zwischen diesen beiden Ästen befindet sich das Sympathische Nervensystem, das für Mobilisierungsmuster aller Art zuständig ist. Auch diese Zuschreibung kann als eine Erweiterung des Verständnisses der Funktionen des Sympathikus verstanden werden, dem vorher vor allem bzw. ausschließlich die entwicklungsgeschichtlich uralten Reaktionen von Kampf und Flucht zugeordnet wurden. Genau die kann ein Mensch in seinem sozialen Umfeld aber nicht ausleben, wenn er mit Stress auf einen Reiz aus seiner Innenwelt (z. B. eine Erinnerung, Gedanken, ein Flashback) oder aus der Außenwelt (z. B. durch ein respektloses Verhalten eines anderen Menschen) reagiert. Damit solche Reize nicht bewirken, dass wir wie in ein mentales und dadurch emotionales Loch fallen, braucht es irgendeine Form von Mobilisierung.

Der Sympathikus ist ein »Beweger«, das heißt, er ist dafür zuständig, dass wir uns instinktiv aus einer gefährlichen oder unangenehmen Situation herausbewegen. Das heißt aber auch, dass wir dann, wenn wir innerlich – gedanklich oder emotional – »abzurutschen« drohen, uns helfen können, indem wir uns bewegen, etwa tief durchatmen, zum Fenster gehen und es bewusst öffnen, einmal um den Block laufen oder eine der im Praxisteil dieses Buches beschriebenen Yoga- oder Atemübungen machen.

- *Neurozeption*

  Als Neurozeption bezeichnet Porges die Fähigkeit unseres autonomen Nervensystems, ständig unsere innere Welt und die Umgebung daraufhin zu überprüfen,

  - ob wir alles als sicher und entspannt erfahren (Aktivierung des ventralen Vagus),
  - ob wir etwas als unangenehm oder bedrohlich erfahren (Aktivierung des Sympathikus) oder
  - ob wir etwas als so bedrohlich und überwältigend erfahren, sodass wir das Gefühl haben, dass uns regelrecht der Boden unter den Füßen weggezogen wird (Aktivierung des dorsalen Vagus).

  Diese Empfindungen sind unbewusst bzw. vorbewusst. »Ohne Mitwirkung des Bewusstseins ist dieses neurozeptive Überwachungsprogramm im Hintergrund darauf programmiert, dem Erhalt unseres Lebens zu dienen und unseren Tagesablauf nachhaltig zu beeinflussen. Erst wenn wir es perzeptiv wahrnehmen – sprich die Informationen, die es liefert, sinnlich wahrnehmen, ohne sie bewusst zu erfassen –, haben wir Zugang zu einer anderen Perspektive.

  Sobald wir den autonomen Prozess der neurozeptiven Überwachung durch perzeptive Wahrnehmung ergänzen, befinden wir uns nicht einfach nur in einem bestimmten Zustand, sondern sind in der Lage, uns mit ihm zu verbinden, ihn zu beobachten und über ihn nachzudenken.«[35]

  Wenn wir also lernen, unser Denken und Fühlen mit fortwährender bewusster(!) Achtsamkeit zu begleiten, können wir rausfinden aus dem ewigen Kreislauf von Reiz und Reaktion, der bewirkt, dass wir uns von einem Augenblick zum anderen plötzlich in einer anderen Stimmung (meist einer schlechteren) wiederfinden. In der Regel erfahren wir dabei nur, dass »die Stimmung kippt«, wissen aber nicht, wodurch das verursacht wurde. Mithilfe der Verfeinerung unserer Innenwahrnehmung – gewissermaßen mit zunehmend bewussterer Neurozeption – können wir lernen zu erkennen, dass wir gerade Gefahr laufen, wieder in ein mentales und damit emotionales Loch zu fallen, und wir können – mit der Unterstützung des bewegenden/mobilisierenden Sympathikus – Gegenmaßnahmen ergreifen, die uns innerlich wieder aufrichten und handlungsfähig machen.

Damit wir erforschen können, was genau die Macht hat, uns immer wieder zu triggern, hat Deb Dana mehrere Arbeitsblätter entwickelt[36]. Sie geben uns einen klaren Einblick in unsere emotionalen Muster und die damit zusammenhängenden »Trigger« – also alles das, was unseren Sympathikus und vor allem den dorsalen Vagus aktiviert, der so eng mit dem depressiven Erleben verbunden ist. Durch das Ausfüllen der Arbeitsblätter, das in vielerlei Hinsicht eine genaue Selbsterforschung und ein intensives Nachdenken über die eigenen Muster und Reaktionen bewirkt, gewinnen wir zunehmend an Selbstkompetenz und Selbstwirksamkeit und finden wieder Zugang zu unseren Ressourcen. Darunter versteht Deb Dana alle Maßnahmen, die wir kennen und schon erprobt haben, die uns und unserem Nervensystem helfen, sich wieder zu regulieren.
Die ausgefüllten Arbeitsblätter schenken uns Selbsterkenntnis, erlauben uns aber auch gleichzeitig einen Rückgriff auf alles, wovon wir wissen, dass es uns hilft, wenn wir uns wieder am Rande einer Abwärtsspirale befinden oder gerade dabei sind, in sie hineinzurutschen. In diesem Sinne sind sie ein sehr hilfreiches »SOS-Werkzeug«. Je öfter es benutzt wird und je öfter wir uns mit eigener Kraft wieder aus den verdunkelten Zuständen herauszuziehen vermögen, desto stabiler werden die dafür zuständigen neuronalen Netzwerke im Gehirn und desto besser (und eher) kann es gelingen, dass wir in der Lage sind, uns stimmungsmäßig selbst zu regulieren.

Das limbische System als Sitz der Emotionen

Die tieferen (subkortikalen) Bereiche des Gehirns sind entwicklungsgeschichtlich am ältesten und gelten als nicht bewusstseinsfähig. Sie bilden unser »fühlendes Gehirn« mit dem limbischen System, das zuständig ist für den gesamten emotionalen Bereich unseres Seins, wie Angst, Furcht, Aufregung (repräsentiert durch die Amygdala), die dort verknüpft sind mit unseren Erinnerungen (repräsentiert durch den Hippocampus). Außerdem gehören zum limbischen System noch einige andere Strukturen, die uns bezüglich unseres Themas interessieren: der Hypothalamus, der physiologische Funktionen wie Kreislauf, Körpertemperatur und Nahrungsaufnahme reguliert (und damit – wie wir alle wissen – ganz stark auf unsere Gefühle und Erinnerungen reagiert), und eine Gehirnwindung (Gyrus), die an einen Gürtel (cingulum) erinnert und Gyrus cinguli oder cingulärer Cortex genannt wird. Diese »Gürtelwindung« bildet den äußeren Ring des limbischen Systems und kontrolliert und beeinflusst unseren Antrieb und unsere Aufmerksamkeit. Wenn diese Funktion beeinträchtigt ist, mangelt es uns an Antrieb. Wir erfahren uns dann als unkonzentriert und »schusselig«, wirken emotional abgestumpft und verlieren jede Lust daran, uns zu bewegen.

Im Zusammenhang mit dem Entstehen von Depressionen sind zwei weitere Strukturen auch noch von Bedeutung: das in tieferen Hirnschichten gelegene *Striatum* (Streifenkörper) mit dem *Nucleus accumbens* und die *Insula* (Inselregion). Das Striatum ist in seinem oberen Teil verantwortlich für die Regelkreise unserer guten und vor allem schlechten Gewohnheiten. Der im unteren Teil gelegene Nucleus accumbens wird über den von ihm gebildeten Botenstoff Dopamin immer aktiv, wenn wir etwas genießen oder uns freuen. Er stellt außerdem ein Bindeglied zwischen Emotion und Motorik dar. Bei einer Depression ist er sehr in seiner Funktion eingeschränkt. Die Insula ist zuständig für unsere Körperwahrnehmung und die Wahrnehmung von Schmerz. In der Depression ist ihre Aktivität erhöht, wodurch wir schmerzempfindlicher und insgesamt körperlich sensibler werden.

Das Stirnhirn als Gegenspieler

Die oberste Zellschicht unseres Gehirns wird Großhirnrinde (Neocortex) genannt, weil sie entwicklungsgeschichtlich die jüngste Struktur darstellt. Sie umschließt das Großhirn (Cortex). Diese nur ca. drei Millimeter (!) dicke Rinde ist der eigentlich bewusstseinsfähige Teil, also gewissermaßen unser »denkendes Gehirn«. Sie ist der Sitz unseres Bewusstseins und durch die säulenartige Organisation ihrer Zellen sehr gut vernetzt mit den tieferen Hirnschichten. Für unseren Kontext ist besonders der vordere, direkt hinter der Stirn liegende Anteil der Großhirnrinde interessant, das Stirnhirn (präfrontaler Cortex). Dieser Bereich unseres Gehirns ist zuständig für die komplexe Handlungssteuerung und -planung, die wir als Wesen, die in sozial organisierten Gesellschaften leben, dauernd zu leisten haben. In der Depression ist seine Funktion gestört, sodass wir uns unfähig fühlen, Sachverhalte richtig zu durchblicken, Details abzuwägen, Entscheidungen zu treffen und Pläne zu machen. Daraus erwachsen für uns Unentschiedenheit und Unsicherheit und in der Folge die Sorge, das eigene Leben nicht mehr im Griff zu haben.

In unserem Gehirn landet jeder Sinnesreiz zunächst einmal im limbischen System, wo er noch als völlig neutral behandelt wird. Blitzschnell wird dieser Sinnesreiz dann dahingehend überprüft, wie unsere bisherigen Erfahrungen damit waren, und zwar zunächst einmal ausschließlich bezüglich der beiden Kriterien *ungünstig/günstig*. Nun verknüpft die Amygdala den frisch bewerteten Eindruck mit unseren grundlegenden Gefühlen (Angst,

Furcht, Ärger, Trauer, Ekel, Freude oder Überraschung). Auch in einem gesunden Gehirn herrscht dabei eher die Tendenz vor, das Erfahrene mit negativen Gefühlen zu verknüpfen, denn die Amygdala ist – evolutionär bedingt – in erster Linie an allem interessiert, was uns schaden könnte. Wenn sie zu einer solchen Einschätzung kommt, organisiert sie in ihren Kernen weitgehend die komplexe Stressreaktion, die alle Körpersysteme betrifft. »Was die Amygdala nicht kann, ist, in dem, was sie zum Beispiel als bedrohlich empfindet, genaue Details auszumachen. Das heißt, ihre Wahrnehmung bleibt diffus, durch die Verbindung mit unseren Emotionen aber dennoch unglaublich machtvoll.«[37]

Während einer Depression erleben wir genau das: ein ständiges diffuses Unwohlsein, gespeist aus einer Mischung aus Sorge, Furcht und Traurigkeit, die keinen besonderen aktuellen Grund zu haben braucht. Es ist, als sei in diesen Phasen unseres Lebens unsere Amygdala regelrecht abonniert darauf, alles, was wir wahrnehmen, eher negativ zu bewerten, als hätten wir in diesem Zustand eine Brille auf, die unsere Sichtweise auf all unser äußeres und inneres Erleben dunkel färbt. Wie wir bereits sehen konnten, liegt der Grund darin, dass all die negativen Erfahrungen, die wir bereits gemacht haben, auf einer uns unbewussten Ebene fest im limbischen System (und zwar im Hippocampus) abgespeichert sind. Jede Erinnerung ist unauflöslich gekoppelt an ihren situativen Kontext und die damit verbundene Gefühlserfahrung. Manchmal reichen auch schon kleine situative oder atmosphärische Reize, um unsere Stimmung umkippen zu lassen.

Deswegen bräuchten wir *gerade dann* unser Stirnhirn, das zu einer differenzierteren Sichtweise fähig ist, denn seine Regionen verbinden unsere Gefühle und unsere (Selbst-)Wahrnehmung mit unserem Denken (unseren kognitiven Anteilen). Mithilfe des Stirnhirns können wir abwägen, wie wir mit einem Eindruck und den daraus resultierenden Gefühlen umgehen wollen. Seine Regelkreise erlauben uns, zu reflektieren, etwas zu überdenken und zu hinterfragen, und daraus dann unsere Schlüsse zu ziehen, um zu einer angemessenen Entscheidung, einer Handlungsplanung und Möglichkeiten der Umsetzung zu finden.

Da diese beiden Teile unseres Gehirns – das limbische System und das Stirnhirn – neuronal außerordentlich eng verbunden sind, werden sie auch als *fronto-limbisches System* bezeichnet.

Leider ist gerade in den Phasen der Depression durch den dadurch empfundenen Stress die Durchblutung des Stirnhirns um bis zu 70 % reduziert. Wenn wir durch unsere Gedanken und Emotionen den Sympathikus aktivieren und damit im Grunde immer eine primitive Überlebensreaktion auslösen, werden die »biologischen Ressourcen zum großen Teil umverteilt. Das Blut fließt aus dem präfrontalen Cortex in die Muskeln. Plötzlich (im Bruchteil einer Sekunde; A. T.) stehen uns diese auf Klugheit und Vernunft aufbauenden Fertigkeiten des präfrontalen Cortex, des denkenden Gehirns, nicht mehr zur Verfügung«.[38] Dadurch wird natürlich auch die Kommunikation zwischen unserem fühlenden und unserem denkenden System empfindlich gestört, und es geht dabei sogar auch die Zahl der neuronalen Verknüpfungen zurück. Die Abstimmung der neuronalen Regelkreise funktioniert dann nicht mehr wie gewohnt, sodass wir zum Beispiel nicht mehr in der Lage sind, unsere dunklen, abwertenden und destruktiven Gefühle und Gedanken zu hinterfragen und zu unserem eigenen Wohl zu entscheiden, dass wir nicht immer alles glauben und persönlich nehmen müssen, was uns so *durch den Kopf geht* oder was dort in endlosen Grübelschleifen kreist. Wir können dann auch nicht erkennen, dass Grübeln uns in keiner Weise hilft, unsere Probleme zu lösen, sondern vielmehr selbst Teil des Problems ist.

Erschwerend kommt hinzu, dass Menschen mit einer Neigung zur Depression häufig eine vermehrte und intensivere Aktivität ihrer Amygdala aufweisen, was bedeutet, dass sie stärkere Emotionen empfinden, sich früher und stärker ängstigen und auch eher das Negative, das Besorgniserregende oder Traurige einer Situation wahrnehmen. Diese Neigung zur negativen Wahrnehmung wird unterstützt durch die vorderen (anterioren) Anteile des Cingulums, das als eine Brücke zwischen beiden Arealen angesehen wird, da es sowohl mit dem limbischen System als auch mit dem präfrontalen Cortex eng vernetzt ist.

»Das anteriore Cingulum registriert alle Ihre Fehler, spielt eine zentrale Rolle im Schmerz-Regelkreis und trägt zu der Haltung bei, auf allem herumzureiten, was schiefläuft«, bemerkt Alex Korb[39] und weist darauf hin, dass dadurch unsere Aufmerksamkeit in einer verzerrten Weise oft scheinbar unausweichlich fokussiert bleibt auf das Negative und die Dynamik der Abwärtsspirale sogar noch intensiviert wird.

Die Forschungen von Neurowissenschaftlern und Psychologen wie Korb, Fredrickson, Siegel oder Hanson konnten jedoch zeigen, dass solche Störungen in der Kommunikation zwischen unseren fühlenden und unseren kognitiven Anteilen im Gehirn zu beheben sind, sodass sich langfristig ein stabileres Gleichgewicht zwischen Fühlen und Denken einzustellen vermag. Auf diese Möglichkeiten werden wir in den folgenden Kapiteln genauer und konkreter eingehen.

Zunächst aber gilt es, noch eine weitere wesentliche Dysbalance zu betrachten, die uns unweigerlich in die Erfahrung der Depression führt, nämlich die der *biochemischen Stoffe,* die unser Empfinden, Wahrnehmen, Bewerten und Denken ganz erheblich steuern.

Störungen im Gehirnstoffwechsel

Obwohl wir bis heute nicht auf das Wissen einer »definitiven ›Biologie der Depression‹, die alle depressiven Erscheinungsformen erklären könnte«[40], zurückgreifen können, zeigen die Forschungen verschiedener Biochemiker, Neurophysiologen und Neuropathologen doch deutlich, dass bestimmte Störungen in den Funktionskreisen der Hormone und Botenstoffe (Neurotransmitter) in unserem Gehirn das Entstehen von Erkrankungen innerhalb des depressiven Spektrums zu erklären vermögen.

Neurotransmitter sind Botenstoffe, bestehend aus chemischen Molekülen (Eiweißverbindungen), über die Nervenzellen miteinander in Kontakt treten. Durch den Austausch von Neurotransmittern übermitteln Neurone Informationen untereinander, und zwar mit der ausschließlichen und speziellen Funktion der Kommunikation. Wie geschieht das?

Am Übergang zwischen zwei Nervenzellen (Neuronen) besteht ein winziger Spalt, der als *Synapse* bezeichnet wird. An diesem Spalt existiert ein *elektrisches Spannungspotenzial,* das sich im Moment der Erregung der Nervenzelle verändert und dadurch die Ladungszustände diesseits und jenseits des Spalts ändert. Über die Veränderung der elektrischen Spannung werden nun die *Neurotransmitter* entweder aktiviert oder spezifisch gehemmt.

Der *erste Impuls* in der Nervenzelle ist also immer eine *bioelektrische Aktivität,* die bewirkt, dass Neurotransmitter ausgeschüttet werden, wodurch eine Information über die Synapse auf die nächste Zelle übertragen werden kann. Dieser durch den oder die Neurotransmitter verursachte chemische Impuls wird nun von der empfangenden Zelle wieder in einen elektrischen Impuls umgewandelt – und zwar milliardenfach gleichzeitig überall in unserem Gehirn.

Der von der einen Zelle über die Synapse ausgesandte Botenstoff muss am anderen Ende des Zellspalts bei der anderen Zelle auf einen entsprechenden Rezeptor treffen, damit die Information übermittelt werden kann.

»Als *Rezeptor* wird in der Biologie auf zellulärer Ebene eine spezialisierte Zelle bezeichnet, die bestimmte äußere und innere chemische oder physikalische Reize in eine für das Nervensystem verständliche Form bringt. Auf molekularer Ebene kann ein Rezeptor ein Protein oder ein Proteinkomplex sein, welches bzw. welcher entweder aus der Oberfläche einer Biomembran herausragt und für die Bindung verschiedener Partikel sorgt, die dann in die Zelle importiert werden und im Inneren der Zelle biochemische Signalprozesse auslösen. Oder der Rezeptor kann sich in der Zelle selbst befinden und vor Ort solche Signalprozesse auslösen.«[41] Wie wir später sehen werden, liegt gerade in diesem Prinzip – Aussendung eines Botenstoffs, seine Bindung an einen Rezeptor und seine Wiederaufnahme – eine Schwachstelle der Systeme.

Systeme der Neuromodulation[42]

Zunächst ist es aber wichtig, die hier angesprochenen Systeme selbst genauer zu verstehen, denn sie haben unsere Psyche und unser Bewusstsein mit den Worten des Hirnforschers Gerhard Roth »im Griff«[43]: Neuromodulation bezeichnet eine langsame und über chemische Prozesse stattfindende Informations- und Reizweiterleitung an den Synapsen der Nervenzellen. Neuromodulatorische Systeme vermitteln der Großhirnrinde auf spezifische Art und Weise, was sie im Augenblick des jeweiligen Erlebnisses zu tun hat. Es existieren mehrere Systeme:

- Das noradrenerge System: Noradrenalin; noradrenerge Nervenfasern verlaufen zum Hippocampus und zur Amygdala.
- Das dopaminerge System: Dopamin; dopaminerge Nervenfasern verlaufen zum Präfrontalcortex, Hippocampus und zur Amygdala.

- Das serotonerge System: Serotonin; serotonerge Fasern verlaufen zur Großhirnrinde und zum Hippocampus.
- Das cholinerge System: Acetylcholin; cholinerge Fasern versorgen die Großhirnrinde.

Alle vier Systeme umfassen zusammen ca. 500000 Neurone, die wiederum 100 Milliarden andere Neurone bestimmen. Sie bilden kleine Inseln im Gehirn, die Fasern haben, welche durch die ganze Großhirnrinde ziehen und ihre Stoffe (Neuromodulatoren) dort verteilen. Signale, die die Großhirnrinde von peripheren Hirnregionen erreichen, sind zunächst bedeutungsfrei. Ob die Signale dort ankommen, entscheiden die mediale Formatio reticularis als unspezifischer Filter, der Nucleus reticularis thalamio (spezifischer Filter), der Hippocampus und die Amygdala im Rahmen des limbischen Systems. Letztere steuern die Neuromodulatoren. Das limbische System bestimmt also mit seinen reticulären Kernen und mithilfe der Neuromodulatoren, was in der Großhirnrinde vor sich geht.

All diese Stoffe erzeugen in unendlicher Kombination und unter Vermittlung von unendlich vielen Rezeptoren und Unterrezeptoren ein Gewirr von psychischen Zuständen – *eine Störung dieser Systeme zieht schwerste psychische Folgen nach sich.* Diese Stoffe sind Moleküle. Sie haben symbolisch betrachtet den Charakter von Druckbuchstaben in der Schrift, das heißt, sie sind die Signale, aber sie sind nicht der Inhalt selber. Der Inhalt kommt aus den Systemen, die sich wiederum dieser Systeme bedienen. So wie eine schriftliche Botschaft in einem Bedeutungszusammenhang einen Sinn ergibt, muss es im Gehirn Systeme geben, die diesen neuromodulatorischen Systemen primär oder sekundär Bedeutung zuweisen: Das macht das limbische System.

Aktivitäten der neuromodulatorischen Systeme[44]

Noradrenerges System Noradrenalin Es wird im *Locus coeroleus* gebildet.	Aktivierung, Erregung, unspezifische Aufmerksamkeit; Träger der 1. Stressantwort. Bei anhaltendem Stress kommt die 2. Stressantwort mit Adrenalin und Cortisol.
Serotonerges System Serotonin Es wird in den *Raphe-Kernen* gebildet.	Antagonist zum noradrenergen System; Dämpfung, Beruhigung, Wohlempfinden: »Cool bleiben und relaxen«. Folge von Serotoninmangel: schwere Depressionen, d. h.: »beunruhige dich, sei besorgt«. Das Gehirn ist dabei stets im Alarmzustand. Ursächliche Ängste beim Kleinkind sind darauf zurückzuführen, dass das serotonerge System nicht funktioniert.
Dopaminerges System Dopamin Es wird im ventralen *tegmetalen Areal* und im *Nucleus accumbens* gebildet.	Antreibend, Belohnung versprechend, Neuigkeit. Doch: Dopamin an sich impliziert zwar eine Belohnung, es *belohnt* aber nicht. Es bewirkt eine Ausschüttung endogener Opiate. Dopamin ist immer wichtig zu Beginn des Einübens einer neuen Handlung, es treibt sozusagen an in Richtung einer Neuigkeit. Das Gehirn tut nichts Neues, wenn es nicht ein Dopamin-Signal bekommt. Das heißt, das Gehirn tut etwas, wenn eine Belohnung in Aussicht steht. Dies kann auch die Vermeidung von etwas Negativem sein (bspw. kann das Aussetzen von depressiver Verstimmung als positiv erlebt werden). Dopamin ist der Stoff, der uns antreibt; ohne Dopamin läuft nichts.
Cholinerges System Acetylcholin Es wird im *basalen Vorderhirn* gebildet.	Gezielte Aufmerksamkeit, Gedächtnissteuerung

Die Botenstoffe der Gefühle

Wie schon angedeutet, ist bei einer Depression die Zusammenarbeit der oben aufgeführten Systeme oft empfindlich gestört. In der Forschung wird immer deutlicher, dass die Stresshormone Adrenalin und Noradrenalin sowie Dopamin beteiligt sind an der Entstehung einer Depression. Vor allem fällt jedoch ein Mangel an Serotonin, Noradrenalin und/oder Dopamin ins Gewicht, denn dieser bewirkt, dass wir unsere Stimmungen nicht mehr zu modulieren vermögen. Das führt dazu, dass die Nervenzellen in den »Depressionsmodus« (Niklewski) umschalten. Und das bedeutet wiederum, dass zum Beispiel die genannten Botenstoffe nicht mehr ausreichend zu Verfügung stehen, »um eine plastische und angepasste Reaktionsweise unseres Gehirns zu ermöglichen. Plötzlich ist nur noch der monotone Modus des depressiven Erlebens, Fühlens und Denkens möglich«.[45]

Die Unfähigkeit, positive Emotionen aufrechtzuerhalten

Besonders dann, wenn eine depressive Episode schon länger anhält, können wir feststellen, dass es uns immer schwerer fällt, positive Reaktionen aufrechtzuerhalten. So ist es in diesen Phasen durchaus normal, dass in uns kurz ein freudiges Gefühl aufkeimt, wenn nach Tagen des Regens sich endlich einmal wieder die Sonne zeigt, wenn es Frühling wird, wenn wir nach langer Zeit einen geliebten Menschen wiedersehen oder auch nach einer guten Asana-Praxis oder Meditation. Dieses Aufkeimen klingt aber oft nach sehr kurzer Zeit wieder ab. Wir erfahren uns dann wieder in dem Zustand lähmender Gleichgültigkeit und Freudlosigkeit (Anhedonie), die uns unfähig macht, Zufriedenheit, Vergnügen oder Stolz zu empfinden. Richard Davidson weist darauf hin, dass es wenig überraschend ist, dass dieser Zustand »Probleme mit der Planung, der Vorausschau in die Zukunft und dem zielgerichteten Handeln nach sich zieht. (…) Wenn man sich nicht vorstellen kann, dass ein bestimmtes

Vorhaben glücklich macht oder ein Gefühl der Erfüllung vermittelt, ist es nur verständlich, dass man wenig Anreiz sieht, es zu planen, geschweige denn, es in Angriff zu nehmen«.[46]

Was sind die Ursachen dafür? Davidson sieht bei den betroffenen Menschen eine mögliche Ursache in der speziellen Ausformung ihrer Grundeinstellung als Teil ihres emotionalen Stils. Der aber basiert wiederum auf den Funktionsabläufen des Gehirns. In seinen Forschungen zeigte sich, dass bei Menschen, die nicht in der Lage waren, eine freudvolle Reaktion aufrechtzuerhalten, es eine deutliche Verschiebung im Aktivitätsmuster des Nucleus accumbens gab, dem Sitz unseres Belohnungssystems, der von bestimmten Zellen des limbischen Systems mit dem Botenstoff Dopamin stimuliert wird. Dadurch werden Erregungspotenziale an andere Strukturen des Gehirns gesandt (vor allem an das Stirnhirn), die dort Gefühle von Zufriedenheit und Freude auslösen. Während ein erster freudiger Impuls gleichermaßen bei gesunden wie bei depressiven Menschen einen Anstieg in der Aktivität des Nucleus accumbens ergab, konnten gesunde Probanden diese Aktivität beibehalten und sogar teilweise noch steigern, während sie bei den depressiven Probanden nach kurzer Zeit massiv abnahm. Davidson vermutet, dass der »Nucleus accumbens wahrscheinlich aufgrund einer gestörten Verbindung zwischen ihm und dem präfrontalen Cortex sein Aktivitätsniveau nicht aufrechterhalten kann. So springt er zwar anfangs an, läuft dann aber sehr schnell ins Leere, sodass sich die positiven Emotionen verflüchtigen«.[47] Als er dieser Spur nachging, konnte er Folgendes bemerken: Unmittelbar bevor der Nucleus accumbens aktiv wird, springt eine bestimmte Region im Stirnhirn an, der mittlere präfrontale Gyrus. Er ist beteiligt an unserer Fähigkeit, vorausschauend und zielgerichtet zu handeln. Davidsons Vermutung ist, dass bei depressiven Menschen der mittlere präfrontale Gyrus zwar aktiv bleibt, aber – anders als bei gesunden Menschen – nach kurzer Zeit aufhört, Signale an den Nucleus accumbens zu senden. Er fand diese Entdeckung hochinteressant, »ließ sie doch vermuten, dass der Nucleus accumbens bei Depressionspatienten seine Aktivitäten deshalb einstellt, weil die Verbindung zum präfrontalen Cortex gestört ist, der eigentlich für die Steuerung von Aktivitäten in ganz anderen Gehirnarealen zuständig ist«.[48] Dies bewirkte, dass depressive Patienten, selbst wenn sie sich sehr bemühten, ihre positiven Emotionen zu verstärken, dazu tatsächlich nicht in der Lage waren.

Neue Erkenntnisse zur Rolle des Immunsystems

Es gibt aber noch eine andere Spur, warum depressive Menschen sich nicht »einfach so« von sich aus (bzw. weil wir oder unsere Mitmenschen es so wünschen) aus ihrer Betrübnis und Freudlosigkeit befreien können. Sie stammt aus dem noch sehr jungen Forschungszweig der Psychoneuroimmunologie (PNI). Die Forschungen von Prof. Dr. Christian Schubert am Department für Psychiatrie und Psychologie der Klinik für Medizinische Psychologie an der Medizinischen Universität Innsbruck – einem *der* Vorreiter auf dem Gebiet der PNI – lassen nach dem heutigen Kenntnisstand vermuten, dass durch chronischen Stress, wie er etwa durch eine ernsthafte und/oder schmerzhafte Erkrankung, durch Trennung, Tod eines geliebten Menschen, anhaltende Arbeitslosigkeit oder Mobbing entsteht, eine zelluläre Immunaktivierung in Zusammenhang mit Entzündungsreaktionen geschieht, die zu einer Abnahme des Serotoninspiegels insgesamt bzw. zu einer Verringerung des extrazellulären Serotoninspiegels führt[49].

Als einer der wesentlichen Gründe dafür gilt eine Aktivierung des Serotonintransporters und damit einer zu schnellen Aufnahme dieses stimmungsaufhellenden Botenstoffs über den entsprechenden Rezeptor am synaptischen Spalt, gefolgt von seinem sofortigen Abbau in der ihn wieder aufnehmenden Zelle.[50] Die meisten der heute verschriebenen Antidepressiva hemmen die Wiederaufnahme und den Abbau der Botenstoffe Serotonin (das sogenannte »Wohlfühlhormon«) und Noradrenalin (das uns aktiviert).

Die praktische Anwendung zeigt jedoch, dass diese erhoffte Wirkung solcher »Wiederaufnahmehemmer« nicht bei allen Patienten eintritt. Warum das so ist, erforscht zurzeit eine Vielzahl von Teams an verschiedenen Universitäten weltweit, zum Beispiel am Institute of Psychiatry and Neuroscience am King's College in London. Die Forscher dort untersuchten den Speichel, das Blut sowie die Gehirn- und Rückenmarksflüssigkeit betroffener Patienten und machten Aufnahmen ihrer Gehirne, um herauszufinden, ob Störungen des Immunsystems zu beobachten waren.

Studienleiter Professor Carmine Pariante beschreibt einen möglichen Wirkzusammenhang folgendermaßen: »Wir haben die Level von zwei bestimmten Zytokinen gemessen, welche die Hauptsubstanzen sind, welche das Immunsystem nutzt, um mit den Zellen zu kommunizieren. Und wir haben die besten Level herausgefunden, um herauszufinden, wie auf eine Behandlung mit Antidepressiva angesprochen wird. Für Menschen, die gar keine oder sehr niedrige Zytokin-Level hatten, konnten wir zu 100 Prozent vorhersagen, dass sie auf Standard-Antidepressiva ansprechen. Unter denen, die höhere Level haben, konnten wir jene identifizieren, die gar keine Chance haben, auf diese Antidepressiva anzusprechen.«[51]

Jetzt muss sich noch zeigen, ob diese Tests wirklich praxistauglich sind. In Zukunft könnten sie vielen Patienten ersparen, unnötigerweise Antidepressiva einzunehmen, die ihnen nicht helfen können und meist auch mit einer Reihe unerwünschter Nebenwirkungen einhergehen.

Die oben genannten Forschungen verweisen darauf, dass es einen Zusammenhang gibt von durch Stress ausgelösten Entzündungsprozessen im Immunsystem und dem Auftreten von Depressionen. Diese Erkenntnis ermöglicht einen neuen Blick auf mögliche Therapien, denn »die großen wissenschaftlichen Fortschritte bei der Verknüpfung des neuroendokrinen Systems mit psychosozialen Stressoren und Immunsystem haben (deshalb) große Bedeutung für die psychotherapeutische Behandlung von Erkrankungen«.[52] Und das gilt natürlich auch für die Krankheit Depression.

Wie ist nun dieser Zusammenhang von Stress und Immunabwehr zu verstehen?

»Bei akutem Stress, wie etwa einer wichtigen Präsentation, einem aufregenden Gespräch oder einem (sportlichen) Wettkampf, verstärkt unser Immunsystem die unspezifische Abwehr. Damit bereitet es den Körper darauf vor, eventuelle Verwundungen oder große Anstrengungen, die zu intensiven kurzzeitigen Verschiebungen in der Homöostase[53] führen könnten, unverzüglich zu beheben.

Im Einzelnen lassen sich folgende Reaktionen beobachten:

- Zuerst leitet das sympathische Nervensystem in Verbindung mit Stresshormonen Signale zu den Organen. Die SAM- und HHN-Achsen werden aktiviert und damit auch die Effekthormone der Achsen, Adrenalin und Cortisol.
- Es kommt vermittelt über das Peptidhormon Substanz P (SP) zu einer Wirkung auf Immunzellen, wie zum Beispiel die Fresszellen (Makrophagen), die ihrerseits nun Entzündungssignale (proinflammatorische Cytokine) freisetzen.
- Die Zahl der weißen Blutkörperchen, der Fresszellen und der natürlichen Killerzellen (NK-Zellen[54]) steigt an. Das wiederum führt zu einer Aktivierung der Killerzellen.
- Gleichzeitig ist eine langsamere Teilung spezialisierter Immunzellen, wie der T-Lymphozyten, zu beobachten.

Diese Immunantwort klingt in der Regel sofort wieder ab, sobald unser Organismus – aktiviert durch den Parasympathikus – wieder in den Zustand der Homöostase zurückzufinden versucht.«[55] Wenn dieses Abklingen nicht möglich ist, weil wir chronisch psychosozialen Stress oder auch Stress durch eine Krankheit erfahren, dann kann es zur Depression kommen – so die These der Forscher der Psychoneuroimmunologie. Wie gravierend sich zum Beispiel belastende Erlebnisse in der Kindheit, Erfahrungen von Gewalt, der Verlust eines Elternteils oder fehlende emotionale Wärme und Verlässlichkeit auswirken, beschreibt Prof. Carmine Pariante: »Wir wissen jetzt, dass diesem Effekt eine anhaltende Aktivierung des Immunsystems zugrunde liegt. Personen mit traumatischen Erfahrungen zeigen als junge Erwachsene noch immer eine anhaltende Aktivierung des Immunsystems, selbst wenn die Stressoren vor 10 oder 20 Jahren auftraten.«[56]

Als Schnittstelle zwischen Körper und Geist gelten inzwischen Lymphgefäße, die vom Körper kommend in den Schädel hineinführen, die vor wenigen Jahren der Neurowissenschaftler Antoine Louveau von der University of Virginia in Charlottesville entdeckte. Der Fund könnte erklären, wie Immunsystem und Gehirn miteinander in Verbindung stehen, und neue Erkenntnisse über die Entstehung von Krankheiten wie Multiple Sklerose und eben auch der Depression ermöglichen. Dazugehörige Faktoren sind die Aktivität der Zytokine, der Lymphozyten und der Mikroglia, also gerade der Zellen, die eigentlich dem Immunsystem helfen sollen, aber dann, wenn sie überschießende Reaktionen zeigen, auch zerstören und dadurch zum Beispiel im Gehirn Zellmaterial und Zellverdrahtungen angreifen können, erläutert Prof. Dr. Georg Juckel, ärztlicher Direktor des LWL-Universitätsklinikums Bochum und Direktor der Klinik für Psychiatrie, Psychotherapie und Präventivmedizin des LWL-Universitätsklinikums Bochum.

Und er fügt hinzu: »In der Folge dieser Neurodegeneration haben wir dann auch schwere psychiatrische Erkrankungen.«[57] Denn die Immunzellen des Gehirns produzieren, wie wir heute wissen, ebenfalls Entzündungsstoffe und legen damit Antrieb und Stimmung lahm. Der Körper schaltet um in einen »Krankheitsmodus«, der mit Desinteresse, Appetitlosigkeit und sozialem Rückzug einhergeht, also alles Symptome, die denen einer Depression sehr ähnlich sind.

Ein weiterer Beleg für diesen Zusammenhang wurde in Versuchen deutlich, bei denen Probanden eine entzündungsfördernde Substanz gespritzt wurde. Untersuchungen zeigten in der Folge, dass je höher ihre Entzündungswerte stiegen, danach auch ihre depressiven Symptome umso stärker ausgeprägt waren. Juckel weist darauf hin, dass deswegen heute neben antipsychotischen und antidepressiven Medikamenten auch zunehmend entzündungshemmende Medikamente eingesetzt werden.

Störungen im Verdauungssystem und Depression

An der University of California in Los Angeles geht man auch der These nach[58], in welchem Maße Störungen des Verdauungssystems Depressionen mitverursachen können. Der Gastroenterologe und Neurologe Prof. Emeran Mayer vom Oppenheimer Center for Neurobiology of Stress and Resilience berichtet von Patienten, die oft nicht nur unter Magen-Darm-Beschwerden, sondern auch unter Depressionen leiden. Wenn er ihnen Medikamente oder Ernährungsumstellungen verordnete, die gegen die Entzündungen im Darm wirken sollten, stellte er fest, dass diese oft auch gegen die depressiven Symptome wirken. Seit der Entdeckung des Vorhandenseins und der Funktionsweise des »Darmhirns« durch den Neurowissenschaftler Michael Gershon wissen wir, dass der Darm nicht nur unser Immunsystem, sondern auch unser Gehirn beeinflusst, denn beide kommunizieren miteinander, wobei auffällt, dass ca. 90 Prozent der Nervenverbindungen vom Darm zum Gehirn verlaufen. Das *Darmhirn* oder *enterische Nervensystem* umspannt mit seinen rund 100 Millionen Nervenzellen den Darm wie ein dünnes Netz.

Zur Informationsweiterleitung nutzt es dieselben Signale wie das Gehirn, also Botenstoffe wie Serotonin oder Dopamin, Stoffwechselprodukte und Entzündungsmoleküle. Das Gehirn kann so über das Blut informiert werden, dass es Entzündungen im Darm gibt, und kann dann selbst Entzündungsreaktionen auslösen. Informationen laufen auch direkt über ein dickes Nervenbündel, den Vagusnerv. Diese gelangen genau in den Bereich unseres Gehirns, der für unsere Emotionen zuständig ist, in das limbische System.

Und es gibt noch eine weitere Spur. Sie führt zu der Funktionsweise der ca. 100 Billionen Mikroben, die in unserem Darm leben und ohne die unser Leben überhaupt nicht möglich wäre. Wie stark sie in die Kommunikation mit dem Gehirn eingebunden sind, wird erst allmählich entdeckt. Bis jetzt ist bekannt, dass sie die Verdauung und das Immunsystem unterstützen und Vitamine, Neurotransmitter und Hormone produzieren. Wie genau die etwa 1000 verschiedenen Bakterienarten die Chemie in unserem Gehirn beeinflussen, darüber können die Forscher bisher nur spekulieren. Emeran Mayer geht davon aus, dass dann, wenn das Gleichgewicht dieser Bakterienvielfalt gestört wird, dies auch gravierende Folgen für den Stoffwechsel des Gehirns hat.

Ist das fein austarierte Gleichgewicht der Bakterien aus der Balance geraten, können chronische Entzündungen entstehen und die Darmschleimhaut angreifen. Durch die damit einhergehende krankhafte Veränderung der Darmzellen kommt es auch zu gravierenden Einschnitten in der Hormonproduktion des Darms. Das betrifft vor allem den Botenstoff Serotonin und seine Vorstufe Tryptophan. Wie bereits erwähnt, wirkt Serotonin auf das Gehirn und damit direkt auf unsere Stimmungslage. Wenn der Serotoninspiegel stimmt, dann empfinden wir ein Gefühl der Gelassenheit, der inneren Ruhe und Zufriedenheit. Gleichzeitig dämpft es eine ganze Reihe unterschiedlicher unangenehmer Gefühlszustände, insbesondere Angst, (Auto-)Aggressivität und Kummer. Wenn man bedenkt, dass mindestens 90 Prozent des Serotonins im Darm gebildet und gespeichert werden, dann wird klar, dass ein gestörter Stoffwechsel des Darms tiefgreifende Wirkungen auf unsere Stimmungslage haben muss. Das wird besonders deutlich bei Patienten mit Reizdarm. Bei ihnen kann beim Auftreten von unangenehmen Gefühlen im Bauch im Gegensatz zu gesunden Menschen eine erhöhte Aktivität im limbischen System nachgewiesen werden. Normalerweise müssen Reize aus dem Magen-Darm-Trakt eine hohe Reizschwelle überwinden, bevor wir sie bewusst bemerken. Und das ist gut so, denn sonst würden die Aktivitäten einen bedeutenden Teil unserer Aufmerksamkeit beanspruchen. Emeran Mayer nennt diese Wahrnehmungsbarriere einen »Schutzmechanismus für die Psyche«. Wenn diese Barriere fällt, landen alle unangenehmen oder störenden Empfindungen ungefiltert im Gehirn. Besonders dann, wenn ständiger Stress oder immer wieder auftauchende Angstgefühle einen Menschen plagen, befindet sich auch der Darm in einer ständigen Alarmstimmung, die bedingt, dass er unablässig Stresshormone in das Gehirn sendet. Mayer konnte zeigen, dass das zu einer messbaren Abnahme des Volumens (Atrophie) in bestimmten Regionen des limbischen Systems und des Stirnhirns führt – ein Phänomen, das sich auch bei Menschen beobachten lässt, die immer wieder unter schweren depressiven Episoden leiden.

In diesem Kreislauf scheint auch die Ernährung eine wichtige Rolle zu spielen.

Die heutzutage so weit verbreitete Fast-Food-Kost scheint ein Grund dafür zu sein, warum bestimmte Bakterien in unserem

Mikrobiom (so nennt man die Besiedelung und das Zusammenspiel aller Mikroben in unserem Darm) die Oberhand gewinnen. Forschungen von Mayer zeigten, dass ein Übermaß an industriell verarbeiteten Lebensmitteln, viel tierisches Fett, Zucker und Zusatzstoffe wie Emulgatoren, ausgerechnet die Bakterien fördern, die auch Entzündungsbotenstoffe produzieren.

In industriell produziertem Fleisch lauert ein weiteres Risiko: Antibiotika, die ebenfalls eine starke Auswirkung auf die Vielfalt und die Auswahl der Mikrobenstämme haben, die unseren Darm besiedeln. Wenn aber die Mikroben im Darm tatsächlich mit psychischen Problemen zusammenhängen, könnte man dort eventuell mit einer Behandlung ansetzen.

Deshalb empfehlen Neurowissenschaftler, Psychoneuroimmunologen, aber auch Internisten heute immer häufiger, sich seiner Ernährungsgewohnheiten bewusst zu werden. Obwohl die genaue Kausalkette noch nicht bekannt ist, lässt sich doch beobachten, dass eine radikale Umstellung, zum Beispiel weg vom »Convenience-Food« hin zu veganer Kost, starke Reize bei psychischen Störungen und bei Entzündungsreaktionen auszulösen vermag.

Die Forscher und Ärzte betonen, dass mit diesem Ansatz vielleicht nicht immer gleich eine umfassende Heilung möglich ist, aber doch eine substanzielle Veränderung und Verbesserung des körperlichen und mentalen Zustandes.

Kapitel 2
Wie der Yoga die Behandlung depressiver Erkrankungen begleiten kann

Der Weg des Yoga – ein Überblick

Der Yoga ist ein *Übungsweg,* der gleichermaßen Körper, Geist und Seele anspricht. Er entstand schon vor etwa 3500 Jahren in Indien und wurde über die Jahrhunderte hinweg in seinen Methoden immer weiterentwickelt und verfeinert.

Das Wort »Yoga« kommt von der indoeuropäischen Sprachwurzel *yuj,* was so viel heißt wie »anschirren, verbinden«. Der Yoga schirrt Körper, Atem und Geist[59] – Pferden gleich – an, sodass sie gemeinsam ein Gespann bilden, das sich in eine Richtung zu bewegen vermag. Deshalb heißt Yoga im übertragenen Sinne auch *Vereinigung.*

In unserem Alltagsbewusstsein sind die drei Elemente, die unser Sein konstituieren – Körper, Atem und Geist –, oft eher unverbunden. Der Geist geht seinen Gedanken nach, erinnert sich an Vergangenes und plant die Zukunft. Unser Körper führt währenddessen sein vegetatives Dasein, ohne dass wir uns dessen wirklich bewusst sind, und der Atem als Bindeglied dokumentiert wechselweise den Zustand des Körpers oder des Geistes. Aus dieser Aufspaltung, die besonders oft als eine tiefgreifende Unverbundenheit von »Kopf und Bauch« erfahren wird, entstehen körperliche und psychische Krankheiten, wie zum Beispiel Verspannungen, Herz-Kreislauf-Störungen, Migräne, Erschöpfung, Burn-out, und für den Geist Unruhe, Zerstreutheit oder auch Depression, was wiederum den Atem irritiert und den Körper erschöpft.

Die unendlich vielfältigen Methoden des Yoga bieten hier Abhilfe an. Dies wird entweder möglich durch Körperarbeit, die die Eigenwahrnehmung und Achtsamkeit trainiert, oder durch eine Schulung unserer mentalen Fähigkeiten, die eine achtsame Wahrnehmung der Struktur des Geistes ermöglicht und Mittel anbietet, unseren Geist zu klären, zu beruhigen und zu stabilisieren.

Die verschiedenen Yoga-Wege setzten dabei im Laufe der Jahrtausende ganz unterschiedliche Akzente. Der frühe Yoga (ca. 1500 v. Chr. bis zum Beginn unserer Zeitrechnung) war vor allem eine Methode, sich mit dem eigenen innersten Wesenskern zu verbinden und ihn als göttlich zu erfahren. Ritual, Reflexion und Meditation standen hier im Vordergrund. Körperübungen waren zu dieser Zeit noch kein Thema. Es ging vielmehr darum, als Mensch seinen Platz in der Weltordnung (Dharma) zu finden und zu erkennen, auf welche Weise man ihr am besten dienen könnte. Dazu wurden immer wieder die folgenden Fragen thematisiert: *Wer bin ich? Was ist mein innerstes Wesen? Was in mir ist vergänglich und was ist ewig?*

In etwa zeitgleich mit dem Buddhismus entstand ca. 400 v. Chr. das große indische Epos *Mahabharata* mit seinem für den Yoga so wichtigen Lehrtext, der *Bhagavadgita.* In diesem Text lehrt Krishna – eine Herabkunft des großen Hindugottes Vishnu – einem jungen Fürsten mitten auf dem Kriegsfeld die Wege, und damit die Methoden, des Yoga, um ihm zu helfen, aus einer tiefen, existenziellen Sinnkrise herauszufinden. Der Text zeigt eine ganz klare und zeitlose Didaktik der Schritte des Erkennens und der Umsetzung des Erkannten in sinnvolles Handeln.

Ungefähr 400 n. Chr. entstand dann der sogenannte *klassische Yoga* des Patañjali, dargelegt im *Yoga-Sutra,* dem Leitfaden *(= Sutra)* des Yoga.

Mit seiner exzellenten Analyse der Strukturen unseres menschlichen Denkens und Fühlens und der Grundlagen unseres Gewordenseins überrascht uns Patañjali in diesem Text auch nach fast 2000 Jahren immer wieder durch seine Aktualität und durch seine extreme Genauigkeit in der Betrachtung des menschlichen Geistes. Seine Methoden zeichnen sich bis heute durch eine hohe Wirksamkeit aus, denn sie bedienten sich bereits damals der *Methoden der kognitiven Umstrukturierung,* die wir aus der modernen Verhaltenstherapie kennen. Patañjali definiert Yoga als einen Zustand, der durch das »Zur-Ruhe-Kommen der Aktivitäten des Geistes« gekennzeichnet ist. Alle mentalen Aktivitäten sollen zur Ruhe gebracht werden, da sie sich auf der Grundlage vielfältigster Konditionierungen durch Kultur und Erziehung entwickelt haben und deshalb eine reine Wahrnehmung dessen, was ist, nicht zulassen. Die Methoden des Yoga wollen uns helfen, diese konditionierte, illusionäre Sichtweise auf die Welt und uns selbst zu beenden, denn sie wird als die Ursache allen Leidens angesehen. Darauf werde ich noch genauer eingehen.

Der Hatha-Yoga, als die jüngste der großen Yoga-Richtungen, basiert auf den Sichtweisen des Tantra, einer philosophischen Strömung, die die ganze Schöpfung als einen ganzheitlichen Ausdruck von Energie und Bewusstsein definiert. Die Methoden des Hatha-Yoga ermöglichen es uns, diese Energie in uns zu erfahren und zu lenken. Das Ziel dieses Yoga-Wegs ist eine tiefe und umfassende Gotteserfahrung, wobei gemäß der Konzepte des Tantra das Göttliche sich ausdrückt durch die bewusste Erfahrung des vollständigen Eingebundenseins in das alles durchdringende Netzwerk des Lebens.

Die meisten der in der Neuzeit entwickelten Yogaformen verbinden in ihren Methoden die Erkenntnisse des klassischen Yoga Patañjalis mit den Techniken und Methoden des Hatha-Yoga (und zunehmend auch mit buddhistischem Gedankengut).

Da der Yoga die Aufgabe hat, den Menschen Wege zu zeigen, sich selbst zu finden und sich in ihrem So-Sein zu erkennen, wurde er von den Lehrenden immer wieder den Bedingungen angepasst, unter denen wir leben. Trotz all dieser Veränderungen und Variationen ruht er jedoch in den Traditionen, die teilweise über Jahrhunderte hinweg von den Meistern an ihre Schüler weitergegeben wurden, und der ihm eigenen Philosophie. Unwandelbar scheinen auch die Grundfragen und Grundprobleme der Menschen zu sein, denn anders wäre nicht zu erklären, dass wir auch heute noch in den teilweise jahrtausendealten Schriften des Yoga so viele Antworten auf die meisten unserer existenziellen Anliegen finden, zum Beispiel auf die Frage, wie es möglich ist, ein erfülltes und glückliches Leben zu führen. Der Yoga erneuert sich ständig und bleibt doch derselbe. Deswegen war und bleibt er immer aktuell.

Die buddhistische Analyse des Leidens

Jeder Yogaweg, der sich im Laufe der Jahrtausende entwickelt hat, sucht zu erkennen, warum wir Leid erfahren, wie wir herausfinden, warum das so ist, und wie wir lernen können, diese leidvollen Erfahrung zu lindern bzw. als sinnhaft anzunehmen.

Besonders der dem Yoga in vieler Hinsicht eng verwandte Buddhismus entwickelte vor ca. 2400 Jahren eine Reihe von

Fragestellungen, die genau analysieren, warum Leid entsteht und wie wir damit umgehen können. Wir werden später noch sehen, dass der Yoga ganz ähnliche Fragestellungen entwickelte, allerdings nicht ganz so klar und genau strukturiert. Deswegen erfolgt die Annäherung an dieses uns alle bewegende Thema hier zunächst einmal vermittelt durch die Lehre des Buddhismus.

Die Frage danach, warum wir leiden

Buddha übte selber zunächst jahrelang den sehr asketischen Yoga seiner Zeit, bevor er bemerkte, dass er auf diese Weise keine Antworten auf seine Frage fand, wie er mit dem allgegenwärtigen Leid in der Welt und der Vergänglichkeit allen Seins klarkommen könnte. Daraufhin setzte er sich unter den berühmten Bodhi-Baum und meditierte so lange, bis sein Geist vollkommen klar war und er erkannte, worum es ging.

Das, was Buddha aus seinen Erkenntnissen herausfilterte, war als Erstes, dass er das Faktum akzeptierte, dass Leid zum Leben dazugehört und dass eben nicht immer »alles in Ordnung« ist. Er formulierte es noch schärfer, indem er konstatierte: Das Leben ist Leiden! Natürlich gibt es auch Freude, aber damit hat unser Geist ja kein Problem. Probleme bereitet ihm vielmehr die Unvermeidlichkeit von Krankheit, Alter und Tod. Daran leidet jeder Mensch, wenn auch manche mehr und manche weniger!

Jeder Mensch macht zudem die Erfahrung, dass es zwar Freude und Wunscherfüllung gibt, aber dass dabei nichts hält, was es zunächst verspricht. Außerdem zeigt uns das Leben, dass nichts so bleibt, wie es ist, denn alles ist dem ständigen Prozess der Veränderung unterworfen. Alles, was sich je entwickelt und entfaltet hat, befindet sich in einem *beständigen* Prozess der Rückkehr – und ab einem bestimmten Moment auch wieder auf dem Weg zu einem unvollkommenen und unbefriedigenden Zustand. Hier ist also weniger ein Leiden im »dramatischen« Sinne gemeint, sondern vielmehr die Erfahrung von Schmerz in jeder Form. Dazu gehören alle Zustände, in denen wir uns als frustriert, irritiert und gestört erfahren oder das Gefühl haben, »nicht richtig zu sein«. Dazu gehört auch die Angst, getrennt zu sein bzw. nicht richtig in Verbindung mit der Umwelt zu sein. Unsere Leid-Erfahrung gründet sich also vor allem in all den kleinen alltäglichen Verstörungen, denen wir unaufhörlich ausgesetzt sind. Daraus entsteht das, was im Buddhismus als »grundlegende Verwirrung« bezeichnet wird.

Aus dieser Grundannahme heraus hat der Buddha – einem Arzt gleich – die vier Fragestellungen aufgebaut, aus denen er die berühmten *Vier Wahrheiten* seiner Lehre entwickelte.

Die Fragen lauten:

- Gibt es eine Krankheit? Und wenn ja, welche?
- Welche Ursachen gibt es?
- Ist das Leiden / die Krankheit heilbar?
- Und wenn sie heilbar ist: Wie kann das gehen?

Mithilfe dieser Fragestellungen können wir uns selber auf den Grund gehen. Die Arbeit mit den vier Fragen ist eine der wichtigsten Grundlagen der buddhistischen Psychologie, die heutzutage weit in die psychosomatische Medizin und die Mind-Body-Medizin hineinwirkt. Die Fragestellungen helfen uns, die Ursachen, die Symptome und die Therapie unseres Leidens zu verstehen und anzugehen. Sie sind Teil des *Abhidharma*[60], der den Extrakt der psychologischen und philosophischen Inhalte der Lehren des Buddha enthält.

Vier Fragen – vier Antworten = die Vier Edlen Wahrheiten[61]

Gibt es eine Krankheit? Und wenn ja, welche?	Ja. Es gibt eine Krankheit: das Leiden. Es zeigt sich durch eine ständige innere Unzufriedenheit, ein ständiges inneres Nagen.
Welche Ursachen gibt es?	Die grundlegende Verwirrung, d. h. ganz einfach die Art und Weise, wie unser Geist funktioniert.
Ist das Leiden / die Krankheit heilbar?	Ja. Da sie auf einer funktionellen Basis entstanden ist, muss sie dann, wenn man die Funktionen aufschlüsselt und die Identifikationen mit ihnen löst, heilbar sein.
Wie ist sie heilbar?	Durch einen methodischen Weg, der die Analyse und das Lösen von Identifikation umfasst.

Was uns Leid verursacht, haben wir schon gesehen. Doch was sind nun die Ursachen dieses Leids?

Ursachen des Leidens

Der Buddhismus lehrt, dass unser Geist ursprünglich ganz klar ist, also völlig ungetrübt von Verwirrung, Meinungen, Vorstellungen usw. Gemäß seiner Lehren ist das unsere *Buddha-Natur.*

Unser Leben ist jedoch erfüllt von Meinungen, Vorstellungen, Vorurteilen usw., die alle mit Emotionen einhergehen. Gemäß der Lehren des Abhidharma beruht jede dieser geistigen Aktivitäten auf einer der drei grundlegenden Triebkräfte, die sich auf folgende Weise äußern: »Ich will haben.« / »Ich will nicht haben.« / »Ich will es nicht so genau wissen.« Diese Triebkräfte sind die Gier, die Abneigung und die Ignoranz, die jeweils in einer engen Abhängigkeit untereinander den Geist beeinflussen. Diese uns selbst in der Regel hochgradig unbewussten

Funktionsweisen des Geistes erzeugen die »grundlegende Verwirrung«, deren Wirkkraft uns beunruhigt, uns innerlich bewegt und im schlimmsten Fall zur Verzweiflung treibt.

Wie grundlegend diese Triebkräfte tatsächlich sind, verstehen wir sofort, wenn wir uns als Beispiel irgendeine konkrete Situation vorstellen. Wir nehmen sie wahr durch unsere Sinne. Unsere Sinne, die durch die Erfahrungen unseres Lebens geprägt sind, vermitteln einen Eindruck dieser Situation. Durch unsere Erinnerungen und die damit verbundenen Gefühle machen wir eine (unsere!) Geschichte daraus. Sehen wir zum Beispiel einen Baum, so ist dies nicht einfach nur ein Baum, sondern es ist immer ein Baum *plus* unsere persönliche Geschichte und all unsere damit einhergehenden Assoziationen.

Jeder der so entstehenden Eindrücke geht somit unweigerlich auf unser persönliches Grundmuster zurück, das sich auf eine der drei oben beschriebenen Weisen äußern kann: *Ich mag es, ich mag es nicht* oder *ich will es nicht wissen.* Das jeweilige Gefühl beeinflusst unsere Bewertung und Interpretation eines Geschehens oder eines Eindrucks. Die daraus entstehenden Handlungen sind in der Regel unbewusste und automatisch ablaufende Re-Aktionen. Solange wir uns innerhalb dieser Automatismen bewegen, erfahren wir zwangsläufig immer wieder Leid. Warum?

- Wenn die Gier (»Ich will haben«) uns treibt, haben wir immer das Gefühl, nicht genug zu bekommen und im Mangel zu sein. Diese Triebkraft, die sich psychologisch betrachtet als Manie äußern kann, erzeugt zwingend Leid.
- Wenn Ablehnung und Abneigung (»Ich will nicht haben«) unsere Triebkräfte sind, dann versuchen wir zwanghaft, etwas – vielleicht sogar unser eigenes Leben – zu vermeiden. Das erfordert ständiges Auf-der-Hut-Sein, Ausweichen, Verhindern, Abwenden, bis hin zum völligen Rückzug oder Totstellreflex. Diese Triebkraft, die psychologisch als eine ma-

nifest gewordene »negative Verzerrung« des Denkens wahrgenommen werden kann, erzeugt ebenfalls zwingend Leid.

- Wenn uns die Kraft des »Ich will es nicht wissen« dominiert, dann brauchen wir viel Energie, um uns aus allem herauszuhalten. Dies bewirkt, dass wir weniger versuchen, irgendetwas zu vermeiden, sondern vielmehr alles tun, damit wir uns auf nichts einlassen müssen. Wir wenden dadurch dem Leben den Rücken zu und verweigern uns allem, was es uns zu bieten hat. Die Kultivierung des Desinteresses wird unweigerlich dazu führen, dass wir uns selbst als abgeschnitten von unserem Leben erfahren, in dem uns alles sinnlos erscheint. Solch ein Leben führen zu müssen erzeugt natürlich auch zwingend Leid.

Nach dieser Klärung der Ursachen stellt der Buddha die Frage, ob eine Therapie dafür zur Verfügung steht (»Ist die Krankheit heilbar?«). Ja, sie ist heilbar. Wir können lernen zu erkennen, wie wir unser Leiden selbst erschaffen haben und wie wir leidvolle Erfahrungen vermeiden können. Dabei geht es keinesfalls um die Überlegung, dass wir *selber schuld seien an unserem Leid!* Im Buddhismus wie im Yoga geht man vielmehr davon aus, dass unsere Wahrnehmungen und die darauf unmittelbar folgenden Bewertungen bedingt durch die Prägungen unseres Geistes in der Regel verzerrt sind. Daraus entstehen Verwechslung, Verblendung und falsches Wissen (im Yoga *Avidya* genannt). Wir verwechseln die äußeren Situationen mit unseren Interpretationen oder das, was ein anderer Mensch an Erwartungen, Wünschen und Kritik auf uns projiziert hat, mit dem, was uns im Wesenskern ausmacht. Auch unsere Lösungsversuche sind geprägt durch diese irrtümliche Einschätzung. Sie folgen dem »Tun-Modus«, der geprägt ist durch Denken, Grübeln und den daraus resultierenden reaktiven Handlungen. Deshalb machen wir naturgemäß immer wieder leidhafte Erfahrungen. In dem

Maße, in dem wir diese Prägungen und die daraus resultierenden Verzerrungen erkennen, können wir sie abschwächen, sodass sie uns zunehmend weniger beeinflussen.

Für die Analyse der Funktionsweisen unseres Geistes und um zu erkennen, womit er sich immer wieder identifiziert, braucht es jedoch eine hohe Form der Aufmerksamkeit.

Die Entfaltung von Achtsamkeit als Weg aus der Depression

Und so entwickelte der Buddhismus als Methode und Übungspraxis eine der nachhaltigsten Formen der Aufmerksamkeit: die Achtsamkeit.

Achtsamkeit bedeutet eine *bewusste und nicht wertende Wahrnehmung* dessen, was gerade *jetzt* geschieht, also dessen, was wir jetzt gerade machen und was wir denken und fühlen.

Achtsamkeit bzw. achtsames Gewahrsein

- bringt uns vom »Tun-Modus in den Seins-Modus« (Williams et al.), denn es führt uns heraus aus dem Denken in das unmittelbare Erleben.
- Es hilft uns, unsere Gedanken und Gefühle als geistige Aktivitäten zu sehen und zu erkennen, dass sie nichts weiter sind als bloße Vorstellungen.
- Es hilft uns, uns aus dem Griff unserer unbewussten Erinnerungen zu lösen (die, wie wir gesehen haben, oft ausschlaggebend für unsere Stimmungsschwankungen sind) und ins Hier und Jetzt zu kommen.
- Es hilft uns, den Autopilot-Modus des Denkens zu erkennen und abzuschalten.
- Dadurch hilft es uns, das Ausbrechen der üblichen Stresskaskaden und das Abrutschen in die Negativspirale der Depression zu stoppen oder sogar von vornherein zu verhindern, und
- es hilft uns, »aufzuhören, das Leben in eine bestimmte Richtung zwingen zu wollen, wenn wir uns im Moment nicht

> wohlfühlen. Wir werden erkennen, dass das Grübeln gerade da anfängt, wo wir die Dinge anders haben wollen, als sie hier und jetzt sind«.[62]

Nur durch eine Entfaltung, Etablierung und immer weiter zunehmende Verfeinerung unserer Achtsamkeit wird es uns möglich zu wissen, was bzw. welche der oben genannten drei Triebkräfte (Gier, Abneigung, Ignoranz) unseren Geist gerade antreibt oder beschäftigt. Mithilfe der Achtsamkeit können wir außerdem erkennen, ob sich unser Geist einfach – einem Beobachter gleich – in einer Situation befindet und damit unser Körper und Geist in Verbindung stehen *oder* ob unser Geist herumwandert und sich dabei in seinen Wertungen, Meinungen, Vorstellungen und Assoziationen verliert, er also in den Bereich seiner Projektionen und eigenen Geschichten abgleitet.

Wenn unser Geist abschweift, dann beschäftigt er sich bevorzugt mit Ereignissen, die bereits in der Vergangenheit liegen (das lässt ihn grübeln), oder mit Projektionen in die Zukunft (hier liegt der Nährboden für alle Sorgen).

»Wir verlieren uns in diesen Vorstellungen der Vergangenheit und der Zukunft, als seien wir tatsächlich dort. Oftmals erleben wir erneut Emotionen, an die wir uns erinnern, oder wir nehmen sie vorweg. Wir entfernen uns (dadurch) nicht nur von der einzigen Wirklichkeit, die wir wirklich erfahren können, nämlich vom Hier und Jetzt, sondern durchleiden auch den Schmerz von Geschehnissen, die entweder schon lange zurückliegen oder aber so nie eintreffen werden.«[63]

Durch die Praxis der Achtsamkeit können wir lernen zu erkennen, wie leicht sich unsere Sichtweise verzerren lässt, wie schnell und wie mühelos wir zu beeinflussen sind und in welchem unglaublichen Ausmaß unser Gehirn auf die Situationen des Lebens, und somit auf alle Reize, automatisch reagiert (sich also ständig im Reiz-Reaktions-Modus befindet). Auf der

Grundlage dieser Erkenntnis wird es dann möglich, dass wir lernen, unser Denken so zu transformieren, dass wir ganz bewusst zunehmend heilsame und konstruktive Muster fördern und die krank machenden und destruktiven Muster schwächen (das ist der Prozess der *kognitiven Umstrukturierung*).

Damit eine Therapie wirklich eine Heilung leidvoller Erfahrungen möglich macht, muss sie nachhaltig sein. Die systematische Einübung der einst von Buddha propagierten Achtsamkeit wird bis heute als eine der nachhaltigsten Therapien und dadurch gewissermaßen als der Königsweg angesehen, um den mentalen und emotionalen Sumpf trockenzulegen, in dem verzerrtes und destruktives Denken gedeiht, das Depression und Burn-out begünstigt.

Der klassische Yoga Patañjalis

Nach diesem »Ausflug« in den Buddhismus möchte ich nun wieder zu einem der wichtigsten Grundlagentexte des Yoga, dem Yoga-Sutra, und seinem Verfasser, Patañjali, zurückkommen. Da wir nichts über die historische Person Patañjalis wissen, ist die Entstehungszeit seines berühmten Yoga-Sutra auch nur in etwa zu bestimmen. Man vermutet, dass dieser Text in der Zeit um Christi Geburt entstand. Moderne indologische Forschungen zeigten, dass das Yoga-Sutra sich stellenweise intensiv auf buddhistische Lehren bezieht und diese in den Zusammenhang der Sichtweisen des Yoga seiner Zeit stellte.

Patañjali definiert gleich zu Beginn des Yoga-Sutras den Zustand des Yoga als ein »Zur-Ruhe-Kommen der Aktivitäten des Geistes«. Und er sagt, dass wir nur im Zustand des Yoga in der Lage seien, in Kontakt mit dem zu kommen, was uns im Innersten und Wesentlichsten ausmacht: mit unserem *Wesenskern (Svarupe).* Damit wird das bezeichnet, was wir in unserem Inneren als das unwandelbare, in der Tiefe in sich ruhende Da-Sein erfahren können.

Patañjali erläutert, dass die Erfahrung dieses Wesenskerns normalerweise verdeckt und überlagert ist von den Aktivitäten unseres Geistes, von denen er fünf Aspekte benennt.

Die fünf Aktivitäten des Geistes *(Vritti)* sind:

- richtige Wahrnehmung *(Pramana).* Sie wird durch unmittelbare Erkenntnis erfahrbar, als tiefes Wissen, als ein Wissen, das sich gründet auf allgemeingültige ewige Wahrheiten (wie z. B., dass es am Tag hell ist) oder das sich findet in den Weisheitstexten der Menschheit.
- falsche Wahrnehmung *(Viparyayo).* Sie gründet auf unseren subjektiven Sichtweisen, die bewirken, dass das eigentliche Wesen des Wahrgenommenen nicht richtig erfasst werden kann. Oft handelt es sich um eine oberflächliche Wahrnehmung oder um Eindrücke, die auf Wertungen, Meinungen, Ansichten und Projektionen basieren. Gemeint sind auch Wahrnehmungen, die verzerrt sind durch Erinnerungen (jemand/etwas erinnert mich an etwas …), Wahrnehmungen, die verzerrt sind durch unsere Vorurteile und Erwartungen, bzw. Wahrnehmungen, die verzerrt sind durch unsere Ängste und/oder Zwangsvorstellungen. Patañjali weist darauf hin, dass dieses Vritti Viparyayo genau die Form unserer »normalen« und alltäglichen Wahrnehmung beschreibt – und das, obwohl sie bedingt durch die vielfältigen Verzerrungen eigentlich eine Fehlfunktion unseres Geistes darstellt.
- Erkennen auf der Grundlage von Konzepten *(Vikalpa).* Solche Konzepte entstehen, wenn sich unsere Sichtweisen, Ansichten und Meinungen und der Gesellschaft, in der wir leben, so verfestigt haben, dass daraus stabile neuronale Netzwerke in

unserem Gehirn geworden sind. Wir haben Konzepte darüber, wie die Welt ist und wie sie funktioniert. Wir entwickeln im Laufe des Lebens ein Konzept von uns selbst, ein Selbstbild, das unsere Persönlichkeit und unser Ego formt. Unser Ego formt sich also gemäß all der Glaubenssätze und Annahmen, die wir über uns selbst haben, wobei wir dabei fast immer den Konzepten folgen, die unsere Eltern für uns hatten (wie wir sein sollen, was wir tun sollen usw.). Zwar könnten wir nicht ohne Konzepte in so komplexen Gesellschaften zusammenleben, wie wir sie heute kennen (und schließlich ist auch jede Gesellschaftsordnung nichts anderes als ein Konzept), doch geben wir den Konzepten so viel Macht über uns und unsere Befindlichkeit, dass auch sie unsere Wahrnehmung sehr stark verzerren.

- Schlaf *(Nidra)*. In diesem Zustand ist unser Geist, und damit unser Bewusstsein, so abgeschaltet, dass wir gar nichts erkennen. Das geschieht, wenn wir sehr müde, sehr erschöpft, sehr gestresst sind und auch im Zustand einer mittelgradigen bis schweren Depression. Nidra drückt sich auch aus als der Zustand der Ignoranz, der sich zeigt, wenn wir etwas nicht erkennen oder wissen, nicht sehen oder es völlig ausblenden wollen.
- Erinnerung *(Smriti)*. Patañjali deutet bereits zu seiner Zeit an, was heute als wissenschaftliche Erkenntnis gesichert ist, nämlich dass eine Erinnerung nicht unbedingt das Erlebte abspeichert, sondern dass sie vielmehr das Geschehene immer wieder neu konstruiert und damit Erinnerung in der Regel (entgegen der eigenen Meinung) ungenau und unvollständig ist und gar nicht so selten auf Vermutungen oder sogar reiner Einbildung beruht.

Patañjali weist darauf hin, dass jede dieser fünf mentalen Aktivitäten von uns so genutzt werden kann, dass sie uns Beschwernis verursacht (diese Eigenschaft wird *klishta* genannt) oder aber auch Erleichterung verschafft bzw. vom Leid wegführt (dann wird die Qualität der *Vrittis aklishta* genannt). Damit stellt er klar, dass nicht das Denken an sich das Problem ist, sondern *wie wir mit dem umgehen,* »was uns durch den Kopf geht«, »was uns beschäftigt«, »was uns aufregt / ärgert / traurig macht« usw.

Bereits diese Formulierungen zeigen, wie wir normalerweise die Wirkweise der Aktivitäten unseres Geistes einschätzen: Sie *geschehen uns,* wenn sie eigenständig durch unseren Kopf gehen, oder sie *beschäftigen uns,* so wie ein Arbeitgeber seine Angestellten! Die Art, wie wir darüber reden, zeigt deutlich, dass wir offensichtlich ein Gefühl der Ohnmacht gegenüber dem empfinden, was in uns vorgeht.

Deshalb lädt uns Patañjali ein, besser zu beobachten, wie sich die mentalen Aktivitäten in uns gestalten und wo wir uns von ihnen hinführen lassen. Genau betrachtet führt uns unser eigenes Denken nämlich oft genug von uns weg und/oder beunruhigt uns innerlich bzw. hält uns mit seinen Triebkräften – Begehren und Ablehnung – auf Trab. Auch wenn das Yoga-Sutra dies nicht explizit thematisiert, wird doch klar, dass es uns durch das Erkennen und achtsame Beobachten möglich werden kann, das Denken, das uns zu leidhaften Erfahrungen führt, so zu verändern, dass uns daraus in Zukunft (eher) freudvolle bzw. sinnstiftende Erfahrungen erwachsen. Damit beschreibt das Yoga-Sutra bereits vor ca. 2000 Jahren indirekt die große Plastizität unseres Gehirns und erläutert, wie es möglich ist, die Funktionsweise und vor allem die Ausrichtung unseres Geistes umzustrukturieren.

Das Yoga-Sutra geht dabei sehr genau auf all die Faktoren ein, die unseren Geist beunruhigen und belasten, damit wir erkennen können, welche Kräfte in uns wirksam sind. Es benennt im Einzelnen neun Seins- und Verhaltensweisen, die in unserem Charakter gegründet sind. Dazu gehören zum Beispiel die Neigungen zu zweifeln, uns immer wieder ablenken zu lassen, uns selbst zu überschätzen oder in geistige Starrheit zu verfallen. Diese Faktoren werden Hindernisse *(Antarayas)* genannt.

Vom Umgang mit den Kräften, die Leid verursachen, oder Patañjalis Konzept der Kleshas

Im Yoga-Sutra heißt es: »Ob eine Handlung zu einer leidvollen oder aber glücklichen Erfahrungen führt, hängt davon ab, ob Kleshas im Entstehungsprozess oder während der eigentlichen Durchführung der Handlung eine Rolle gespielt haben oder nicht.«[64] (2.14) Und im Sutra 2.3 wird aufgezählt: »Die Kleshas sind: falsches Verstehen *(Avidya)*, ein irrtümliches Verständnis von der eigenen Person *(Asmita)*, drängendes Verlangen *(Raga)*, unbegründete Abneigung *(Dvesha)* und tief sitzende Unsicherheit *(Abhinivesha)*.«

Der Begriff Klesha leitet sich ab von der Wurzel *klish*, was bedeutet, »etwas irritiert, stört, zwickt«. Es sind unsere inneren Störfaktoren, die immer wieder bewirken, dass uns etwas irritiert und »zwickt«, sodass wir aus dem Zustand der Ruhe, Zufriedenheit und Harmonie herausfallen.

Patañjali nennt fünf Kleshas, die einzeln oder gemeinsam unser Handeln beeinflussen. Solange man sich dieser Faktoren nicht bewusst ist, sind sie eine unerschöpfliche Quelle für alle Arten negativer Erfahrungen, wie zum Beispiel Enttäuschung, innere Unruhe, Angst, Leistungsdruck, Perfektionszwang, Depression, Wut usw. Wenn wir uns jedoch klarmachen, dass sie wirklich in fast jeder unserer Handlungen die Triebfeder sind, dann können wir beginnen, unser Tun und unsere Reaktionen vor diesem Hintergrund zu erkennen und zu überdenken.

»Solange der Ursprung unserer Handlungen in den Kleshas liegt, werden die Kleshas diese Handlungen in jeder Hinsicht beeinflussen: in ihrer Ausführung, in ihrer Dauer und in den daraus entstehenden Folgen«, heißt es dazu bei Patañjali (2. 13), und er ergänzt: »Einige Auswirkungen spüren wir unmittelbar, andere werden erst zu einem viel späteren Zeitpunkt erkennbar.« (2.12) Deswegen empfiehlt er: »In dem Augenblick, wo das Wirken der Kleshas für uns spürbar wird, sollten wir eine Möglichkeit suchen, innezuhalten und nachzudenken, um die Einflusskraft der Kleshas zu vermindern« (2.11), denn »wir sollten zukünftiges Leid im Voraus erkennen und vermeiden«. (2.16)

Um sie besser verstehen, werden wir die Kleshas und ihre Wirkweisen nun im Einzelnen betrachten. Dabei wird deutlich werden, wie groß ihr Anteil daran ist, unser Denken in die Abwärtsspirale zu führen.

Avidya – die Tendenz zu Irrtum und Verwechslung

Zum ersten Störfaktor schreibt Patañjali: »Falsches Verstehen (Avidya) ist der Ursprung all der anderen Kleshas.« (2.4) Und er fährt gleich im nächsten Sutra fort: »Falsches Verstehen bewirkt, dass wir Vergängliches für ewig halten, Unreines für rein, Erfahrungen, die von innerer Unfreiheit gekennzeichnet sind, mit tatsächlichem Glück verwechseln und unser wahres Selbst nicht richtig erkennen können.« (2.5)

Avidya, das falsche Verstehen oder das falsche Verständnis, wird oft als das Feld bezeichnet, auf dem auch all die anderen Kleshas wachsen können. Falsches Verstehen meint, dass wir uns der Tatsache nicht bewusst sind, dass alles, was wir zu wissen meinen, relativ ist. Und mit relativ ist in diesem Zusammenhang gemeint, dass all unser Wissen – wie auch unser Erkennen – immer *ausschließlich* unsere Weltsicht, unsere kulturelle Prägung, unsere Konzepte und alle Einflüsse unserer Erziehung widerspiegelt.

Trotzdem halten wir unsere Wahrnehmung in der Regel für objektiv und sind der Ansicht, dass sie deckungsgleich ist mit dem, was die Wirklichkeit ist. Dasselbe gilt für unsere Meinungen. Je mehr wir von etwas überzeugt sind, desto mehr sind wir geneigt, unsere Sichtweisen zu verteidigen und sogar dafür zu kämpfen. Wenn wir meinen, dass die Welt gefährlich ist, wenn wir ständig vermuten, dass uns jemand schaden will oder schlecht über uns denkt, dann prägt das unser Denken. Es ist unsere Wirklichkeit, selbst dann, wenn es sich für andere Menschen als *verzerrtes Denken* darstellt.

Wahrscheinlich haben die meisten von uns schon die Erfahrung gemacht, dass es in diesem Fall wenig nützt, wenn jemand anderes versucht, uns eine solche Sichtweise auszureden. In solchen Situationen entwickeln wir oft eher eine Art Trotz oder bekommen das deprimierende Gefühl, dass uns niemand versteht.

Patañjali geht deswegen auf die Ursachen zurück und weist uns darauf hin, dass wir in unseren Wahrnehmungen ständig irren, etwas verwechseln oder das Eigentliche bzw. das Wesentliche nicht zu erkennen vermögen.

Er erklärt uns, dass Avidya, ausgedrückt durch eine bereits weiter oben erwähnte Aktivität des Geistes (Vritti) namens »falsche Wahrnehmung« (Viparyayo), die *vorherrschende Art* unserer Wahrnehmung ist. Es ist verständlich, dass auf dem Nährboden dieses Kleshas deshalb leicht alle Formen von Abgrenzung, Ausgrenzung, Zwang, Verfolgung usw. wachsen können – und damit entsteht Leid ohne Ende. Im Alltag findet sich Avidya in all dem wieder, woran wir innerlich festhalten: an den vermeintlich richtigen Lebens- und Erziehungsprinzipien, an starren Verhaltensregeln und an der Vielzahl unserer Illusionen.

Patañjali weist uns darauf hin, dass Avidya eigentlich etwas ganz Natürliches ist und so die Tatsache, dass unser Geist sich immer wieder in Illusionen verfängt, gewissermaßen auch in ihm selbst begründet liegt. Heute wissen wir auf der Grundlage der modernen Wahrnehmungsforschung, dass wir zwangsläufig immer alles durch die Brille unserer Prägungen erkennen und dass unser Gehirn funktionell überhaupt nicht in der Lage ist, zwischen Vorstellung, Einbildung und der Realität zu unterscheiden. Deswegen ist Avidya – die Verwechslung, die Täuschung, der Irrtum in der Wahrnehmung und Bewertung – auch niemals auszurotten.

Wir sollten bedenken, dass die Wirkweisen von Avidya in mancher Hinsicht durchaus auch nützlich sein können, denn sie dienen unserem Zusammenleben in komplexen Gesellschaften und sind deswegen auch nicht so ohne Weiteres zu verwerfen. Wir sollten dabei nur wissen und bedenken, dass wir unsere gesellschaftliche Ordnung auf Konzepten und Sichtweisen aufgebaut haben, die jederzeit veränderbar sind und damit keinen Anspruch auf alleinige Gültigkeit und ewiges Bestehen als »eherne Prinzipien« erheben können. Wenn wir uns dessen bewusst sind, können wir leichter Toleranz entwickeln und friedvoller im Umgang mit anderen Meinungen, Ansichten und Konzepten werden.

Und wir sollten achtsam sein und unsere Tendenz zu Verwechslung und irrtümlicher Wahrnehmung immer gut im Auge behalten. Wenn dieses Klesha nämlich unbeachtet wächst, dann gedeiht auf dessen Grund ungehemmt die Kraft, die unsere Wahrnehmung und unser Denken so weit verzerren kann, dass wir wieder von der Dynamik der Abwärtsspirale ergriffen werden.

Asmita – das falsche Verständnis von uns selbst

»Wenn wir das Wirken in unserem Geist mit der Quelle wirklichen Verstehens in uns verwechseln, so erliegen wir einem falschen Verständnis von uns selbst.« (2.6)

Das zweite Klesha ist Asmita, unser Konzept vom Ich, vom Ego. Es hat sehr viel mit dem vorangegangenen Klesha zu tun, denn auch hier geht es um ein falsches Verständnis. Das, was wir unser Ich, unser Ego oder unsere Persönlichkeit nennen, ist in der Regel das, womit wir uns auch identifizieren. Wir drücken das in vielerlei »Ich bin«-Botschaften aus: Ich zum Beispiel bin eine Frau, bin jemand mit heller Hautfarbe, bin Ehefrau, bin Yoga-Lehrerin, bin Akademikerin, bin neugierig, bin schnell von Begriff, bin redegewandt usw. Aus all diesen Komponenten setzt sich meine Persönlichkeit oder mein Charakter zusammen. Aber keine dieser Eigenschaften macht mein wahres Wesen aus.

Der Begriff »Persönlichkeit« kommt von dem lateinischen Verb *personare* = »durch etwas widerhallen« bzw. von *persona* = »Maske eines Schauspielers«. Tatsächlich können wir feststellen, dass wir die verschiedenen Aspekte unserer Persönlichkeit im Alltag wie Masken aufsetzen und benutzen: In meinem Falle heißt das, dass ich mal die Yoga-Lehrerin, mal die Expertin und Ausbilderin bin, und darüber hinaus bin ich aber auch in der Rolle der Ehefrau, der Mutter, der Tochter.

Wir spielen in unserem Beruf bestimmte Rollen, die sich von denen, die wir in unserem Privatleben spielen, in der Regel deutlich unterscheiden. Aber es sind alles Rollen! Und in diese Rollen schlüpfen wir meist unbewusst hinein und wieder heraus, aber sie stellen in keiner Weise den Kern unseres Wesens dar bzw. machen uns nicht im Wesentlichen aus. Denn jede dieser Rollen ist geprägt durch unsere Kultur und vor allem durch unsere Erziehung.

In der frühen Kindheit wissen wir noch nicht, was oder wer wir sind. Es sind die Erwachsenen – vor allem unsere Eltern –, die uns sagen, wie wir sind. Das verpacken sie in vielerlei »Du bist«-Botschaften wie: »Was bist du für ein hübsches / niedliches / liebes / artiges Mädchen!« oder »Was bist du nur für ein kluges / intelligentes Kind!« oder aber das Gegenteil: »Du bist zu dick / zu dünn / zu groß / zu klein« oder »Warum bist du nur so dumm / faul / ungeschickt?« und dergleichen mehr.

All das glauben wir als Kinder den Erwachsenen und formen dann daraus später unsere »Ich bin«-Botschaften. Kinder identifizieren sich mit dem, was andere über sie gesagt haben, und formen daraus ihren Charakter. Der Haken dabei ist allerdings, dass all das, was andere Menschen über uns sagen, ganz viel mit dem zu tun hat, was sie in uns sehen und wie sie uns gerne hätten (wie eine Mutter zum Beispiel ihr Kind gerne hätte). All diese Aussagen sind also im Grunde genommen nur Projektionen desjenigen, der sie denkt und ausspricht. Mit unserem wahren Wesen haben sie – bis auf das berühmte Körnchen Wahrheit – in der Realität überhaupt nichts zu tun. Das heißt, dass wir unser Ego und unsere Persönlichkeit auf Aussagen aufbauen, die viel mit demjenigen zu tun haben, der sie äußert, und nur wenig mit unserem wahren Sein!

Damit wird auch deutlich, dass unsere Ich-Identität im Grunde eine mentale oder psychische Konstruktion ist. Wir entwickeln auf der Grundlage all der Erlebnisse und Erfahrungen, an die wir uns erinnern und mit denen wir uns identifizieren, ein Konzept von uns selbst, und dies besteht aus all den Vorstellungen und Gefühlen darüber, wer wir sind, wie wir uns fühlen, wie wir uns verhalten und wie wir mit anderen Menschen umgehen.[65]

Wenn es sich bei unserer Persönlichkeit also um ein reines Konstrukt (= Konzept) handelt, dann müssen wir sie auch nicht mehr so verteidigen. Wir müssen nicht mehr so »charakterstark« (oft ein Synonym für unnachgiebig) sein oder der Welt zeigen, dass wir »eine starke Persönlichkeit« sind (also ein gut verfestigtes Ego haben). Wenn dieses Ego, mit dem wir uns immer identifiziert haben, eigentlich eine Illusion ist, dann können wir uns plötzlich erlauben, viel freier zu werden in dem, was wir denken, fühlen und vor allem auch in unserem Verhalten. Wenn uns das bewusst wird, müssen wir unseren Charakter, unsere Persönlichkeit und unser Ego nicht mehr so zwanghaft ernst nehmen. Wir können dann nicht mehr »das Gesicht – also die Maske – verlieren«, wir müssen nicht mehr vorgeben zu sein, was wir nicht innerlich fühlen und als richtig erachten.

Wenn wir uns diese Sichtweise zu eigen machen, dann können wir auch wirklich erkennen und spüren, dass eine Depression nicht unser innerstes Wesen berührt und es auch nicht verändert.

Wenn wir wissen, dass das Ego mit allen seinen Prägungen und aktuellen Befindlichkeiten uns nicht wirklich ausmacht, dann erwächst daraus innere Freiheit und vor allem langfristig Authentizität! Unser inneres – wahres – Wesen bekommt Raum, um sichtbar zu werden, und muss sich nicht hinter einem Charakter verstecken, sondern kann mit dem Strom des Lebens schwimmen; es kann sich anpassen und sich selbst treu bleiben!

Raga – drängendes Verlangen

»Drängendes Verlangen (Raga) entsteht aus einer freudvollen Erfahrung« (2.7), schreibt Patañjali zum dritten Klesha, und gemeint damit ist die Gier, das Habenwollen oder das Verlangen.

Er bezieht sich damit auf einen Mechanismus, der uns allen zur Genüge bekannt ist. Jeder von uns kennt das Verlangen danach, etwas Bestimmtes besitzen zu wollen; das kann das Stück Kuchen am Nachmittag sein, ein bestimmtes Paar Schuhe, oder es kann auch ein Mensch sein, nach dem man »sich verzehrt« (Wie verräterisch doch manchmal unsere Sprache ist!). Das ist vollkommen normal, solange wir auf das, was wir haben wollen, nicht projizieren, dass nur das Erlangen des Ersehnten uns glücklich machen kann. In diesem Denken, in dieser Projektion, ist die Enttäuschung schon vorprogrammiert. Nicht nur das Yoga-Sutra weist darauf hin, dass solche fälschlichen Glückszuschreibungen immer in unserem Mangelbewusstsein gründen. Wir empfinden einen Mangel und tun oft genug alles, um diesen (vermeintlich) zu beheben, auch wenn unsere Lebenserfahrung uns doch eigentlich lehren sollte, dass jeder erfüllte Wunsch unweigerlich einen neuen gebiert. Und jeder Blick in die Welt lehrt uns, wie aus ungezügeltem Verlangen zerstörerische Gier werden kann.

Wenn wir deprimiert sind, verändert sich die Dynamik jedoch dramatisch. Besonders in der Talsohle einer Depression haben wir oft das Gefühl, sogar zu müde zu sein, uns etwas zu wünschen oder etwas zu begehren. Das ist der andere Pol: Beherrscht von Gier, verlieren wir uns selbst – ganz ohne jede Begierde jedoch kann das Leben nicht weitergehen.

In der Lähmung einer Depression wollen wir uns oft nicht einmal mehr bewegen. Viele mögen nichts mehr essen. Sie möchten nicht sprechen und nicht mehr unter Menschen gehen. Oft wünschen wir uns dann nur noch, dass man uns in Ruhe lässt.

Ich persönlich wünsche mir dann immer so etwas wie ein sicheres Mauseloch, in das ich mich verkriechen und in dem ich mich dann gewissermaßen *auflösen* kann. Das kann zum Beispiel passieren, wenn ich es mit mir selber nicht mehr aushalte und ich mich schäme, weil es mir (trotz so langer Yoga-Erfahrung) so schlecht geht.

In der Stille des Mit-mir-Seins spüre ich dann aber doch auch wieder den Wunsch, mich aus diesem Mauseloch wieder herauszutrauen oder – noch besser – dass sich jemand die Mühe macht, mich hervorzulocken … Ganz tief drinnen möchte ich eigentlich doch nicht allein sein, sondern hoffe darauf, in meiner Not gesehen und getröstet zu werden. Ist gerade niemand da, wachsen Verzweiflung und Mutlosigkeit, die wiederum dazu führen, dass ich mich noch mehr verkriechen möchte.

Dvesha – Abneigungen und Vermeidungsstrategien

»Unbegründete Abneigungen sind gewöhnlich das Ergebnis leidvoller Erfahrungen.« (2.8)

Und bei diesem Klesha wird auch deutlich, dass das Verlangen nach etwas immer Hand in Hand geht mit der Ablehnung von etwas anderem. Immer, wenn ich nach etwas verlange, will ich etwas anderes nicht. Immer, wenn ich etwas nicht will, es ablehne, dann will ich gleichzeitig etwas anderes.

Wenn ich mich selbst ablehne, weil ich mich (so mein Denken) wieder einmal von einer Depression habe ergreifen lassen, dann möchte ich, dass ich mich anders fühle bzw. anders bin. Dann kann ich mich nicht annehmen, kann nicht in Frieden sein mit mir, und habe Mühe zu akzeptieren, dass ich mein Leben lang gefährdet war und es immer noch bin, depressive Episoden zu erleben – warum auch immer.

Abhinivesha – tief sitzende Unsicherheit und Angst

»Tief sitzende Unsicherheit ist ein angeborenes Angstgefühl vor der Zukunft. Es wohnt jedem Menschen inne, selbst dem Weisen.« (2.9)

Auch dieses fünfte der Kleshas beschreibt etwas, was wir intensiv vermeiden wollen. Es ist die tief sitzende Unsicherheit, die Angst (Abhinivesha). Wenn wir uns tief in uns selbst unsicher fühlen, gibt es in unserem Leben unzählige Situationen, die wir vermeiden möchten, zum Beispiel vor anderen zu sprechen, zu sagen, was uns wirklich wichtig ist oder was wir uns von anderen wünschen, oder auch einmal laut und deutlich NEIN zu sagen. Noch viel tiefer als die Unsicherheit sitzt die Angst. Sie äußert sich im Alltag so, dass wir Angst vor bestimmten Dingen haben: vor der nächsten depressiven Episode, davor, unser Leben nicht richtig in den Griff zu kriegen, vor Krankheit, Vergänglichkeit und der damit verbundenen Hilflosigkeit. Es gibt aber auch Ängste, die uns ganz in der Tiefe erschüttern. In der Regel sind es ganz alte und zumeist auch unbewusste Ängste: die Angst, nicht liebenswert zu sein, nicht richtig zu sein, so wie man ist, die Angst, nicht dazuzugehören und – die allermächtigste Angst – *nicht lebenswert zu sein.*

Diese tiefen »Wurzelängste« sind der eigentliche Nährboden dafür, dass depressive Episoden immer wieder aufkeimen können. Sie treiben sich selbst an, bringen sich selbst in Fluss und speisen sich tief aus unserem Inneren. So wird es möglich, dass wir sogar dann Angst empfinden, wenn kein äußerer Reiz da ist.

Unsicherheit und Angst entfalten ihre Wirkkräfte vor allem dann, wenn uns irgendetwas schwächt: eine Krankheit, Schmerzen, der Verlust eines uns nahestehenden Menschen, der Verlust unseres Arbeitsplatzes, eine unerwartete, kaum zu bewältigende Steuernachzahlung, schweres Mobbing und dergleichen mehr. Wenn wir uns nicht wohlfühlen, Sorgen und Ängste haben, dann verändert sich plötzlich der innere Dialog, den wir ständig mit uns führen. Die wieder erwachten uralten Ängste unserer Kindheit färben ihn plötzlich destruktiv, sodass wir uns Sätze sagen wie: »Das schaffe ich niemals!«, »Ich wusste ja schon immer, dass ich unfähig bin!«, »Es ist doch sowieso allen egal, wie es mir geht!«, »Keiner liebt mich« und, gewissermaßen als Höhepunkt des depressiven Dialogs: »Ich bin sowieso nur eine Last! Am besten ist es, wenn ich mich auflöse und verschwinde!«

Jede dieser Aussagen zeigt, dass uns das Vertrauen in uns selbst und in das Leben an sich – also das *Urvertrauen* – verloren gegangen ist. Und sie machen deutlich, dass wir auch sonst nicht sehr tief in diesem grundsätzlichen Gefühl des Vertrauens gegründet sind, sondern in unseren Beziehungen und im Beruf eher nur so tun als ob. Deswegen reichen oft auch Kleinigkeiten – ein Blick, den wir als abwertend empfinden, ein unwissentliches Nicht-beachtet-Werden –, um uns zu kränken und zu verletzen. Die ewige Angst, die Scham, nicht genug zu sein, öffnet solchen Gefühlen Tür und Tor. Sie verursachen so viel Not, machen uns innerlich so eng und unbehaglich, dass unser Nervensystem und Gehirn gänzlich auf Stress umschalten. Sobald uns der Stress so richtig im Griff hat, wird unser Geist erst recht so unruhig und unklar, dass wir noch nicht einmal bemerken, dass unser Denken verzerrt ist. Und so kann sich die nächste depressive Episode nicht nur anbahnen, sondern sich auch etablieren und zu einer mittelschweren bis schweren Depression anwachsen.

Damit dieser Kreislauf durchbrochen werden kann, bietet Patañjali im Yoga-Sutra einen Weg *(Sadhana)* an, der uns, vermittelt durch eine methodische und angemessene Übungspraxis, wegführt von unseren unheilsamen Denkmustern und Gewohnheiten. Es ist der *Achtgliedrige Yoga(-Weg) – der Ashtanga-Yoga.* Bevor wir uns jedoch aufmachen, die alten, Leid erzeugenden Muster hinter uns zu lassen, gibt uns das Yoga-Sutra noch einige wichtige Tipps, wie wir eine günstige und auch wirklich nachhaltige Praxis gestalten können, die auch heutigen neurowissenschaftlichen Erkenntnissen in jeder Beziehung standhalten.

Die Prinzipien des Handelns – Kriya-Yoga

»Mit Bereitschaft zum Verzicht leidenschaftlich handeln, dabei durch Rücksicht auf die eigenen Kräfte und Grenzen über sich selbst zu lernen und dem Unvorhersehbaren gegenüber offen zu sein, das wird *Kriya-Yoga* genannt« (2.1)[66], heißt es zu Beginn des Praxiskapitels im Yoga-Sutra.

Der Begriff *Kriya* meint ein Handeln, das zur Klärung und Reinigung beiträgt. Das geschieht dadurch, dass wir spüren, dass es jetzt an der Zeit ist, etwas zu ändern, und wir uns aus tiefstem Herzen entschließen, diese Veränderungen einzuleiten.

Diese innere Einstellung wird im Yoga-Sutra *Tapas* genannt, was so viel bedeutet wie »Verzicht«, aber auch »innere Glut, Begeisterung bzw. Leidenschaft«. Diese erste Qualität gibt uns die Kraft, unseren Einsichten Taten folgen zu lassen und uns – getragen von der inneren Glut – nicht so schnell entmutigen zu lassen, wenn sich die erhofften Veränderungen nicht sofort einstellen. Warum das in der Regel der Fall ist und wie wir unseren

Denkgewohnheiten und Handlungsroutinen begegnen können, werden wir noch genauer betrachten.

Die zweite Qualität, die unser Handeln durchziehen soll, besteht darin, im Prozess des Handelns – und des Sich-Wandelns – eine innere Haltung der Offenheit zu kultivieren, die es uns erlaubt, etwas über uns selbst zu lernen. Sie wird *Svadhyaya* genannt, was »Selbststudium« bedeutet. Nur wenn wir uns selbst mit echtem Interesse zuschauen dabei, wie wir unser Denken, Fühlen und Handeln gestalten, werden wir erkennen können, nach welchen Prägungen und Mustern wir gemeinhin funktionieren und wo uns das hinführt. Das Selbststudium ermöglicht uns außerdem, zu erforschen, was uns in unserem Leben wirklich wichtig ist und wofür wir unsere – durch die Depression vielleicht sehr reduzierte – Energie einsetzen wollen. Im Selbststudium können wir einerseits Verständnis und Mitgefühl für unser Gewordensein entwickeln und andererseits aber auch mit Einfühlungsvermögen erforschen, welche Veränderungen wir nun in Angriff nehmen sollen, um für uns selbst in aller Fürsorge ein Leben zu gestalten, in dem wir uns wohl und zu Hause fühlen.

Die dritte Qualität ist die Hingabe an ein höheres Prinzip. Es wird im Yoga *Ishvara Pranidhana* genannt. *Ishvara* ist die Bezeichnung für das, was jeder Mensch ganz für sich persönlich als das Absolute erfährt; in bestimmten Fällen ist damit also auch Gott gemeint. Das Leben zeigt uns immer wieder, wie es geschehen kann, dass unsere Pläne nicht aufgehen – und manchmal sind wir Jahre später sogar froh darüber. Es scheint also eine Weisheit zu geben, die von einer ganz anderen – weiteren und umfassenderen – Perspektive aus für uns entscheidet. »Der Mensch denkt und Gott lenkt«, sagt der Volksmund und unterstellt dieser Lenkung immer die besten Absichten. Sich mit dieser Ansicht vertraut zu machen, das ist außerordentlich sinnvoll, denn sie hat das Potenzial, uns von unserem verhängnisvollen Machbarkeitswahn zu erlösen.

Im Prozess der Wandlung, der von unserer Yoga-Praxis angestoßen wird, werden wir naturgemäß auch immer wieder Rückschläge erfahren und Fehler machen, denn diese gehören nun einmal zu jedem Lernprozess dazu. Aus diesem Grund übersetzte T. K. V. Desikachar, der ein äußerst erfahrener Yoga-Lehrer und Yoga-Therapeut war, Ishvara Pranidhana mit »Akzeptanz unserer Grenzen« und erklärt, dass unsere innere Einstellung hinsichtlich unserer Übungspraxis so beschaffen sein sollte, dass sie uns hilft zu verstehen, dass »die Ergebnisse unseres Übens letztlich nicht in unserer Hand liegen«.[67]

Das Konzept von Ishvara Pranidhana lädt uns ein, entspannt auf die Yoga-Matte zu gehen und uns nicht auch dort noch Leistung und »Performance« abzuverlangen. Wenn in unserer Yoga-Praxis »der Weg das Ziel ist« (Konfuzius), dann bietet uns diese Praxis einen Ort, an dem wir uns wirklich näherkommen und uns mit uns selbst vertraut machen können. Das kann bedeuten, dass wir uns an manchen Tagen in der Talsohle einer depressiven Episode vielleicht einfach nur auf die Yoga-Matte schleppen, anstatt im Bett oder auf dem Sofa zu bleiben. Vielleicht legen wir uns hin, stellen die Füße vor dem Becken auf und wiegen das Becken etwas hin und her, weil das dem Rücken immer so guttut. Vielleicht legen wir uns in der Rückenlage die Hände auf den Bauch und spüren unseren Atem – und lassen geschehen, was geschehen will. So kann die Yoga-Matte zu einem Ort vieler angenehmer Erfahrungen werden.

Diese drei hier beschriebenen Qualitäten des Kriya-Yoga – des Yoga-Wegs der klärenden, reinigenden und heilsamen Handlungen – gehören zusammen wie Körper, Atem und Geist. Sie sind in sich in sinnvollster Weise ausgewogen, denn zwischen die beiden Pole von intensiver Bemühung, die wir im Körper erfahren (Tapas), und der Hingabe, die wir auf der Gefühlsebene erfahren (Ishvara Pranidhana), hat Patañjali die Selbsterforschung

(Svadhyaya) gestellt. Sie ist dem Atem verbunden, denn er ist ein unbestechlicher und verlässlicher Spiegel dafür, ob wir uns in einer uns aktuell angemessenen Weise fordern oder zurücknehmen.

Eine gute Übungspraxis lädt uns immer wieder ein, die drei Qualitäten des Kriya-Yoga in der geschützten und stressfreien Atmosphäre auf unserer Yoga-Matte zu bedenken und einzuüben. Wir üben sie ein, damit sie uns auch im Alltag zur Verfügung stehen, als Grundprinzipien unseres Handelns, worum auch immer es gehen mag.

Die Balance zwischen Bemühen und Loslassen – Abhyasa und Vairagya

Patañjali schenkt uns in seinem Yoga-Sutra noch ein anderes wundervolles stressreduzierendes Konzept, indem er zwei weitere Arbeitsbegriffe einführt: beharrliches, stetiges Üben (Abhyasa) und Gleichmut, Gelassenheit, Loslassen-Können (Vairagya).[68]

Das Konzept von Abhyasa lädt uns zunächst ein, alles, was wir machen, immer wieder so anzugehen, als sei es das erste Mal. Wenn wir uns darin üben, frisch und unbelastet auf etwas zuzugehen bzw. etwas anzupacken, dann sind wir ganz natürlich gegenwärtig und ganz im Jetzt. Eine solche Einstellung erlaubt uns, eine *Gegenströmung* zu alldem zu erschaffen, was uns belastet und beschwert – und das kann in einer Depression ja fast alles sein.

Mit der Qualität Abhyasa ist außerdem gemeint, an dem, was wir erreichen oder verändern wollen, dranzubleiben, egal, wie schnell oder wie gut es gerade gelingt. Das bedeutet aber auch, zunächst herauszufinden, was aktuell eine passende Anstrengung für uns darstellt; und damit hilft Abhyasa dabei, uns von allzu starren (inneren) Maßgaben und Normen zu lösen. *Die Fähigkeit, sich davon zu lösen,* leitet auch gleich über zur zweiten Qualität, zu Vairagya (wörtlich: frei von Gier). Wenn wir in der Lage sind, unsere Ambitionen und Anforderungen auch mal loszulassen, dann werden wir überhaupt erst frei dafür, das zu honorieren, was wir alles schaffen und was uns alles gelingt!

Vairagya meint auch, dass wir uns nicht von äußeren Faktoren aufregen lassen, sondern versuchen, von ihnen unberührt und unbeeinflusst zu bleiben. Diese Entscheidung, sich nicht beeinflussen bzw. nicht ablenken zu lassen, ist eine ganz wichtige Qualität, denn sie ist die Grundlage dafür, dass wir uns konzentrieren können. Patañjali hat erkannt, dass wir erst die Wirkweisen der äußeren Erregungen reduzieren müssen und dass dies *einer bewussten Entscheidung* bedarf, uns davon nicht vereinnahmen zu lassen, bevor es möglich wird, auch die innere Erregung zu vermindern.

Vairagya lädt uns damit ein, in unserem Bemühen zu Gleichmut und Gelassenheit zu finden. Ein Satz, der mir dabei immer besonders gut hilft, drückt dies folgendermaßen aus: »Ich tue, was ich kann, so gut ich es jetzt gerade kann – und das ist gut so!« Er hilft, dass ich mich von dem Druck befreie, nicht genug zu tun, mich nicht genügend anzustrengen – kurz: nicht gut genug zu sein! Diese Botschaften mischen sich sonst ungefragt, aber machtvoll in meinen inneren Dialog (eigentlich eher ein Monolog), in dem etwas mir unablässig ins Ohr zu raunen scheint: »Du kannst nichts!«, »Du taugst nichts!«, »Das wird sowieso nichts« und dergleichen mehr.

Patañjali thematisiert auch, wann es sinnvoll ist, all diese Handlungsqualitäten einzuüben, damit unsere Wandlung gelingen kann. Er rät uns, dass wir immer dann, wenn es uns gut geht –

also zwischen den depressiven Episoden –, den Umgang mit unseren Hindernissen und inneren Störkräften einüben und damit allmählich stabiler werdende neuronale Netzwerke anlegen. Konkret heißt das, ein großes Maß an Achtsamkeit zu entfalten für all die kleinen, banalen inneren Störfaktoren, die uns im Alltag irritieren, und so zu lernen, sie als solche zu erkennen und zu benennen. Das bedeutet, dass ich mir zum Beispiel dann, wenn ich merke, dass ich beginne, mich aufzuregen, sage: »Da ist Aufregung« (oder wie auch immer ich das gerade nennen möchte). Und dann kann ich, so weit es die Umstände erlauben, erspüren, was da wirklich los ist. Dabei merke ich oft, dass mich einfach ein altes Muster oder eine alte Denk- und/oder Fühlgewohnheit ergriffen hat. Ich erkenne: »Aha, da ist Unsicherheit!«, oder: »Ich will etwas nicht«, oder was mich aktuell auch immer bewegt.

Diese Benennung führt langfristig dazu, dass wir zuerst nach und nach die Identifikation mit den Erfahrungen und den damit verbundenen Empfindungen und Bewertungen lockern und irgendwann vielleicht sogar ganz lösen können (siehe dazu die Achtsamkeitsmeditation in Kapitel 4). Besonders die Beschäftigung mit dem Konzept von Vairagya kann uns helfen zu lernen, dem, was geschieht, nicht immer so viel Bedeutung beizumessen und die Ereignisse nicht immer so persönlich zu nehmen. Deswegen ist Vairagya eine der wichtigsten Qualitäten, die wir auf dem Yoga-Weg erlernen können.

Ich persönlich habe dadurch gelernt, zu verstehen, dass alles, was ich erfahre, immer unweigerlich dem Wandel unterworfen ist. Das bedeutet ganz konkret bezogen auf das Erleiden einer depressiven Episode, dass ich weiß, dass sie kommt – bleibt – und vergehen wird.[69] Das heißt, dass die Depression, die mich ergriffen hat, mich nach einer gewissen Weile wieder loslassen wird. Als ich mir dieser Tatsache wirklich (!) bewusst wurde, formte sich in mir der Satz:

»Auch das geht vorbei!« Ich empfinde ihn weniger als einen

Ausdruck meiner Hoffnung (die in der Erfahrung der Depression ja eher auf der Strecke bleibt) als vielmehr als eine Tatsache. Wenn ich die Depression als eine Kraft verstehe, die zwar in meinem Inneren entsteht, mich doch aber – in meinem Empfinden – von außen ergreift, dann kann mir das Einüben von Vairagya helfen, den Ort in mir zu suchen, der davon unberührt zu bleiben vermag (entsprechende Meditationen dafür finden sich in Kapitel 4). Es ist der Teil in mir, der wie ein Beobachter oder ein Zeuge wahrnimmt, was mir da gerade geschieht.

Das Konzept des Zeugen

Patañjali definiert den Zustand des Yoga dadurch, dass sich unsere alltägliche Sichtweise radikal verändert. Wie wir bisher gesehen haben, ist unser Erkennen fast immer beeinflusst von unseren Prägungen, also der Art und Weise, wie wir wahrzunehmen gelernt haben und wie man uns beigebracht hat, das Wahrgenommene zu benennen, es einzuordnen und zu bewerten.

Lange dachte man, dass es in unserem Gehirn eine Instanz gäbe, die gewissermaßen von einer erhöhten Position aus mehr Überblick und Durchblick auf das Äußere und auf unser inneres Geschehen hätte. Doch obwohl wir diese Instanz in uns sehr konkret als ein Zeugenbewusstsein erfahren, mit dem wir uns selber ständig beim Denken, Empfinden und Fühlen, beim Erinnern und Planen zuschauen – oder etwas anders gesagt: uns selbst dabei zuschauen, wie wir leben und wie wir uns dabei fühlen –, ließ sich nirgendwo im Gehirn dafür eine Repräsentanz finden.

Dennoch gibt es in unserem Geist eine Ebene, die in der Lage ist, eine solche Sichtweise zu entwickeln: die Metaebene. *Meta* bezeichnet einen Standpunkt, an dem sich der Beobachtende *oberhalb* oder hinter dem Geschehen befindet. Das ermöglicht, dass er das Geschehen überblickt bzw. es durchblickt.

»Ich kann lernen, das Drama meines Lebens vom Standpunkt des Beobachters heraus zu erfahren«, erklärt Eberhard Bärr, ein erfahrener Vermittler der Yoga-Philosophie. »Dadurch bin ich involviert – und doch auch nicht. Als Beobachter kann ich dem Drama einen bestimmten Stellenwert geben, der es da sein lässt, jedoch ohne dass etwas mich zwingt, mich damit zu identifizieren. Das erlaubt mir, Freude und Leid des Lebens als Ausdruck der Fülle des Daseins zu erfahren. Erst meine Absicht – mich zu freuen bzw. zu leiden – verwandelt meinen Bezug zu dem, was ist.«[70]

Es ist der innere Abstand, den uns die Metaebene schenkt, der es uns ermöglicht, überhaupt zu entscheiden, wie wir eine Situation, eine Empfindung oder einen Gedanken bewerten und wie wir damit auf angemessene Weise umgehen wollen.

Für diese Funktionen der Selbstreflexion, des Abwägens verschiedener Handlungsoptionen und der Handlungsplanung ist unser Stirnhirn (präfrontaler Cortex) zuständig. Hier ist der Ort, an dem wir alles, was uns betrifft, bedenken und überdenken können (und damit ist allerdings nicht das Grübeln gemeint!). Dort reflektieren wir unsere Absichten, und dort – im Stirnhirn – entscheiden wir auch mithilfe unseres Selbstmitgefühls, aber auch unserer Selbstachtung, inwieweit wir uns auf unsere eigenen Dramen einlassen wollen und einlassen sollten.

Wenn wir die Instanz des inneren Beobachters bzw. unser Zeugenbewusstsein schulen, dann erwächst uns daraus nach und nach eine große Selbstkompetenz. Durch diese sind wir in der Lage, der erworbenen Hilflosigkeit, in der wir uns als Opfer des Geschehens erfahren, eine heilsame Gegenströmung entgegenzusetzen.

Das kann so weit gehen, dass wir spüren und erkennen, dass sich eine Depression anbahnt; und vielleicht wissen wir dann auch, dass wir ihr gerade nicht wirklich etwas entgegensetzen können oder wollen. Anstatt von ihr völlig ergriffen zu werden, erfahren wir gewissermaßen *offenen Auges,* was uns geschieht. Im Zeugenbewusstsein werden wir dann wahrscheinlich nicht nur den leidvollen Zustand dieser Depression erfahren, sondern auch, dass es ein Zustand von großer Tiefe und Wahrhaftigkeit ist. Vielleicht werden wir uns dann sogar auch manchmal dafür entscheiden, uns ganz einzulassen auf diesen Zustand, um ihn achtsam und bewusst zu erleben. Indem wir ihm auf den Grund – also bis hinunter zur Talsohle eines solchen »dunklen Tals der Seele« gehen –, können wir etwas über unsere inneren Triebkräfte lernen. Und wir sollten dabei eines immer bedenken: »Trauer, Verlust und Leid, ja selbst Depressionen und spirituelle Krisen – die dunklen Nächte der Seele – verschlimmern sich nur, wenn wir versuchen, sie zu ignorieren, zu leugnen oder zu vermeiden. Die Reise zur Heilung beginnt, wenn wir solchen Dingen ins Auge blicken und lernen, damit umzugehen. Sobald wir aufhören, gegen unsere Schwierigkeiten zu kämpfen, und die Kraft aufbringen, unseren Problemen und Dämonen direkt entgegenzutreten, stellen wir oft fest, dass wir daraus stärker, demütiger und stabiler hervorgehen.«[71]

Auch ich merkte an mir, dass dann, wenn ich in der Lage war, meinen Dämonen Nahrung zu geben[72], ich meist noch lange Zeit nach dem Abklingen der Depression viel offener, einfühlsamer, empathischer, verständnisvoller, achtsamer und dankbarer war, und zwar sowohl mit meinen Mitmenschen als auch mit mir selbst.

Daraus konnte sich allmählich eine innere Einstellung zu mir selbst entwickeln, die nicht mehr geprägt ist von dem Gefühl der Minderwertigkeit und der Ablehnung meiner selbst, sondern vielmehr von Verständnis, Selbstmitgefühl und sogar von Respekt. Ich habe Respekt vor mir, weil ich es geschafft habe, mich für das Wissen in mir zu öffnen, dass die niederschmetternde Erfahrung des Leids, welches sich jetzt gerade in Form meiner Depression zeigt, zum Leben dazugehört, und dass ich diese Krise überleben werde. Denn »es weiß lange, bevor wir es wissen, dass das Ende unseres Leidens dann beginnt, wenn wir diesem Leiden ins Auge blicken, um seine Wahrheit und heilende Weisheit anzunehmen«[73], so Jack Kornfield

Um dieses Wissen zu finden, brauchen wir die Stille. Ja, in der Stille werden wir merken, in welche Verzerrungen unser Denken sich verstrickt hat! Und ja, es ist oft extrem unangenehm, es mit sich selbst auszuhalten, wenn unser Denken und Fühlen durch die Depression so vernebelt und destruktiv ist. Aber wenn wir lernen, ganz tief in uns hineinzulauschen, dann werden wir allmählich erkennen, dass all dieses Gejammer und Geklage nur eine obere Schicht bildet, die manchmal zugegebenermaßen ganz schön dick und solide erscheint. Darunter ist aber ein Ort der Ruhe und des Friedens zu finden. Es ist, als wenn wir in einem stürmischen, aufgewühlten Meer tauchen, und wenn wir nur 10 bis 15 Meter tief gehen und uns dort auf den Grund setzen, dann sehen wir, wie über uns die Wellen brechen und die Strömungen alles mit sich reißen. Ich weiß aus meiner eigenen Erfahrung beim Tauchen, dass es am Grund des Meeres jedoch weitgehend still ist und von den heftigen Bewegungen nur noch ein sanftes Geschaukel zu spüren ist. Wenn wir diesen Grund in uns finden, dann können wir zum Beobachter all der Gefühls- und Gedankenstürme werden, in denen wir (fast) zu ertrinken drohten.

Ich habe dieses Bild des inneren Beobachters, das ich in einem Buch des Psychologen Daniel Siegel gefunden habe, sofort verstanden, und es funktioniert für mich – wenn mein vernebeltes Gehirn Zugang zu ihm findet – sehr zuverlässig. Vielleicht ist ein anderes Bild für Sie hilfreicher. Ganz wichtig ist es jedoch meiner Ansicht nach, dass der Beobachter in uns einen Ort findet, einen geschützten, sicheren inneren Raum, an dem wir uns mit ihm verbinden können, um zu seiner Sichtweise zu finden – zu einer Perspektive der Gelassenheit und des Gleichmuts.

Dem Geist eine heilsame Ausrichtung geben – Bhavana

Bhavana heißt wörtlich »eine überzeugte, einheitsfördernde innere Einstellung, ein heilsames inneres Bild«. Bhavana wird im Yoga-Sutra dort erläutert, wo es um Strategien geht, mit unseren inneren Hindernissen umzugehen. Dabei wird klar, dass wir ganz oft unbewusst innere Bilder und Einstellungen im Geist gespeichert haben, die bewirken, dass wir unsere Absichten und Bemühungen sabotieren, zum Beispiel, wenn wir uns sagen: »Ich kann das nicht!«, »Ich schaffe das nicht!«, »Ich verdiene es nicht!« Diese inneren Einstellungen bedienen unsere Zweifel und bewirken, dass wir uns nicht ernsthaft genug bemühen, dass wir das Vertrauen verlieren, dass wir unbeständig in unserem Tun sind und zulassen, dass unsere Energien immer wieder abgelenkt werden. Je mehr wir uns mit unseren Bewertungen und Beurteilungen (oft ja eher Verurteilungen) selbst das Wasser abgraben, desto mehr bereiten wir uns selbst (wieder einmal) einen fruchtbaren Boden, in dem die dunklen Kräfte der Depression gedeihen können. Sie gleichen dann einem Unkraut, das alles umschlingt und erstickt, was in uns dem Licht entgegenstreben will.

Wenn wir diesen inneren Hindernissen etwas entgegensetzen wollen, ist es sinnvoll, dass wir diese ungünstigen inneren Bilder und Haltungen mit günstigen und förderlichen Inhalten überlagern. Besonders geeignet dazu sind die »vier erhabenen Geistesqualitäten«: Freundlichkeit *(Maitri)*, Mitgefühl *(Karuna)*, Ermutigung *(Mudita)* und Nachsicht *(Upeksha)*. Sie stammen eigentlich aus den Lehren des Buddhismus, wurden von Patañjali aber in sein Yoga-Sutra übernommen. Um uns nachhaltig mental umzustimmen und innerlich in eine heilsame Richtung auszurichten, empfiehlt Patañjali, dass wir alle vier Geisteshaltungen bewusst über einen langen Zeitraum einüben und dann immer weiter kultivieren.

Die vier erhabenen Geistesqualitäten

- Maitri ist eine freundliche, gütige, zugewandte und liebevolle Haltung gegenüber sich selbst und allen Menschen.
- Karuna ist das Entfalten von Mitgefühl und Empathie für das eigene Gewordensein und das der Mitmenschen. Es ist die Entfaltung und Verfeinerung von Einfühlungsvermögen.
- Mudita ist die Begeisterungsfähigkeit dafür, wenn wir uns selbst und wenn andere sich in eine günstige und förderliche Richtung entwickeln.
- Upeksha ist die Fähigkeit, in diesem Prozess mit sich selbst und anderen geduldig zu bleiben und den eigenen Fehlern und Rückfällen gegenüber nachsichtig und verständnisvoll zu sein. Eine sehr hilfreiche moderne Übersetzung dafür ist »Fehlerfreundlichkeit«[74].

Wenn wir beginnen, uns auf diese vier Geisteshaltungen hin auszurichten, dann wird sich unser Geist mit der Zeit spürbar verändern. Forschungen konnten zeigen, dass Probanden nach und nach weniger irritiert, unruhig oder sogar verstört waren, wenn es ihnen gelang, die vier erhabenen Geistesqualitäten in ihrem Geist – und damit im Gehirn – zu verwurzeln.

Wenn uns diese inneren Einstellungen fehlen, haben unsere alten Muster keine Gegenspieler, die auf der emotionalen Ebene wirksam werden können. Sind uns diese *Herzensqualitäten* nicht bewusst oder sind sie nicht genügend entwickelt, dann sind wir eher streng statt gütig mit uns; dann bedrängen wir uns mit unseren Erwartungen und Perfektionsansprüchen, anstatt mitfühlend zu sein; dann machen wir uns selbst klein und trauen uns nichts zu, anstatt uns zu ermutigen; und dann erwarten wir fordernd und ungeduldig, dass es uns doch endlich wieder gut gehen solle und wir wieder die Kraft finden, um uns anständig zusammenzunehmen, anstatt verständnisvoll und geduldig mit uns zu sein. Ein Geist ohne die Kultivierung der vier erhabenen Qualitäten wird dominiert von unserem inneren Kritiker, der ständig etwas zu bemäkeln hat und dem wir im Grunde niemals gut genug sind bei dem, was wir tun.

Das Erkennen und Loslassen dieser vielfältigen Ansprüche an uns selbst (und an andere) hilft uns, entspannter mit uns selbst umzugehen. Dann erkennen wir, dass *Yoga Sadhana* (wörtlich: der Übungsweg) für uns da ist, um ihn Schritt für Schritt zu gehen und das zu tun, was wir tun können, und zwar so gut, wie es jetzt gerade möglich ist.

Sobald wir beginnen, diese Sichtweise zu kultivieren, wird unser Geist zu einem angenehmen Ort, an dem wir uns gerne aufhalten *(Citta prasadana)* werden. Wenn wir lernen, uns unseren *Verstand zum Freund zu machen,* dann können wir ihn auch als ein wertvolles Werkzeug einsetzen und seine Fähigkeit, zu planen und Strategien zu entwickeln, nutzen, damit er uns unterstützt.

Mit dem eigenen Geist als Freund werden wir erkennen, dass wir Güte, Mitgefühl, Mitfreude und Fehlerfreundlichkeit zuallererst uns selbst zugutekommen lassen müssen, damit Denken und Fühlen wieder klar werden können. In dieser Klarheit erkennen wir, dass wir nur dann, wenn wir uns uns selbst wohlwollend und wertschätzend zuwenden, einen Weg aus der inneren Anspannung finden können, die entsteht, wenn wir uns ständig mit unseren eigenen Ansprüchen stressen.

Daraus entsteht Selbstmitgefühl *(Self-Compassion)*, das uns ermöglicht, endlich freundlich zu uns selbst zu sein und unser Leid und unseren Schmerz wohlwollend anzunehmen, anstatt beides zu bekämpfen.

Selbstmitgefühl entfalten – in sich selbst Halt und Trost finden

Gerade weil wir meist durch unsere Erziehung sehr weit davon entfernt sind, für uns selbst Mitgefühl entwickeln zu können, wurde dem Selbstmitgefühl im Rahmen der Forschungen zu Achtsamkeit und Mitgefühl mehr Beachtung geschenkt. Pionier und Experte dieser neuen Therapieform ist Christopher Germer, der sich als klinischer Psychologe auf die Verbindung von Achtsamkeit und Psychotherapie spezialisiert hat. Er arbeitet in privater Praxis und als Lehrbeauftragter für Psychologie an der Harvard Medical School in Cambridge. Gerade wenn es uns nicht gut geht, haben wir – als »Produkte« unserer Leistungsgesellschaft – eine Tendenz, uns selbst mit Selbstverurteilung, Strenge und Unnachgiebigkeit zu begegnen. Wir empfinden unser Unwohlsein, unsere Traurigkeit, Verzweiflung und sogar unsere Depressionen als Schwäche und Versagen und nehmen es uns oft genug persönlich übel, nichts tun zu können, um möglichst bald wieder fit und leistungsfähig zu sein. Die Forschungen zeigten, dass geringes Selbstmitgefühl und eine ausgeprägte feindselige Selbstverurteilung sehr oft mit schwerer Depression und mit schlechteren Verläufen bei psychischen Störungen einhergehen, weil Feindseligkeit in Bezug auf sich selbst eines der wirksamsten – und schmerzhaftesten – Selbstsabotage-Programme ist, die wir entwickeln können.

In den Trainingsprogrammen von Kristin Neff, Professorin für Psychologie und Persönlichkeitsentwicklung an der University of Texas in Austin, zeigte sich, dass dagegen ein gut entwickeltes Selbstmitgefühl durchweg mit besserer körperlicher und psychischer Gesundheit und mit zufriedenstellenderen

Beziehungen einhergeht. Ihre Studien konnten belegen, dass wir uns mehr bemühen, Ziele nach einem Scheitern zu erreichen, wenn wir uns mit Selbstmitgefühl anstatt mit Selbstverurteilung motivieren. Es zeigte sich außerdem, dass wir belastbarer für Herausforderungen und Stress sind und eher bereit sind, persönliche Verantwortung für unsere Fehler und Schwächen zu übernehmen, wenn wir gelernt haben, uns mit Selbstmitgefühl zu begegnen. Diese Ergebnisse weisen darauf hin, dass wir widerstandsfähiger werden und mehr Kapazitäten haben, für andere auf nachhaltige und authentische Weise da zu sein, *wenn wir zuerst gelernt haben, unsere eigenen Bedürfnisse zu erfüllen.*

Die Definition von Selbstmitgefühl macht deutlich, wie eng es mit der buddhistischen und yogischen Lehre der »Vier erhabenen Geistesqualitäten« verbunden ist.

Sie lautet: »Der Begriff (Selbstmitgefühl) umschreibt eine gütige und weise Art, mit uns selbst umzugehen, wenn wir leiden.

Laut psychometrischer Studien umfasst Selbstmitgefühl mehrere Aspekte. Anstatt eine Belastung zu ignorieren oder sich in Geschichten über die Belastung zu verstricken, nehmen wir einfach wahr, dass wir gerade belastet sind, erkennen es an und erforschen, wie sich das körperlich und emotional anfühlt. Anstatt dass wir uns im Erleben dieser Belastung einzigartig allein und minderwertig fühlen, werden wir uns bewusst, dass alle Menschen schwierige Zeiten durchleben und dass uns das Auf und Ab des menschlichen Lebens miteinander verbindet. Anstatt mit uns selbst verärgert zu sein, trösten wir uns und reichen uns selbst eine helfende Hand, so wie wir es für einen guten Freund tun würden.«[75]

Selbstmitgefühl wird inzwischen in privat organisierten Kursen, aber auch im klinischen Rahmen gelehrt, da es uns so unvertraut ist, dass wir es intensiv und über einen längeren Zeitraum einüben müssen, damit seine Erkenntnisse sich in den neuronalen

Netzwerken unseres Gehirns abbilden und sich gegen unsere alten Prägungen durchsetzen können.

»Die wichtigste Frage des Self-Compassion-Trainings ist ›Was brauche ich?‹«, beschreibt Tania Singer, Neurowissenschaftlerin, Psychologin und Leiterin der Abteilung für Soziale Neurowissenschaft am Max-Planck-Institut Leipzig, den Ansatz eines solchen Trainings. »Die Teilnehmer unseres Programms sollen lernen, achtsam darauf aufmerksam zu werden, wenn sie leiden (›Autsch!‹, ›Das hier ist ein Moment des Leidens‹, ›Das tut weh!‹), und darauf in einer angenehmen und liebevollen Weise zu reagieren. Die Reaktion darauf kann ganz unterschiedlich ausfallen – beispielsweise eine Tasse Tee trinken, ein heißes Bad nehmen, mit Freunden sprechen, meditieren oder Musik hören. Für manche Menschen ist Meditation besonders hilfreich. Für andere wiederum sind vielleicht Medikamente gegen Angstzustände oder Depressionen der beste Weg, für sich selbst zu sorgen. Die Teilnehmer werden ermutigt herauszufinden, wie sie jetzt schon für sich selbst sorgen, und beginnen dann zu erforschen, wie sie insbesondere dann freundlich zu sich selbst sein können, wenn sie leiden, versagen oder sich unzulänglich fühlen.

Die Teilnehmer erfahren aber auch, was Selbstmitgefühl nicht ist. Es ist:

- nicht beschönigend: Wir öffnen uns dem Schmerz und umgehen ihn nicht.
- kein egoistisches Selbstwertgefühl: Es geht um eine Weise, sich freundlich mit sich selbst zu verbinden – nicht darum, sich für besser als andere zu halten.
- keine Selbstzufriedenheit: Es geht um eine Willenskraft – den guten Willen. Selbstmitgefühl braucht Mut und fördert die Entwicklung, weil es die emotionalen Ressourcen bereitstellt, die wir brauchen, um zu lernen und uns zu entfalten.«[76]

In der Einübung von Selbstmitgefühl werden alle Ebenen unseres Seins angesprochen:

- die körperliche Ebene: Hier lernen wir, liebevoll und fürsorglich mit unserem Körper umzugehen.
- die mentale Ebene: Hier lernen wir, anzuerkennen, dass wir nicht unsere Gedanken sind und wir sie deshalb kommen und gehen lassen können, ohne uns mit ihnen zu identifizieren.
- die emotionale Ebene: Hier lernen wir, all unsere Gefühle, auch die schmerzhaften, anzunehmen, sie anzuerkennen und nicht mehr gegen sie anzukämpfen.
- die spirituelle Ebene: Hier lernen wir zu erkennen, was unsere Werte sind, was uns Würde gibt und wie wir unser Leben entsprechend unseren Werten in Würde gestalten können.
- die soziale oder Beziehungsebene: Hier lernen wir, mit anderen in Beziehung zu treten und in Verbundenheit mit uns selbst und anderen zu leben.[77]

Ähnlich wie in der Mitgefühls-(bzw. Maitri-)Meditation benutzt man auch in den Meditationen des Selbstmitgefühls ritualisierte Formeln, die uns durch die schwierigen Phasen des Lebens begleiten sollen und die sich gut einprägen:

- »Möge ich in diesem Moment gütig zu mir sein (Selbstgüte).
- Möge ich mir selbst das Mitgefühl geben, das ich brauche.

Die letzten ein oder zwei Sätze widmen sich einer speziellen Situation, etwa:

- Möge ich stark sein.
- Möge ich sicher sein.
- Möge ich mir selbst vergeben.
- Möge ich die Umstände meines Lebens akzeptieren.
- Mögen wir lernen, gemeinsam in Frieden zu leben.«[78]

Mit der Einübung von Selbstmitgefühl können wir wirkungsvoll und nachhaltig lernen, unsere negativen und selbstzerstörerischen Gefühle zu regulieren und zu modulieren. Dadurch werden wir selbstwirksam und auch zunehmend selbstbestimmt. Klinische Forschungen zeigten, dass der Weg des Einübens von Achtsamkeit, Selbstmitgefühl, von Yoga und Meditation eher zur Heilung führt als eine rein kognitive Umstrukturierung. Wenn wir uns selber in den Phasen der Depression in der Therapie nur auf einer kognitiven Ebene begegnen, dann fehlt der Aspekt der Empathie, also des Bereichs, der auch unsere Gefühle berücksichtigt und sich wohlwollend und fürsorglich der eigenen Verstörtheit, Verletztheit und der Gefühle des Versagens, der Schuld und der Scham zuzuwenden vermag. Im kognitiven Prozess bleiben wir eher wie die strengen Eltern, die immer nur »unser Bestes wollten«. In der Kultivierung des Selbstmitgefühls lernen wir, auch unser verletztes und missverstandenes Kind zu sehen, zu schätzen und fortan zu schützen. Und hier beginnt wahre Heilung, weil in diesem Wohlwollen der Selbsthass, in dem Depression immer wieder gedeihen kann, allmählich in Selbstliebe gewandelt werden kann.

Kapitel 3
Die Übungspraxis des modernen Yoga als adjuvante Therapie bei Depression

Jeder kann Yoga machen

Anders als Sport oder Gymnastik verfügt der Yoga bedingt durch die vielen unterschiedlichen Yoga-Traditionen nicht nur über eine enorme Bandbreite in der Übungspraxis, sondern er bietet auch einen sehr weiten Rahmen von unterschiedlichsten Abstufungen bei der Ausführung der einzelnen Übungen. Diese entstanden besonders im Laufe des vergangenen Jahrhunderts auf der Grundlage eines Konzepts, das – in den Worten von Patthabi Jois – besagt:

»Jeder kann Yoga machen – solange er atmen kann!« Die alte Vorstellung, dass Yoga nur etwas sei für gesunde, extrem gelenkige und kräftige Menschen, wich dem Ansatz, den besonders die großen Erneuerer des Hatha-Yoga, Sri T. Krishnamacharya und sein Sohn T. K. V. Desikachar sowie Krishnamacharyas Schüler, B. K. S. Iyengar und Patthabi Jois, vertraten: Yoga ist auch etwas für Menschen, die unter körperlichen und mentalen Problemen leiden. Und dieser Ansatz gründet in einer Aussage, die sich so in der Hatha-Yoga-Pradipika findet, dem wichtigsten Quellentext des Hatha-Yoga: »Derjenige, der unermüdlich Yoga in allen seinen Aspekten übt, hat Erfolg, egal, ob er jung, alt, greisenhaft ist oder sogar krank und schwach.«[79]

Zusammen mit den Forschungen der Ärzte des Kaivalyadhama Yoga Institutes in Lonavala, Indien, der Schulen der Sivananda- und Satyananda-Tradition und auch den Theorien vieler anderer wichtiger indischer Yoga-Schulen (wie z. B. von Swami Muktananda) entstanden Konzepte der Yoga-Therapie, die einerseits im jahrtausendealten Wissen des Ayurveda und andererseits in den Erkenntnissen der modernen Medizin wurzeln.

Im Rahmen dieser Reformbewegungen im Yoga kann ein Aspekt als die wichtigste Erkenntnis angesehen werden, nämlich dass jede Übungspraxis einen individuellen Zuschnitt braucht, der ganz genau abgestimmt ist auf die Bedürfnisse einer bestimmten Zielgruppe oder eines speziellen Krankheitsbildes.

Der Yoga der (ganz) kleinen Schritte

So kam es, dass Yoga zu üben heute nicht mehr bedeutet, dass alle, die ihn praktizieren, sich in komplexe Körperhaltungen begeben, ewig auf dem Kopf stehen oder intensiv ihren Atem kontrollieren, sondern vielleicht eher kleine Bewegungen machen, in denen sie lernen, ihre Achtsamkeit zu schulen, sich wieder selbst zu erfahren und zu erkennen, was bei ihren Bemühungen ein gutes Maß ist und wo es angebracht ist, loszulassen oder auch einmal etwas sein zu lassen.

Diesen neuen Ansatz zu verstehen ist besonders wichtig für Menschen, die sich gerade in einer depressiven Episode befinden, zu deren Leitsymptom ja die (oft vollkommene) Antriebslosigkeit gehört. Ein Mensch in diesem Zustand versteht vielleicht innerlich, dass ihm eine Yoga-Praxis jetzt wirklich guttun würde, unter Umständen hat er aber nicht die Motivation und die Energie, um diese Einsicht auch in die Tat umsetzen zu können. Weiß er aber, dass auch kleine Bewegungen, kurze Phasen von (Atem-)Achtsamkeit, Atemübungen und Mini-Meditationen ihm etwas Erleichterung bringen können, gelingt es ihm ja eventuell doch, sich zum Tun aufzuraffen.

Behutsam in Richtung Aufwärtsspirale

Und genau so ist es: Zu Beginn, wenn das Denken und Fühlen weitgehend »eingedunkelt« ist, ist jede – noch so kleine – Initiative immer ein Schritt voran in die Selbstwirksamkeit und bedeutet, dass man wieder – wenn vielleicht auch nur andeutungsweise – für sich Sorge zu tragen vermag. *Das* ist immer ein (erster) Schritt in die richtige Richtung. Sehr hilfreich ist es, wenn es gelingt, in diesen Phasen der Lähmung wenigstens eine CD mit Meditationen anzuhören, die dem Gehirn helfen, sich wieder zu sortieren, und ganz behutsam einen Richtungswechsel von der Abwärts- in die Aufwärtsspirale vorzunehmen (siehe dazu z. B. die CDs im Literaturverzeichnis unter Trökes).

Instinktiv wissen wir, was die Forschung eindrucksvoll belegen konnte: Jede depressive Episode ist für den Körper und den Geist purer Stress. Alle, die einmal betroffen waren, haben erfahren, wie ihnen die Zügel über ihr Denken, Fühlen und Handeln aus der Hand glitten und ihre ganze Welt unter einem dunklen Schleier verschwand. Bereits bei mittelgradigen (und natürlich intensiver bei schweren) depressiven Episoden (besonders wenn sie noch mit Angststörungen einhergehen) ist das Stresserleben so stark, dass es das Gehirn sowohl in seinen Funktionen als auch in seinem Stoffwechsel verändert. Und noch ein anderes schwerwiegendes Stresssymptom zeigt sich hier unvermeidlich: der Verlust der Wahrnehmung des eigenen Körpers. In den tiefen Phasen der Depression erscheint den Betroffenen der eigene Körper wie gelähmt, wie abgestorben. Er kommt einem so gefühllos vor wie ein Stein. Das Einzige, was man wirklich spürt, ist die bleierne Schwere, die jeden Schritt und jede Bewegung zu einer Anstrengung macht, die unüberwindlich zu sein scheint.

Eingebunden in eine solche Körpererfahrung, bedeutet es schon viel, wenn man es schafft, im Rhythmus des Atems die Arme zu heben und zu senken, sich behutsam in eine Krokodilhaltung zu dehnen oder wieder ein wenig das Gefühl der eigenen Kraft zu erfahren, wenn man eine Schulterbrücke andeutet. Jede noch so kleine Übung hilft nun, das Gespür für den eigenen Körper zurückzugewinnen und vielleicht sogar, vermittelt durch die Bewegung oder eine Haltung, ein wenig Erleichterung oder eine Andeutung von neuem Wohlbefinden zu erleben.

Damit das geschehen kann, ist es äußerst hilfreich, wenn wir uns, falls wir zu wiederkehrenden depressiven Episoden neigen, die Möglichkeit geben, in den Pausen zwischen diesen Episoden viele gute Erfahrungen mit einer uns angemessenen Yoga-Praxis zu machen. Die Praxis unterstützt uns darin, unserem Körper und unserem Gehirn das Wissen einzuprägen, dass Yoga uns guttut. In der Folge lässt sich dieses Wissen in der Depression leichter und schneller reaktivieren, und unsere Übungspraxis kann dann auch eindrücklicher und nachhaltiger wirken.

In vielen psychiatrischen Tageskliniken und psychosomatischen Kliniken gehört Yoga inzwischen ganz selbstverständlich zum Kursprogramm. Der Unterricht ist dabei so gestaltet, dass die Selbsterfahrung im Mittelpunkt steht und nicht das Erreichen besonderer Stellungen. Es geht also darum, überhaupt wieder *auf dem Weg zu sein,* und nicht – wie sonst so häufig im modernen Yoga – darum, irgendwelche Ziele zu erreichen. Wenn das Sich-Spüren des Einzelnen im Mittelpunkt steht, dann ist alles, was dieser Mensch tut, richtig. Er kann nichts falsch machen, kann sich nicht blamieren und ist folglich auch nicht gefährdet, frustriert zu werden.

Ein günstiges Setting für die persönliche Übungspraxis schaffen

Sehr günstig ist es auch, wenn ein Mensch, der gerade in einer depressiven Episode festhängt, durch seine Yoga-Praxis wieder eine gewisse Regelmäßigkeit und Struktur in seinem Tag etablieren kann. Ich weiß es von mir selber und habe es auch von vielen anderen gehört, dass Struktur vor allem dann äußerst hilfreich ist, wenn man den Eindruck hat, den Boden unter den Füßen zu verlieren.

Das könnte beispielsweise so aussehen (die Zeitangaben sind nach Belieben zu verändern):

6.30 Uhr aufwachen und kleine Morgentoilette

6.45–7.15 Uhr leichte Yoga-Übungspraxis

7.30 Uhr Frühstück

Dann folgt der Tagesablauf, so wie es gerade ansteht, je nachdem, ob man zur Arbeit geht, krankgeschrieben ist und zu Hause bleibt oder sich in einer Kur/ Reha-Einrichtung befindet. Wenn man (mit sich allein) zu Hause ist, braucht der Tag unbedingt eine klare Struktur für Aktivitäten und Pausen, damit die Gefahr nicht so groß ist, dass man einfach wieder in seiner lähmenden Verzweiflung versinkt.[80]

Da dann, wenn die Depression einen richtig ergriffen hat, der vor einem liegende Tag die Qualität eines dunklen, saugenden und verschlingenden Moores hat (oder einer kahlen, öden, trockenen Steppe), ist es sehr hilfreich, wenn man sich an einen Ort mit einer klar festgelegten Struktur begibt: in die ambulante Tagesklinik, in einen Yoga-Workshop (Retreat oder Ferienkurs) oder in eine stationäre Einrichtung. Die Struktur hilft dabei, dass der eigene Geist sich nicht vollkommen auflöst und dass man nicht – auf sich alleine gestellt – in dem Gefühl von Einsamkeit und Verlorenheit auf dumme Gedanken kommt. Es ist dann gut, wenn andere Menschen um einen herum sind, von denen man weiß, dass sie im selben Boot sitzen, denn eine typische mentale Verzerrung des Denkens in der Depression besteht ja darin, dass man meint, man müsse sich ganz allein mit seinen Problemen herumschlagen oder müsse sich schämen, andere Menschen mit der eigenen Niedergeschlagenheit und dem eigenen Kummer zu belästigen.

Idealerweise kann man während eines längeren Kurses einen Kontakt zu der Yoga-Lehrerin / dem Yoga-Lehrer aufbauen. Yoga-Lehrende, die in einem solchen Kontext unterrichten, haben oft eine besondere fachliche Qualifikation und können uns deswegen beratend und begleitend zur Seite stehen, und zwar sowohl in körperlicher als auch in geistiger Hinsicht. Auf der Basis einer guten Ausbildung kann uns er oder sie ein individuelles Yoga-Programm zusammenstellen, uns mittels bestimmter Werkzeuge aus der Yoga-Philosophie coachen und uns vor allem immer wieder helfen, in der Achtsamkeit zu bleiben, um die Instanz des inneren Beobachters zu erschaffen und zu etablieren.

Es wird dabei sicher deutlich, dass gerade in Zeiten der Niedergeschlagenheit das Setting der eigenen Yoga-Praxis von größter Bedeutung ist. Es muss stimmen, sich gut anfühlen und Freude machen, weil wir gerade in diesen Phasen nur über eine äußerst geringe *Frustrationstoleranz* verfügen.

Warum Bewegung hilft

Wir wissen es aus eigener Erfahrung: Unser emotionales Wohlbefinden steht in einem direkten Zusammenhang mit dem Zustand unseres Körpers. Wir wissen, dass es uns auch insgesamt guttut, unserem Körper etwas Gutes zu tun, und was ihm definitiv immer guttut, das ist Bewegung. Wir Menschen sind von der Evolution so sehr angelegt auf Bewegung, dass Bewegungsarmut oder einfach nur tagelanges Rumliegen uns nicht nur körperlich träge macht, sondern sogar dazu beiträgt, dass die Stimmung sinkt und wir uns kraftlos und mutlos fühlen.

Bewegung ist unverzichtbar, weil wir sie brauchen, um bestimmte Botenstoffe, Neurotransmitter und Hormone zu produzieren und außerdem – wie Forschungen zeigen konnten – das die elektrischen Impulse leitende Myelin zu erhalten und die Produktion von Nervenzellen im Gehirn (Neurogenese) anzuregen.[81] Das ist insofern wichtig, weil der schwere Stress, den ein depressiver Zustand auslöst, dazu führt, dass das Myelin beschädigt wird und damit die Leitfähigkeit der weißen Substanz des Gehirns (deren Axone mit Myelin überzogen sind) eingeschränkt ist.

Es ist schon lange bekannt, dass das bei chronischem Stress unreguliert ausgeschüttete Hormon Cortisol das Gehirn nachhaltig schädigt. Der Hippocampus, also der Teil des limbischen Systems, der Cortisol besonders gut zu binden vermag, wird bei Dauerstress von diesem Hormon regelrecht überschwemmt, was zum Verlust der dadurch überlasteten Nervenzellen am Eingang des Hippocampus (dem Gyrus dentatus) führt. Diese Hirnregion ist zuständig für das detaillierte Erinnerungsvermögen und das Erschließen des Kontextes von Situationen, zum Erinnern und damit zum Lernen. Deshalb zeigen sich bei einer Schädigung / einem Verschleiß die für Stress, aber auch für die Depression so typischen Symptome von Zerstreutheit, Vergesslichkeit und ein Nachlassen der Fähigkeit, komplexe Gedanken zusammenzufügen bzw. zu verstehen. In Stresssituationen, wie in der Depression, altert unser Gehirn schneller. Das ist einer der Gründe, warum die Symptome der Demenz und einer schweren Depression sich weitgehend überschneiden können. Bewegung bewirkt hier wahre Wunder, denn sie regt die Neubildung von Nervenzellen in genau diesem Bereich an!

Ganz wichtig ist dabei allerdings, dass diese Bewegung *aus freien Stücken* – also gefördert durch die eigene Motivation –

geschieht! Das ist leicht nachvollziehbar, wenn man bedenkt, dass Bewegung, zu der man sich zwingt (oder gezwungen wird), gleich wieder zum Stressfaktor wird.

Als besonders günstig erwiesen sich Bewegungen, die rhythmisch sind, wie zum Beispiel bei den im modernen Yoga so typischen Bewegungsabläufen *(Vinyasas)*. Der Neurobiologe Gerald Hüther konnte zeigen, dass solche rhythmischen Bewegungen – wenn sie über einen längeren Zeitraum geübt werden – dazu beitragen, das Gehirn zu entspannen. Diese Auswirkungen sind schon lange vom Lauftraining bekannt. Sie beruhen darauf, dass die starken Erregungsmuster, die sich bei Stress und Depression im Cortex zeigen, beruhigt und ausgeglichen werden können.

Das Gefühl, die eigenen Emotionen und Gedanken nicht mehr kontrollieren und lenken zu können, und damit verbunden die Sorge, nicht mehr die gewohnten Leistungen erbringen zu können, bewirken, dass immer mehr Menschen unter Ängsten leiden. Die sich ausbreitenden Erregungsmuster, die diese dauerhaften, oft in Verbindung mit der Depression auftretenden Ängste im Cortex hervorrufen, machen es unmöglich, dass sich sinnvolle handlungsleitende Erregungsmuster bilden – wie etwa das der Kohärenz (lat. *cohaerere* = zusammenhängen) –, die uns befähigen, aufmerksam und konzentriert zu sein, Zusammenhänge zu erkennen, uns etwas zu merken und zu lernen.

»Während der Stress vor allem das noradrenerge System im Gehirn aktiviert, bewirkt die rhythmische Bewegung, dass stattdessen das dopaminerge und das serotonerge System genutzt werden, was dazu führt, dass unsere körpereigenen Belohnungssysteme aktiviert werden (veranlasst durch Dopamin) und ein entspannender Wohlfühleffekt sich ausbreitet (veranlasst durch Serotonin). Die positiven Erfahrungen, die uns ein solches Üben auf körperlicher Ebene durch die intensive Atmung und Durchblutung, die Wärme und Lebendigkeit und auf der geistigen Ebene durch das Ruhigwerden des Geistes ermöglicht, verbinden sich mit vielfältigen Emotionen. Die wichtigsten Erfahrungen jedoch zur Bewältigung von Niedergeschlagenheit und Angst sind die, die uns fühlen lassen, dass wir diese negativen Emotionen durch eigenes Handeln beherrschen lernen können.«[82]

Allmählich wieder »Gas geben«

Ein Mensch, der gerade tief in einer Depression versunken ist, zeigt aufgrund der Symptome der Antriebs- und Energielosigkeit, bedingt durch die Dysbalance der neuronalen Regelkreise im Gehirn, natürlich zunächst keinerlei Neigung, in Bewegung zu kommen. Alex Korb weist in seinem neurobiologisch begründeten Programm[83] darauf hin, dass deswegen nicht *wir als Person* träge sind, sondern unser Gehirn in einen Zustand der Erstarrung und Trägheit verfallen ist. Klar ist aber auch, dass nur wir – mit diesem (noch) trägen Gehirn – in der Lage sind, eine Änderung herbeizuführen.

Vor vielen Jahren hatte ich eine mir sehr, sehr liebe und nahe Freundin, die unter Depressionen litt. Da ich das damals noch nicht erkennen konnte, dachte ich immer nur, dass ich meine liebe Freundin nicht einfach so sich selber überlassen könnte. Sie wollte nur im abgedunkelten Zimmer im Bett liegen, sich nicht rühren und überhaupt in Ruhe gelassen werden. Ich fühlte, dass meine Freundin, wenn ich diesem Wunsch Folge leistete, ganz schnell vor die Hunde ginge. Also belagerte ich sie ständig, ging ihr bis zum Gehtnichtmehr auf die Nerven und ließ so überhaupt nicht locker, bis ich sie wenigstens zu einem Spaziergang mitschleppen konnte. Manchmal gelang mir mehr, und das motivierte mich, sie unverdrossen immer wieder so lange zu nerven, bis es für sie einfacher war, mit mir irgendetwas zu unternehmen, als mich in meinem Drängen ertragen zu müssen. Erst viele Jahre später, kurz vor ihrem Tod, sagte sie mir, wie wichtig mein Verhalten für sie gewesen war. Sie sagte, sie wäre sonst (gefühlt) »in ihrem Bett verschimmelt«, hätte es aber nie geschafft, sich alleine in Gang zu setzen. Deshalb erlaubte sie mir – wenn auch extrem widerwillig –, ihr Motor zu sein, zumal sie auch spürte, dass mich das wirklich glücklich machte. Diese Bemerkung meiner Freundin nahm ich mir sehr zu Herzen. Sie hat dazu geführt, dass ich mir ein Netzwerk an Verpflichtungen zur Bewegung erschaffen habe: Die Erste war die Anschaffung eines großen Hundes, der viel Auslauf braucht, egal, bei welchem Wetter. Die Zweite ist, zusammen mit meinem Mann eine (für mich sehr) kostspielige Mitgliedschaft in einem Fitnessclub mit einem großen Schwimmbad abgeschlossen zu haben. Da ich es selbst als Leiterin einer Yoga-Schule immer so schrecklich fand, wenn meine Teilnehmer und Teilnehmerinnen nur zahlten, aber nicht kamen, fühle ich in meinem zutiefst preußischen Geist die Verpflichtung, wann immer ich kann, meine Mitgliedsgebühren »abzuturnen«. Darüber kann man denken, wie man will – zumindest hat mich mein Pflichtgefühl dazu getrieben, die Zügel nicht hängen zu lassen. Gut ist, dass wir zu zweit sind: Habe ich keine Lust und keinen Antrieb, dann bringt mich mein Mann in die Gänge (und er hat meine ausdrückliche Erlaubnis dazu!). Hat er keine Lust, darf ich ihn »antreiben«. Auf dem Weg zum Sportstudio brummeln wir oft noch, wenn wir üben (wir machen Aquafit und schwimmen), sind wir auch nicht immer glücklich. Ich kenne, ehrlich gesagt, sehr gut das Gefühl, dass ich beim Üben »meinen Dienst tue«. Und besonders an depressiven Tagen schaue ich auch dauernd zur Uhr und hoffe, dass die Trainingszeit bald rum ist. Sobald ich aber fertig bin, kommt unweigerlich das gute Gefühl, selbst wenn ich vom Üben erschöpft bin. Es fühlt sich immer wieder an wie ein Sieg über die inneren Dämonen der Trägheit und des Vermeidens.

Die Zeit, die wir auf der Yoga-Matte verbringen, ist eine Zeit der inneren Reinigung, der mentalen Hygiene. Wenn wir uns in Ruhe und möglichst unbeirrt unserer Übungspraxis widmen, dann ahnen wir, dass wir uns – wie es der Yoga-Lehrer und Psychotherapeut Stephen Cope so schön formuliert – mit unserer Praxis eine Art Paralleluniversum schaffen. Und dies können wir als einen Ort erfahren, an dem wir ganz ohne Zweifel so, wie wir sind, ganz einfach richtig sind. Wenn es uns gelingt, wirklich in den Flow aus Bewegungen, Haltungen, Atem und mentaler Ausrichtung einzutauchen, dann bleibt kein Raum für die Frage »Was ist falsch an mir?«, sondern die Praxis an sich fordert dann unsere Aufmerksamkeit und Achtsamkeit vollkommen. In der Begegnung mit der Vielzahl der Körperempfindungen, mit dem Atem, mit der eigenen Lebendigkeit sind wir immer wieder eingeladen zu erfahren, wer wir wirklich sind: ein wundersames und wundervolles Zusammenspiel von Bewusstheit, Energie und Leben. Reduziert auf dieses Grundsätzliche, ahnen wir, dass es darin keine »Mangelware« und keine »Montagsproduktion« gibt. Die Natur macht bei dem, was sie erschafft, keine Fehler, aber sie ist unendlich in der Anzahl der Varianten, die sie zulässt, denn jede einzelne Variante trägt auf ihre Weise etwas Einzigartiges zum großen Ganzen bei.

Weniger ist oft mehr

Ich weiß unterdessen aus Erfahrung, dass ich mir in den Tagen, in denen mein Kopf gar nicht aus den dunklen Wolken herausfindet und das Herz ganz schwer ist, nicht zu viel abverlangen darf. Und ich weiß, dass es ganz wichtig ist, dass ich mir selber Respekt und Wertschätzung schenke für jeden einzelnen Moment, in dem ich an solchen Tagen in Bewegung bin.

- Tausend Schritte mit dem Hund einmal um den Block? PRIMA!!!
- Drei Sonnengrüße? PRIMA!
- Fünf Minuten Meditation? Großartig!

Es geht also weniger darum, wie viel oder wie intensiv ich übe, sondern vor allem darum, *dass ich überhaupt übe.*

Wie wir gesehen haben, ist das Gefühl von Antriebslosigkeit und Lähmung eines der Leitsymptome der Depression. Manchmal ist sie so überwältigend, dass allein die Vorstellung, das Bett zu verlassen, einer unüberwindlichen Anstrengung gleicht.

Wie geht man damit um?

Amy Weintraub, Yoga-Lehrerin und Autorin zum Thema Yoga und Depression, empfiehlt, dass wir kleine Schritte machen:

- Im Bett aufsetzen, anstatt zu liegen.
- Bewusst und aktiv atmen.
- Besonders tief durch die Nase ein- und ausatmen, dabei den Einatem aktivieren, so oft es geht. Vielleicht fünf Mal, vielleicht 20 Mal …
- Beobachten, wie man sich damit fühlt. Vielleicht hat der Atem einem genug Energie gegeben, um aus dem Bett zu steigen.
- Falls ja, weiter tief atmen, am besten auf der Yoga-Matte, damit das Gehirn für die Verbindung »Yoga-Matte = es geht mir allmählich besser« feste neuronale Verschaltungen bilden kann.
- Eventuell – wenn möglich – einen Spaziergang machen, also irgendwie in Bewegung kommen. Nach meiner Erfahrung schleppe ich mich zunächst vor die Tür und schlurfe regelrecht um die Ecke. Mit jedem Schritt nimmt jedoch die Energie ein ganz kleines bisschen zu.

Weintraub berichtet, dass viele der Teilnehmer und Teilnehmerinnen ihrer Kurse erzählten, dass immer dann, wenn sie sich aufrafften, einen ersten – auch noch so kleinen – Schritt zu machen, ein weiterer Schritt vorstellbar und damit möglich wurde.

Nach meiner Erfahrung ist dieses Vorgehen so extrem wichtig, weil immer dann, wenn ich merke, dass ich irgendeinen kleinen Schritt schaffe, ich auch einen Teil meiner Selbstachtung zurückgewinne. Wenn ich mich der Lähmung der Depression hingebe, weiß ich zwar, dass ich damit nur das Symptom einer Krankheit erlebe, also nicht »das faule Stück Mist« bin, als das ich betitelt wurde, als mich die ersten depressiven Episoden in meiner Kindheit und Jugend lahmlegten, doch fühlt es sich dennoch nicht gut an. Es fühlt sich so an, als verlöre ich einen Teil meiner Würde, wenn ich wie ein nasser Sack durch die Gegend schleiche …

Und dann hilft die *Strategie der kleinen Schritte.*

Da depressive Episoden sich in der Regel über einen längeren Zeitraum hinziehen und man dabei unterschiedliche energetische Phasen erlebt, kommen aber auch Tage, an denen man sich mehr bewegen möchte und das auch tun sollte, und zwar besonders dann, wenn es einem gerade ein bisschen besser geht.

Das ist bei mir zum Beispiel der Fall, wenn ich für ein Buch recherchiere und schreibe, denn dann sitze ich jeden Tag viele Stunden am Schreibtisch. Ich bin dann zwar produktiv, bewege mich aber zu wenig. Wenn ich mich dann nicht motivieren kann, auf die Matte zu gehen, zu laufen oder zu schwimmen, dann sinkt unweigerlich meine Stimmung. Das hat damit zu tun, dass bei Menschen mit einer Neigung zur Depression ein Mangel an körperlicher Bewegung viel schneller als bei anderen den Geist eintrübt, da die neuronale Regulation ihres Gehirns etwas instabiler ist. Sie brauchen Bewegung als Stimulans für viele Stoffwechselprozesse im Gehirn. Besonders intensive Bewegungen wie Sport, Laufen oder kraftvollere Asanas und Bewegungsabläufe im Yoga helfen dann, etliche der Botenstoffe zu aktivieren, die verlässlich die Stimmung heben.

Schauen wir uns das einmal genauer an.

Bewegung als »Dünger fürs Gehirn«

Wie bereits angedeutet, hängt das vermehrte Wachstum von Nervenzellen nicht nur davon ab, ob wir uns aus freien Stücken in Bewegung setzen, sondern auch von der Intensität der Bewegung. »Jedes Mal, wenn sich ein Bizeps oder ein Quadrizeps (oder irgendein anderer Muskel im Körper; A. T.) anspannt oder erschlafft, sendet er chemische Stoffe aus, unter ihnen ein Protein namens IGF-1. Es gelangt in die Blutbahn und wird vom Gehirn aufgenommen. Dort übernimmt es die Rolle eines Vorarbeiters in der körpereigenen Botenstoff-Fabrik.

Es erteilt Befehle, die Produktion mehrerer chemischer Stoffe hochzufahren, darunter die einer für das Überleben und Gedeihen von Nervenzellen notwendigen Substanz, des BDNF *(brain-derived neurotrophic factor)*. John Ratney nennt BDNF, das vom Max-Planck-Institut für Psychiatrie im bayrischen Martinsried erforscht wurde, ›Dünger für das Gehirn‹. Es liefert den Nährstoff für beinahe jegliche Aktivität, die für Denkprozesse notwendig ist. Wer regelmäßig in Bewegung ist, baut höhere Spiegel dieses nervennährenden Elixiers auf. Nervenzellen beginnen sich zu verzweigen und über neue Verbindungen miteinander zu kommunizieren. Ein solcher Prozess ist gleichsam die Basis einer jeden neuen Lernerfahrung.«[84] Und er hilft auch, ein Gehirn, das sich selber lahmgelegt hat, wieder auf Touren zu bringen. Ähnlich aktivierend auf die BDNF-Produktion (besonders im Stirnhirn) wirken auch etliche Antidepressiva. Korb weist zu Recht darauf hin, »dass Sport damit eine ähnliche Wirkung auf das Gehirn hat wie Antidepressiva«, gibt aber zu bedenken: »BDNF ist wie Dünger. Sie können nicht einfach Dünger auf frisch eingepflanzte Samen streuen und fragen: ›Wo sind jetzt meine Pflanzen?‹ Es dauert seine Zeit. Sport hilft dabei, die Wachstumsbedingungen zu schaffen, doch müssen Sie damit weitermachen und ihm genug Zeit geben, um zu wirken.«[85]

Es hat sich auch gezeigt, dass unsere Serotonin-Produktion bei jeder Form von Bewegung aktiviert wird. Während bei Stress vor allem das noradrenerge System im Gehirn aktiviert wird, bewirkt die rhythmische Bewegung, dass stattdessen das dopaminerge und das serotonerge System genutzt werden, was dazu führt, dass, veranlasst durch das Dopamin, unsere körpereigenen Belohnungssysteme aktiviert werden und, veranlasst durch das Serotonin, ein entspannender Wohlfühleffekt sich ausbreitet.

Die genauen Zusammenhänge können Sie im Kapitel 1 noch einmal nachlesen.

Haltung und Stimmung

So wie jeder Mensch eigentlich weiß, dass Bewegung ihm guttut, so ist uns auch allen mehr oder weniger bewusst, dass sich unsere psychische Befindlichkeit in unserer Körperhaltung ausdrückt. Wenn wir uns niedergedrückt fühlen, dann sitzen oder stehen wir auch so. Wenn wir lange grübeln, dann wird uns der Kopf schwer, und wir stützen ihn in die Hände wie der berühmte »Denker« von Auguste Rodin. Wenn wir ganz bekümmert sind und der Himmel tief und dunkel über uns hängt, dann rollen wir uns am liebsten zusammen (gewissermaßen als Ersatz für das ersehnte, aber nicht mögliche Verschwinden im Mauseloch).

Jede noch so feine Stimmungsänderung verändert sofort unsere Muskelspannung und die Gelenkstellung und damit auch unsere gesamte Haltung. Wenn wir uns oft als bedrückt, belastet, traurig oder deprimiert erleben, dann schreibt sich das auf die Dauer in die Körperhaltung ein, die wir dann als normal zu empfinden beginnen. »Die Psycholog*innen Carolyn Gotay und

John Riskind bewiesen bereits in den 80er-Jahren des letzten Jahrhunderts in verhaltensexperimentellen Untersuchungen, dass eine gekrümmte Körperhaltung Mutlosigkeit, Depression und Aufgeben aktivieren kann. Dies wiederum führt zu einer *kognitiven Voreinstellung,* die in einer schwierigen Situation schneller zu Mutlosigkeit mit entsprechenden Verhaltenskonsequenzen führt, als dies ohne diese Voreinstellung der Fall wäre.«[86]

Das bedeutet, dass unsere Körperhaltungen wieder zurück auf unsere innere Haltung (Body-Feedback) wirkt – und so entsteht ein Teufelskreis! »Aber nicht nur unser momentanes Erleben, auch alle Erfahrungen und Erlebnisse, die wir in unserem Leben gemacht haben und die für uns wichtig waren, sind mit einer körperlichen Komponente gespeichert. Beim Erinnern wird die Episode zusammen mit dem damaligen körperlichen Gefühl rekapituliert«, bemerken die Psychologin Maja Storch und die Physiotherapeutin Caroline Theiss in ihrem Artikel »Embodiment – der Einfluss der Körperhaltung auf die Psyche«[87]. Wenn wir also in einer Grübelschleife festhängen, in der wir uns wieder und wieder daran erinnern, wie wir irgendwann oder gerade eben in einer Situation (vermeintlich) gescheitert sind, dann fühlen wir das auch exakt so im Körper wie in jener Situation. In der Regel führt das dazu, dass wir uns zusammenziehen bzw. zusammensacken, die Schultern und den Kopf hängen lassen. Da diese Körperhaltung unsere Atmung massiv behindert, erwächst daraus bald ein Gefühl der Enge im ganzen Leib, besonders jedoch im Brustraum. Dieses Gefühl der Enge kann so stark werden, dass es uns komplett die Luft nimmt, sodass wir die Empfindung haben, nicht mehr atmen zu können. Wenn der depressive Zustand sehr intensiv ist und wir uns als völlig am Boden zerstört erleben, dann wollen wir auch gar nicht atmen, denn dann erfahren unser Nervensystem und unser Gehirn so massiven Stress, dass es nur noch einen Ausweg kennt: den Totstellreflex.

In solch einer seelischen Verfassung wollen wir uns nicht rühren, wollen wir uns nicht aufrichten und wollen auch nicht atmen. Eigentlich wollen wir dann nur noch vergehen, uns auflösen, verschwinden, sterben. Da wir in diesen Momenten der vollständigen Lähmung des Denkens Ausdruck geben durch eine Erstarrung des Körpers, ist der Weg aus solchen sich gegenseitig bedingenden und verstärkenden Geistes- und Körperhaltungen sehr mühsam und langwierig.

Wenn wir jedoch immer dann, wenn es uns wieder besser geht, im Yoga lernen, uns aufzurichten und Körperhaltungen zu üben, die uns wieder die Empfindung von Raum und Weite geben, dann erschaffen wir uns dadurch ebenfalls neuronale Netzwerke, die sich verbinden mit angenehmen Empfindungen. Diese werden über das Belohnungssystem (das dopaminerge System) stabilisiert und somit ebenso wie die unangenehmen Erfahrungen im Gehirn verankert.

Das klingt gut, hat aber einen Haken: Unser Gehirn bewertet alles Unangenehme und Negative wesentlich stärker als das Angenehme und Positive. Der Neuropsychologe Rick Hanson nennt es das *Klett-Prinzip* bzw. *Teflon-Prinzip*[88]. Da es sich im Laufe der Evolution als überlebenswichtig erwies, dass das Gehirn jede noch so kleine Bedrohung oder Gefahr blitzschnell erkannte, sind in ihm große Bereiche dafür zuständig, die innere und äußere Welt ständig auf etwaige Widrigkeiten abzuscannen. Hansons Forschungen zeigten, dass unser Gehirn dabei eine große Tendenz zeigt, die sprichwörtliche Mücke zum Elefanten zu machen. Und das gilt verstärkt, wenn das Gehirn eine anlagebedingte oder durch Erfahrungen geprägte Disposition zur Depression hat. Dann zeigt es besonders ausgeprägt eine sogenannte »negative Verzerrung«, die dadurch entsteht, dass der rechte Teil des präfrontalen Cortex, der vor allem an der Verarbeitung negativer Emotionen beteiligt ist, sehr aktiv ist (= »Rechtsverschiebung«). Hanson fasst diese Tatsache in einem griffigen

Satz zusammen, wenn er sagt, dass unser Gehirn negative Erfahrungen anziehe wie ein Magnet und festhalte wie Klettband, wohingegen es positive Erfahrungen an sich abperlen lasse wie an Teflon.[89]

In diesem Zusammenhang weist er auch noch darauf hin, dass negative Befindlichkeiten auf diese Weise schnell zu neuronalen Merkmalen werden. Und genau das ist einer der Gründe, warum unser Gehirn in einer depressiven Episode feststeckt und warum es in diesem Zustand fast unmöglich scheint, dass wir uns am eigenen Schopf aus unserem emotionalen Morast herausziehen. Im Gegenteil: Meist führt jeder Versuch, sich durch Denken aus der Umklammerung der eigenen negativen Gefühle zu erlösen, nur dazu, dass sich die Negativität verstärkt, vor allem dann, wenn wir uns selbst übel nehmen, dass es uns gerade nicht gut geht.

Dennoch ist die Situation nicht hoffnungslos, da unser Gehirn von der Natur mit einem hohen Grad an Plastizität ausgestattet wurde. Wenn bedingt durch viele depressive Episoden eine negative Grundeinstellung überwiegt, das Stirnhirn also eine Rechtsverschiebung aufweist, die die negative Verzerrung des Denkens aufrechtzuerhalten sucht, dann ist es wichtig, den anderen Teil des Stirnhirns zu stärken. Zeigt unser Gehirn also schon im »Normalbetrieb« nur wenig Neigung, von sich aus angenehme Erfahrungen zu neuronalen Merkmalen auszuformen, dann sollten wir ihm dabei helfen, indem wir unsere Aufmerksamkeit bewusst und verstärkt auf das richten, was gut ist, was gelingt und was der Erfahrung, die wir gerade machen, Sinn verleiht. Das Gute im Blick zu behalten und immer wieder in der Wahrnehmung aufzuwerten, damit es in unserem Gehirn eingelagert (repräsentiert) ist und in seinen neuronalen Netzwerken stabilisiert werden kann, ist äußerst wichtig, denn wir können selbstverständlich nur auf das (im Notfall) zurückgreifen, worauf wir uns angewöhnt haben, unsere Aufmerksamkeit zu richten.

Bezogen auf die Körperhaltung bedeutet das, dass wir uns immer wieder bewusst aufrichten und dabei äußerst achtsam in uns hineinspüren, wie sich das anfühlt und was die Aufrichtung für unsere körperliche und mentale Befindlichkeit bewirkt. Indem wir idealerweise wieder und wieder von unseren Yoga-Lehrern und -Lehrerinnen angeleitet werden, den emotionalen Ausdruck jeder Körperhaltung genau, differenziert und achtsam zu erforschen, erschaffen wir im Nervensystem und im Gehirn Repräsentationen solcher guten Erfahrungen. Aus diesen kann dann überhaupt erst das entstehen, was im Yoga eine Gegenströmung *(Pratipaksha)* genannt wird. Gemeint ist damit, dass wir etwas in uns aktivieren, das in der Lage ist, der Energie der Abwärtsspirale etwas entgegenzusetzen, sodass ihre Kraft geschwächt wird und sich allmählich wieder eine Aufwärtsbewegung einstellen kann.

Dazu kann ich aus eigener Erfahrung berichten, dass auch dann, wenn mein Körper in der Depression in sich zusammensinkt und vom Gefühl her kollabieren möchte, immer noch das Wissen in ihm steckt, dass eine bewusst hergestellte Aufrichtung – am besten noch verbunden mit einem Ausbreiten der Arme – diesen Trend nach unten unterbricht. Sofern mein Gehirn nicht durch einen neuen Schock oder das heftige Wiederaufflammen eines alten Traumas sofort in einen negativen Reaktionsmodus verfällt, sofern ich also noch mitkriege, dass die »Rutschbahn in die Tiefe« sich gerade wieder öffnet, kann ich die automatische Reaktion im Körper und im Geist unterbrechen, indem ich mich schnell aufrichte, mich strecke und tief einatme.

An dieser Stelle zeigt sich die Bedeutung der Übungspraxis im Hatha-Yoga mit ihren regulierenden Funktionen auf unsere körperliche und auch unsere psychisch-seelische Konstitution: Wir können lernen, immer dann, wenn wir uns in einer ängstlichen und depressiven Verfassung befinden, durch eine Yoga-Haltung, die den Brustkorb weitet, im ersten Schritt zumindest äußerlich eine Haltung der Offenheit *nachzuahmen*. Auch wenn diese äußere Haltung noch gar nicht unserer inneren entspricht, kann sie doch erste Impulse auslösen, dem Fluss der Energie eine neue Richtung zu geben. Und möglicherweise wird sich dann auch bald das innere Gefühl entsprechend verändern.

Damit verbinden wir uns mit einem angenehmen – *guten* – Gefühl und geben ihm die Gelegenheit, sich auszubreiten. Das geschieht – noch einmal zusammengefasst – dadurch, dass wir die Körperhaltung, die uns aufrichtet und uns das Gefühl für unsere Würde zurückgibt, bewusst erfahren und den Wechsel zwischen der zusammengesunkenen und der aufrechten Körperhaltung (mit der jeweils damit ausgedrückten Stimmungslage) so lange einüben, bis unser Körper und unser Geist verstanden und verinnerlicht haben, worum es geht.

Dieser Prozess lässt uns außerdem sehr konkret und sinnlich erfahren, wie Selbstwirksamkeit funktioniert – und vor allem, *dass* sie funktioniert!

Die Symbolik der Asanas für unsere inneren Bilder nutzen

In ihrer Konzeption sind Yoga-Asanas viel mehr als nur Körperübungen. Das zeigt sich schon daran, dass sehr viele Asanas symbolische Namen tragen, wie Berg, Baum, Lotos, Kobra, Dreieck oder Held. Es macht zum Beispiel für unseren Geist und unsere Gefühle einen großen Unterschied, ob wir einfach aufrecht auf unseren zwei Beinen stehen oder ob wir »stehen wie ein Berg«. Stehen wir einfach nur so da, dann wird unser Geist wahrscheinlich umherwandern. Stehen wir dagegen »wie ein Berg«, dann wird uns (mit der Unterstützung unseres Yoga-Lehrers oder unserer Yoga-Lehrerin) das symbolische Bild des Berges beschäftigen. So entwickeln wir ein Gefühl für seine Stabilität, sein Gegründetsein in der Erde, sein Emporstreben zum Licht, seine Ruhe. Solche inneren Bilder und Vorstellungen verändern unser Gehirn. Gerald Hüther weist in seinem Buch *Die Macht der inneren Bilder* eindringlich darauf hin, dass jedes Bild in unserem Inneren die Macht hat, uns Gefühle der Enge oder auch der Weite erfahren zu lassen. Er erläutert: »Wie die Hirnforscher in den letzten Jahren zeigen konnten, ist die Art und Weise, wie ein Mensch denkt, fühlt und handelt, ausschlaggebend dafür, welche Nervenzellverschaltungen in seinem Gehirn stabilisiert und ausgebaut und welche durch unzureichende Nutzung gelockert und aufgelöst werden. Deshalb ist es alles andere als belanglos, wie die inneren Bilder beschaffen sind, die sich ein Mensch von sich selbst macht, von seinen Beziehungen zu anderen und zu der ihn umgebenden Welt, und nicht zuletzt von seiner eigenen Fähigkeit, sein Leben nach seinen Vorstellungen zu gestalten. Von der Beschaffenheit dieser einmal entstandenen inneren Bilder hängt es ab, wie und wofür ein Mensch sein Gehirn benutzt und welche neuronalen und synaptischen Verschaltungen deshalb in seinem Gehirn gebahnt und gefestigt werden. Es gibt innere Bilder, die Menschen dazu bringen, sich immer wieder zu öffnen, Neues zu entdecken und gemeinsam mit anderen nach Lösungen zu suchen. Es gibt aber auch innere Bilder, die Angst machen und die einen Menschen zwingen, sich vor der Welt zu verschließen. Es gibt Bilder, aus denen Menschen Mut, Ausdauer und Zuversicht schöpfen, und es gibt solche, die Menschen in Hoffnungslosigkeit, Resignation und Verzweiflung stürzen lassen.«[90]

In der Depression nehmen uns innere Bilder gefangen, die in den düstersten Farben gemalt sind und die uns noch zusätzlich niederdrücken.

Sie sind so wirksam und bestimmend, weil sie in der Regel in der frühen Kindheit in den Geist eingeschrieben wurden. Eltern sagen ihren Kindern nun einmal, wie sie sind (genauer gesagt: wie sie sie sehen und *welche ihrer Vorstellungen* sie in ihrem Sosein erfüllen oder nicht), und erklären ihnen, wie die Welt beschaffen ist (genauer: wie sie *aufgrund ihrer Erfahrungen* meinen, wie die Welt beschaffen sei). Sie vermitteln dem Kind Botschaften, in denen es heißt: »Du bist (immer so) …«, woraus das Kind im Laufe der Zeit formt: »Ich bin …« Die Eltern sagen: »Mach was aus dir!«, und das Kind formt von sich das innere Bild: »Ich bin noch nichts. Ich muss erst was aus mir machen. Hoffentlich werde ich das auch schaffen?!?« Hüther weist darauf hin, dass die inneren Bilder, die wir uns auf diese Weise von uns selbst und der Welt erschaffen, extrem langlebig sind. In der Regel sind sie auch dann noch bestimmend, wenn sich unsere Lebensverhältnisse (vollständig) verändert haben. Wer also einmal von sich das innere Bild geschaffen hat: »Ich bin nicht liebenswert«, der wird auch dann von dieser inneren Einstellung stark geprägt sein, wenn das Leben ihm andere Erfahrungen anbietet. Die Angst, nicht wirklich liebenswert – und vielleicht eigentlich auch gar nicht lebenswert – zu sein, steckt vielen von uns tief in den Knochen (wobei sie eigentlich natürlich tief im Gehirn verankert ist). Sie prägt unsere Glaubenssätze und damit unser Erleben, unser Denken und Fühlen. Oder anders gesagt: Unsere inneren Bilder organisieren unser gesamtes Sein dadurch, dass sie zurückgreifen »auf handlungsleitende, Orientierung bietende innere Muster«[91], die unser Gehirn in bestimmten Erregungs- und Verschaltungsbahnen im Laufe der Jahre stabil ausgeformt hat. Wenn es Bilder sind, die uns einengen oder kleinmachen, die Zweifel, Furcht oder Angst erzeugen, dann werden sie unsere Sichtweise auf uns und die Welt in dieser Weise bestimmen. Sie werden bewirken, dass wir das Glas immer eher als leer ansehen, dass wir uns selbst und der Welt nicht trauen und dass jeder (eigentlich völlig harmlose) Blick eines anderen Menschen auslösen kann, dass wir an uns selbst zweifeln.

Anders gesagt: Wir stellen uns vor, wie eine Situation abläuft, wie wir uns darin zurechtfinden (oder nicht) und was andere darüber denken. Die inneren Bilder dieser Vorstellungen gründen in unseren Erinnerungen und rufen sofort alle unangenehmen Gefühle dazu wach: das Gefühl der Unsicherheit, der Hilflosigkeit, der Schwäche, des Versagens. Wenn wir zulassen, dass sie uns ergreifen, dann engt sich unser Horizont weitgehend ein, und wir sind außerstande zu erkennen, was gerade gut ist, was gelingt und wo wir sicher sind und akzeptiert werden. All diese Gefühle produzieren wiederum neue Bilder.

Mein persönlicher Klassiker ist das Mauseloch, also ein winziger, dunkler Zufluchtsraum, in dem ich mit all meinen Versagens- und Schamgefühlen untertauchen kann. Wenn die Verzweiflung zunimmt, werden die Bilder allerdings düsterer. Das Gehirn präsentiert dann zum Beispiel in Endlosschleifen Bilder der Autoaggression oder diverse Selbstmordszenarios. Sie wiederum bewirken, dass das Gefühl des Ausgeliefertseins und somit der Stresspegel weiter steigt, ein Teufelskreis beginnt …

Wir haben alle einen großen Vorrat an inneren Bildern in unserem Gehirn abgelegt, die dem Zweck dienen, das, was wir aktuell sehen, mit einer bereits erfahrenen Situation abgleichen zu können. Hüther erklärt den Grund: »Eine Zelle, ein Organismus oder eine Gesellschaft muss (also) nicht nur ›merken‹, dass ›irgendetwas nicht mehr stimmt‹, sondern muss auch in der Lage sein, anhand eines bereits vorhandenen Messfühlers oder Maßstabs – also eines *inneren Bildes* davon, wie es sein sollte – zu ›entscheiden‹, ob und wie jetzt zu reagieren oder zu handeln ist. Jedes Lebewesen besitzt also zu jedem Zeitpunkt seiner Entwicklung nicht nur bestimmte, seine Reaktionen und Handlungen lenkende, sondern auch bestimmte, den Handlungsimpuls auslösende innere Bilder.«[92]

Innere Bilder sind an sich also nicht das Problem. Die Frage ist vielmehr, mit welcher inneren Sammlung von Bildern wir unterwegs sind und was wir ihnen erlauben, in uns auszulösen. Wie schon in Kapitel 1 erklärt, geht es weniger darum, *was* wir wahrnehmen, sondern wie wir es bewerten – also was unser Geist aus einem inneren Bild macht.

Wir können unseren Geist aber auch mit Bildern erfüllen, die uns guttun, wie z. B.:

- sich ruhig, gegründet und stabil fühlen wie ein Berg,
- gut verwurzelt und im vollen Saft stehend wie ein Baum im Sommer,
- entspannt auf den Wassern des Lebens schwebend wie ein Lotos,
- sich aus der eigenen Kraft vom Boden erhebend wie eine Kobra,
- klar strukturiert wie ein Dreieck oder
- sich dem Leben stellend wie ein Held.

Das innere Bild des Helden ist sehr gut als Beispiel für verschiedene Interpretationen geeignet. Wenn wir an Helden denken, könnte das eine ganze Reihe negativer Assoziationen hervorrufen, wie Krieg, blinder Gehorsam, sinnloser Tod usw. Es gibt aber auch andere Deutungsmöglichkeiten, wenn wir einen Helden als jemanden sehen,

- der sich offen und beherzt all dem stellt, was das Leben für ihn bereithält,
- der bereit ist, sein Eigeninteresse hinter einem höheren Interesse zurückzustellen,
- der sein Leben als eine Heldenreise erfährt, auf der er geführt wird und jede Erfahrung, die er macht, schlussendlich sinnhaft ist.

Wenn wir unseren inneren Bildern so eine konstruktive Ausrichtung geben, dann werden sie uns helfen, uns wirklich ganz auf unser Leben einzulassen, in Ruhe und Beherztheit unseren Weg zu gehen und unsere Potenziale zu entfalten. Und die Symbolik der Asanas unterstützt uns darin, unsere Vorstellungskraft zu nutzen und unser inneres körperliches und seelisches Erleben zu fördern.

Auf diese Weise werden auf die Dauer Erlebnis- und Erfahrungspfade in der psychisch-seelischen Konstitution angelegt, die uns innerlich aufrichten und uns daran erinnern, uns unseren inneren Ressourcen und Potenzialen zuzuwenden. Solch ein Umgang mit unterstützenden inneren Bildern kann auch dabei helfen, die oben erwähnte negative Verzerrung des Gehirns zu schwächen. So kann aus einem einfachen Asana eine »neuronal inspirierte Übung zur Neuverschaltung unseres Gehirns« werden. Der renommierte Hirnforscher Richard Davidson konnte in seinen Untersuchungen über die Änderungsmöglichkeiten unseres emotionalen Stils (in unserem Fall von negativ zu positiv) schlüssig nachweisen, dass die große Plastizität unseres Gehirns solche Neuverschaltungen möglich macht.[93] Beispiele dafür finden Sie im Praxis-Kapitel. Dort werde ich auch noch etwas ausführlicher auf die reiche Symbolik einzelner Yoga-Haltungen eingehen.

Die Übungspraxis entschleunigen

Damit wir in unserer Yoga-Praxis zu einem achtsamen Gewahrsein finden können, müssen wir sie entschleunigen. Erst wenn wir langsam werden, können wir all das wahrnehmen und beobachten, was es während einer Übung zu erfahren gibt. Wir brauchen Zeit, unseren Körper und Atem zu spüren, um uns bewusst zu werden, wie es uns in einer Übung oder Meditation geht und was wir dabei denken und fühlen. Nur »wenn wir Vorgänge verlangsamen und bewusst auf jeden Aspekt unserer sinnlichen Wahrnehmung achtgeben, können sich Dinge zeigen, die wir vielleicht noch nie bemerkt haben«.[94]

Wir sehen nun, was uns alles gut gelingt, und haben Zeit, uns bewusst zu werden, wie sich das gute Gefühl genau anfühlt, das sich einstellt, wenn wir der Erfahrung des Gelingens Raum geben. Und wir können merken, was es in unserem Geist bewirkt, wenn uns etwas Mühe macht. Vielleicht wird uns dann zum ersten Mal bewusst, wie oft wir ungeduldig mit uns sind und wie wenig mitfühlend und wohlwollend wir mit uns umgehen. Im entschleunigten und achtsamen Üben kann sich plötzlich ein (Zeit-)Raum eröffnen, in dem wir unseren inneren Dialog erfahren. So gewinnen wir Einsicht darüber, ob wir mit uns selber einen einfühlsamen, verständnisvollen und unterstützenden Umgang pflegen oder eher den inneren Kritiker zu Wort kommen lassen.

Durch die Entschleunigung können wir die Übungen besser verstehen und deshalb auch besser lernen. Ich kenne das gut von mir selber: Wenn es zu schnell geht, bekomme ich nicht alles mit, und in der Folge bin ich dann unsicher. So schenkt uns eine langsame und achtsame Übungspraxis Sicherheit durch Selbstgewahrsein und das Verstehen dessen, was wir gerade tun.

Haben wir einmal wirklich gelernt, achtsam und angemessen mit uns umzugehen, dann können wir auch mal wieder schneller werden. Da es im Yoga aber nichts zu leisten gibt, können wir auch langsam bleiben und es genießen, dass unsere Praxis einer Oase im Alltag gleicht, wo wir endlich einmal »wirklich die Ruhe weg haben können«.

Kapitel 4
Yoga-Praxis bei Depression

In diesem Übungskapitel finden Sie eine Vielzahl von kurzen und längeren Übungsabfolgen, von dynamischen und statischen Yoga-Körperübungen *(Asanas)*, von Atemübungen *(Pranayama)* und Meditationen, die unserem Nervensystem und den Botenstoffen (Neurotransmittern) in unserem Gehirn helfen, aus dem Depressionsmodus herauszufinden.

Alle Übungen sind so ausgewählt, dass sie für Menschen mit einer normalen Beweglichkeit machbar sind. Bei jeder Übung wird erklärt, warum und wie sie der Depression entgegenwirken kann. Und dass die Übungen in dieser Weise wirken können, habe ich sowohl in der eigenen Übungspraxis als auch in meiner mehr als vierzigjährigen Lehrtätigkeit erfahren.

Die Übungspraxis ist so aufgebaut, dass sie Ihnen zum einen ganz einfache Bewegungsabläufe und Asanas anbietet, wenn Sie sich gerade mitten in einer Depression befinden und sich als antriebslos und lustlos erleben. Zum anderen ist sie auch geeignet für die Phasen in einem depressiven Zyklus, wenn Ihre Motivation wieder steigt und Sie ein Bedürfnis spüren, sich zu bewegen und in Kontakt mit Ihrer Kraft und Lebendigkeit zu kommen. Die Atemübungen und Meditationen können Sie sowohl in Verbindung mit der körperlichen Übungspraxis als auch einzeln im Alltag üben.

Achten Sie dabei auf die im Buch angegebenen Wirkungen: Einige dieser Übungen sind eher geeignet, Ihren Geist zu stabilisieren und zu beruhigen, wenn Sie unruhig sind, während andere Übungen so ausgerichtet sind, dass sie anregend und stimmungsaufhellend wirken. Finden Sie heraus, was Sie gerade brauchen – und lassen Sie sich überraschen, wie verlässlich wirksam eine Yoga-Praxis sein kann.

Bitte bedenken Sie, dass auch jede noch so kurze Yoga-Praxis Ihnen guttun wird – vor allem schon deswegen, weil Sie etwas für sich tun!

An manchen Tagen ist es schon ein großer Erfolg, wenn Sie es überhaupt auf die Matte schaffen. Vielleicht stehen Sie dort für einige Minuten, setzen sich oder legen sich hin.

Die Yoga-Matte ist ein anderer Ort als Ihr Sofa oder Ihr Bett. Sie ist ein Ort, der Sie einlädt und motiviert, für sich selbst zu sorgen und die Blickrichtung neu auszurichten. Sie ist der Ort Ihrer Selbstliebe, Ihrer Selbstwirksamkeit und Ihrer Heilung!

Im Yoga geht es nie um Pflicht oder Zwang, sondern immer um ein Bekenntnis zu sich selbst, um die Hingabe an unsere Selbstfürsorge, die wir als bindend definieren und empfinden – es geht um unser Commitment! Gehen Sie also auf die Matte, schauen Sie, welche Übungen Sie aktuell ansprechen, und beginnen Sie zu üben. Lassen Sie sich überraschen, was passiert. An manchen Tagen werden Sie merken, dass – ehrlich empfunden – (fast) gar nichts geht. An anderen Tagen kommt die Lust zum Üben mit dem Tun (so wie der sprichwörtliche Appetit mit dem Essen kommt).

Üben Sie ein, sich selber mit Nachsicht und Mitgefühl zu begegnen, wenn Sie hinter Ihren eigenen Erwartungen zurückbleiben, weil Sie sich zum Beispiel als antriebslos oder kraftlos erfahren. Machen Sie sich immer wieder bewusst, dass eine Depression eine echte und oft sogar sehr schwere Erkrankung ist. Wenn Sie gerade eine heftige Grippe haben, würden Sie schließlich auch nicht von sich erwarten, dass Sie beschwingt über die Yoga-Matte schweben!

Und lernen Sie auch, sich selber zu loben, wenn Sie es geschafft haben, sich in Bewegung zu setzen. Ihr Belohnungszentrum im Gehirn wird auf solche Anerkennung und Nachfreude reagieren und Hormone ausschütten, die Ihr Wohlbefinden spürbar steigern werden.

In der Folge finden Sie noch ein paar praktische Tipps rund um Ihre Übungspraxis.

Allgemeines zur Gestaltung einer regelmäßigen Übungspraxis

Zeit zum Üben finden

Es gibt einige ideale Zeitpunkte für Ihre Yoga-Praxis: entweder am Beginn oder zum Ende des Tages. Üben Sie entweder gleich nach dem Aufstehen, besonders dann, wenn Sie unruhig geschlafen und vielleicht auch noch schlecht geträumt haben. Sie werden sich nach der Übungspraxis gelassener und wacher fühlen. Vor allem aber geben Sie sich selbst das Gefühl, wieder Initiative zu ergreifen und »die Zügel wieder in die Hand zu nehmen«. Am Morgen üben Sie am besten Bewegungsabläufe (ab S. 155) und energetisierende Atemübungen (ab S. 214).

Wenn Sie erst im Laufe des Tages merken, dass die Stimmung sinkt und Sie wieder mutlos und verzweifelt werden, dann üben Sie am besten gleich, nachdem Sie nach Hause gekommen sind. Wechseln Sie bewusst Ihre Arbeits- bzw. Alltagskleidung gegen Ihre Yoga-Kleidung, nehmen Sie eventuell sogar eine Dusche, um die Mühen des Tages und die dunklen Gedanken von sich abzuspülen! Die Yoga-Praxis wird Ihnen den Abstand schenken, den Sie brauchen, um frisch und etwas unbelasteter auf Ihren

Tag schauen zu können. In dieser Gestimmtheit werden Sie dann auch in der Lage sein, etwas von dem zu entdecken, was gut gelaufen ist, was Ihnen gelang und Ihnen Freude gemacht hat.

Wenn Sie wissen, dass Sie immer wieder Mühe haben, abzuschalten und die Erlebnisse und Gedanken des Alltags hinter sich zu lassen, dann üben Sie besser direkt vor der Nachtruhe.

Treffen Sie ggf. mit Ihrem Partner / Ihrer Familie ganz klare Absprachen, wann Sie sich auf die Matte zurückziehen wollen. Respektieren Sie selber diese »Verabredung mit sich selbst«, denn dann fällt es auch Ihren Mitmenschen leichter, zu respektieren, dass Sie für eine kleine Weile mal nicht verfügbar und ansprechbar sind.

Was Sie zum Üben brauchen

Für Ihre Übungspraxis brauchen Sie eine rutschfeste Yoga-Matte (sticky mat). Achten Sie darauf, dass die Matte aus möglichst natürlichen Materialien gefertigt wurde. Matten aus billigem Plastik dünsten oft sehr stark aus, was sehr unangenehm ist, wenn Sie auf dem Bauch liegen. Sparen Sie nicht an der Matte, denn an einer guten Qualität werden Sie lange – und auch nach vielen Maschinenwäschen – noch Freude haben.

Für die Übungen im Sitzen werden Sie wahrscheinlich ein Sitzkissen oder Sitzbänkchen brauchen. Alle Yoga-Materialien bekommen Sie im Fachhandel (siehe Bezugsquelle im Anhang).

Außerdem brauchen Sie für den gestützten Schulterstand (S. 209) und für die Fischhaltung (S. 181) ein festes Kissen, ein Yoga-Polster (ca. 20 cm hoch) oder eine feste Decke, die Sie auf diese Höhe zusammenrollen oder zusammenfalten können.

Ihre Übungskleidung sollte einen möglichst hohen Baumwollanteil mit etwas Spandex oder Elastan aufweisen, sodass sie luftdurchlässig und dehnbar ist, ohne sich gleich ganz zu verformen, wenn Sie sich mal richtig drehen oder biegen. Sie sollte nicht zu weit sein und auch nicht zu eng anliegend, da beides das Üben behindert.

Yoga wird im Allgemeinen barfuß geübt. Wenn Sie zu den Menschen gehören, die ganz schnell kalte Füße bekommen, können Sie selbstverständlich auch in gut sitzenden, rutschfesten Sportsocken üben.

Wann ist Vorsicht geboten?

- Üben Sie nicht, wenn Sie wissen, dass Sie eigentlich keine Zeit haben und Sie deswegen unruhig und hastig sind.
- Üben Sie nicht, wenn Sie krank sind, also eine Erkältung, Grippe oder Entzündungen haben. Nach einer schweren Erkrankung schonen Sie sich genügend lange (besonders nach der Einnahme von Antibiotika).
- Üben Sie nicht, wenn Sie sich »irgendwie« krank fühlen, da manche Übungen eine beginnende Erkrankung noch verstärken können. Warten Sie eine Untersuchung beim Arzt ab.
- Üben Sie keine Haltungen und Bewegungsabläufe bei akuten Erkrankungen im Bewegungsapparat (Hexenschuss, Bandscheibenprobleme, Ischias und sonstige starke Schmerzen). In diesen Fällen braucht Ihr Körper für kurze Zeit Ruhe und höchstens kleine, entkrampfende Bewegungen. Wenn Ihre Beschwerden schon etwas zurückliegen oder Sie ernsthafte Probleme im Bewegungsapparat aufgrund von Abnutzung haben, üben Sie zuerst unbedingt unter der Anleitung eines qualifizierten Yoga-Lehrenden (am besten mit der Zusatzqualifikation »Rückenschulleiter*in«).
- Lassen Sie Rückenschmerzen, die über einen längeren Zeitraum anhalten, unbedingt von einem Arzt abklären. Zeigen Sie Ihrem Arzt, welche Übungen Sie machen wollen, und sprechen Sie sie mit ihm ab.

- Üben Sie nicht (oder nur unter fachärztlicher Anleitung), wenn bei Ihnen starke psychische Störungen diagnostiziert worden sind (etwa eine Psychose oder bipolare Störung). Ihre Beschwerden könnten sich verschlimmern.
- Üben Sie sehr vorsichtig, wenn Ihr Kreislauf und Blutdruck zu starken Schwankungen neigen. Normalerweise reguliert sich ein zu niedriger Blut-druck nach einiger Zeit durch Bewegungsabläufe und kraftvolle Haltungen. Ist Ihr Blutdruck eher zu hoch oder haben Sie ernsthafte Durchblutungsstörungen (arterielle Durchblutungsstörungen, Schwindel, schwere Venenentzündungen), dann sprechen Sie Ihre Übungspraxis mit Ihrem Arzt ab. Sollten Sie bereits einen Herzinfarkt (bzw. Bypass) oder Schlaganfall gehabt haben, fragen Sie Ihren Arzt nach einer Ornish-Herz-Gruppe, in der Yoga unter ärztlicher Aufsicht geübt wird.
- Frauen sollten ausprobieren, wie sie das Üben während der Monatsblutung vertragen. Horchen Sie sorgsam in Ihren Körper hinein und nehmen Sie seine Signale und Reaktionen ernst. Bevorzugen Sie eine dynamische, aktivierende Übungspraxis (ab S. 103), wenn Sie zum prämenstruellen Syndrom (PMS) mit depressiven Verstimmungen neigen.
- In der Schwangerschaft können viele Frauen so lange üben, wie sie sich wohl dabei fühlen. In einem speziellen Kurs »Yoga für Schwangere« wird man aber besser zum Beispiel auf Stimmungsschwankungen eingehen, die im Zusammenhang mit der Schwangerschaft auftreten können. Beobachten Sie Ihren Körper sehr achtsam, und sprechen Sie vor allem das Übungsprogramm (insbesondere die Atemübungen) mit der Hebamme ab. Entsprechende Adressen für Yoga-Spezialkurse zur Geburtsvorbereitung kann Ihnen der BDY (Berufsverband der Yoga-Lehrenden in Deutschland, www.yoga.de) oder das Geburtshaus in der nächsten größeren Stadt vermitteln.

Ihren Yoga-Platz gestalten
Finden Sie in Ihrer Wohnung einen Platz, der Ihnen angenehm ist und an dem Sie ungestört sind. Wenn Sie gerade in der Talsohle der Depression sind, rollen Sie die Matte möglichst in der Nähe Ihres Bettes aus, damit Sie sie möglichst oft sehen und der Weg dahin nicht so weit und anstrengend ist. Wenn es Ihnen gerade etwas besser geht, dann wählen Sie einen Ort in Ihrer Wohnung, der möglichst hell und licht ist und Ihnen genügend Raum bietet.

Ihr Yoga-Platz sollte eine Temperatur haben, die Ihnen angenehm ist. Sie sollten ihn gut lüften können, und er sollte Ihnen vor allem Rückzug gewähren. Gut ist es, wenn Sie eine Tür hinter sich schließen können, um so den Alltag und störende Geräusche (und Mitbewohner!) auszuschließen. Wenn die Katze oder der Hund mit Ihnen üben will, probieren Sie es aus. Oft ist dann die geteilte Freude eine doppelte Freude, und das Zusammensein mit Ihrem Tier wird helfen, Ihre Stimmung aufzuhellen.

Richten Sie sich den Platz nach Ihren Bedürfnissen her. Schmücken Sie ihn mit allem, was Sie (und nur Sie!) schön finden und was Sie in Ihrem Tun unterstützt.

Kleine Bewegungsabläufe *(Vinyasa)*

Wir beginnen diesen Abschnitt zur Übungspraxis mit kleinen, einfachen Bewegungsfolgen. Sie sind vor allem dann geeignet, wenn Sie sich länger nicht bewegt haben, wenn Sie sich steif oder schwach fühlen oder wenn Ihnen die bedrückenden Gefühle »in den Rücken gefahren« sind.

Den Rücken entlasten (*Apanasana*)

Die Übung

- Kommen Sie in die Rückenlage. Ziehen Sie ein Bein nach dem anderen an den Bauch und umfangen Sie jedes Knie mit einer Hand, sodass Ihre Fingerspitzen nach innen weisen.
- Ziehen Sie ausatmend beide Beine so weit es geht an den Bauch. (1)
- Drehen Sie dann die Hände so, dass die Fingerspitzen fußwärts weisen, und streben Sie einatmend mit beiden Knien so weit vom Körper weg, bis Ihre Arme ganz gestreckt sind und Sie eine angenehme Dehnung in den Schultern spüren. (2)

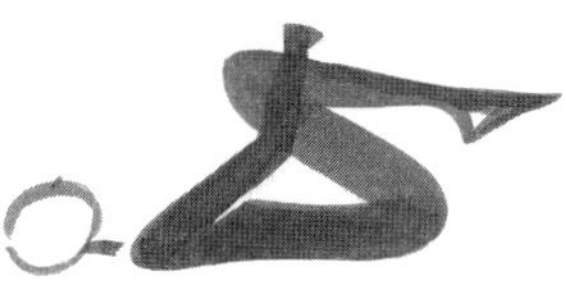
1

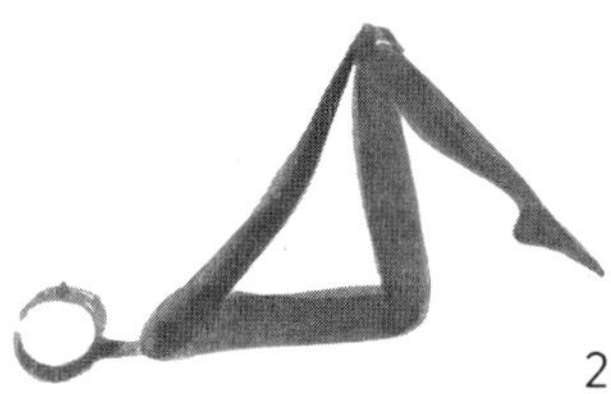
2

- Drehen Sie die Hände wieder so, dass die Fingerspitzen nach innen weisen, und ziehen Sie beide Beine wieder kraftvoll zu sich heran.
- Fahren Sie in Ihrem Atemrhythmus mit dieser Bewegung fort, so lange es Ihnen angenehm ist. Um die Übung zu beenden, stellen Sie die Füße zurück zum Boden und spüren Sie nach: Wie fühlen Sie sich jetzt im Bauchraum und im unteren Rücken?

Tipp

Die Übung wirkt noch intensiver und angenehmer, wenn Sie sich dabei ein inneres Lächeln schenken!

Wirkungen

- Der Yoga-Name dieser Übung ist Apanasana. Apana ist die Kraft, die uns hilft, alles loszulassen, was uns beschwert und belastet. Sie ist zuständig für die Ausatmung, die Stuhlentleerung und das Schwitzen – also für biologische Vorgänge, die uns reinigen und entlasten.
- Der Wechsel zwischen dem Heranziehen und dem Wegschieben der Beine vom Bauch regt die Darmtätigkeit an. Neben diversen anderen Hormonen produziert der Darm ca. 95 Prozent des Wohlfühlhormons Serotonin, und seine Aktivität ist damit ein wichtiger Faktor für unser Wohlbefinden. In den Phasen depressiver Verstimmung vermindert sich vielfach die Darmtätigkeit. Die dadurch entstehende Darmträgheit und Verstopfung erzeugt Gefühle von Schwere und Unwohlsein, denen diese Übung entgegenwirkt.
- Die Bewegung in Verbindung mit der Atmung wirkt zudem ausgleichend auf unser vegetatives Nervensystem.

Ablauf mit Schulterbrücke (*Dvipada pitham*)

Die Übung

- Kommen Sie in die Rückenlage. Stellen Sie die Füße vor dem Becken auf, zueinander parallel und in etwa beckenbreit voneinander entfernt. Achten Sie darauf, dass Sie Platz für die Arme in der Verlängerung des Körpers haben, und legen Sie die Arme zunächst neben dem Körper ab. Atmen Sie ruhig aus. (1)

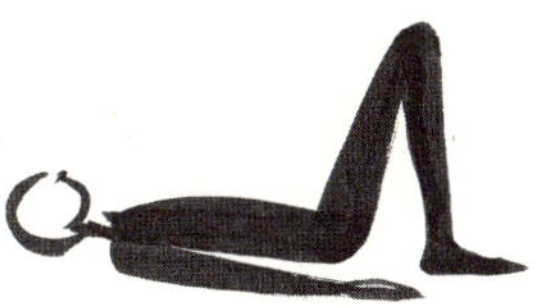

1

- Drücken Sie einatmend mit der ganzen Fläche der Füße fest in oder gegen den Boden, wodurch Ihr Becken und Ihr Rücken sich heben. Führen Sie gleichzeitig die Arme über oben nach hinten und legen Sie sie am Boden ab. (2)
- Lassen Sie die Arme hinten, wenn Sie ausatmend langsam den Rücken und das Becken wieder am Boden ablegen. Atmen Sie ruhig ein. (3)

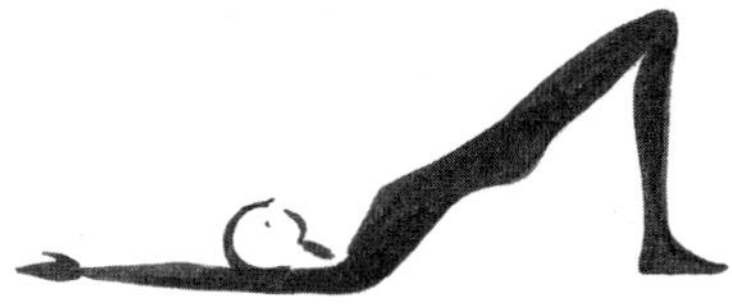

2

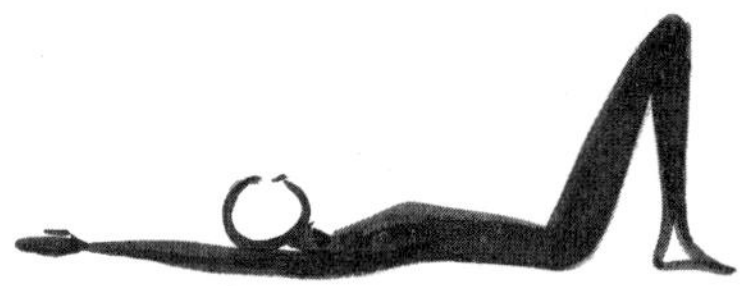

3

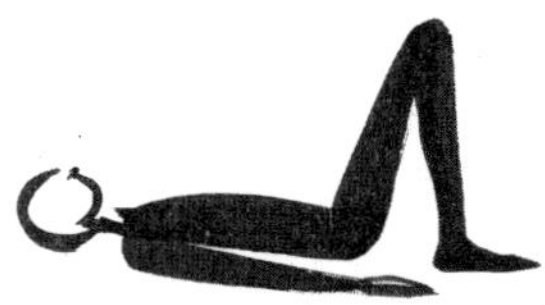

4

- Führen Sie ausatmend die Arme wieder zurück neben den Körper. (4 wie 1)
- Wiederholen Sie diesen Ablauf 8 bis 10 Mal im Rhythmus Ihres Atems. Nachdem Sie die Übung beendet haben, lassen Sie ein Bein nach dem anderen nach unten ausgleiten. Spüren Sie in der Rückenlage nach: Wie geht es Ihnen jetzt im Rücken, in den Schultern und im Nacken? Ist Ihr Atem etwas tiefer, kräftiger und müheloser geworden?

Wirkungen

- Die Schulterbrücke ist eine Rückbeuge am Boden. Um diese Haltung einzunehmen, brauchen Sie die Kraft Ihrer Beine, des Gesäßes und Ihres unteren Rückens, deren Muskeln dadurch aktiviert und gekräftigt werden. Dieses Asana stärkt damit also Ihre Basis.
- Dazu kommt die Aktivierung der Bauchatmung durch die leichte Umkehrhaltung, in der der Bauch höher ist als der Kopf. Eine gute Bauchatmung schenkt uns eine tiefe, ruhige Kraft, die uns hilft, wieder aktiv zu werden, wenn die Depression uns antriebslos macht.
- Rückbeugen bewirken im Körper mehr Aufrichtung und im vegetativen Nervensystem eine Anregung des Sympathikus. Dadurch fördern sie den Zustand von Wachheit und Klarheit.
- Noch ein angenehmer Nebeneffekt: Die dynamisch geübte Schulterbrücke ist immer sehr hilfreich, um Verspannungen im Nacken- und Schulterbereich und im Rücken zu lindern.

Ablauf mit Schulterbrücke und Apanasana

Die Übung

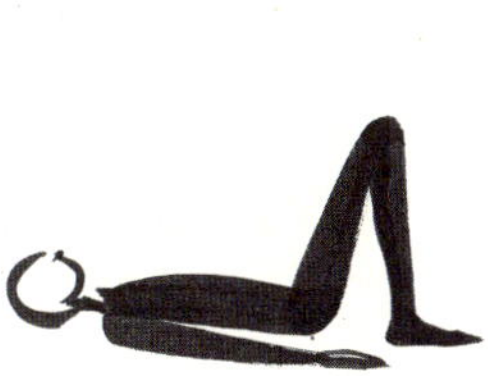

1

- Kommen Sie in die Rückenlage. Stellen Sie die Füße vor dem Becken auf, zueinander parallel und in etwa beckenbreit voneinander entfernt. Achten Sie darauf, dass Sie Platz für die Arme in der Verlängerung des Körpers haben, und legen Sie die Arme zunächst neben dem Körper ab. Atmen Sie ruhig aus. (1)

- Drücken Sie einatmend mit der ganzen Fläche der Füße fest in oder gegen den Boden, wodurch Ihr Becken und Ihr Rücken sich heben. Führen Sie gleichzeitig die Arme über oben nach hinten und legen Sie sie am Boden ab. (2)
- Lassen Sie die Arme hinten, wenn Sie mit dem Beginn der Ausatmung langsam den Rücken und das Becken zum Boden ablegen. (3)
- Atmen Sie weiter aus und ziehen Sie ein Bein nach dem anderen an den Bauch. (4)
- Mit dem Rest der Ausatmung führen Sie die Arme zurück. Legen Sie die Hände um die Knie, ziehen Sie Ihre Beine kräftig an den Bauch und heben Sie den Kopf. (5)
- Strecken Sie einatmend die Beine in die Senkrechte und führen Sie die Arme wieder über oben nach hinten. (6)
- Stellen Sie mit dem Beginn der Ausatmung den rechten Fuß zurück zur Erde (7),

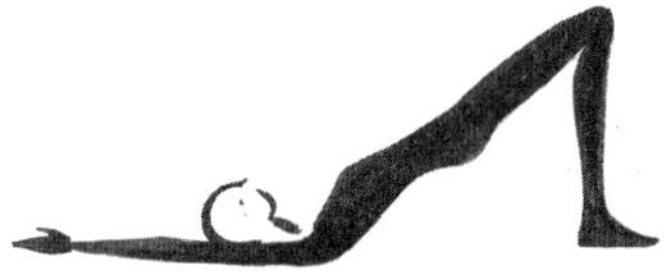
2

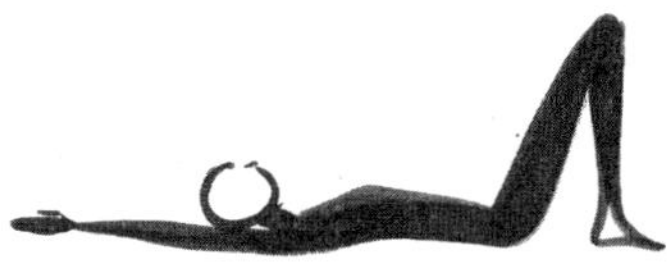
3

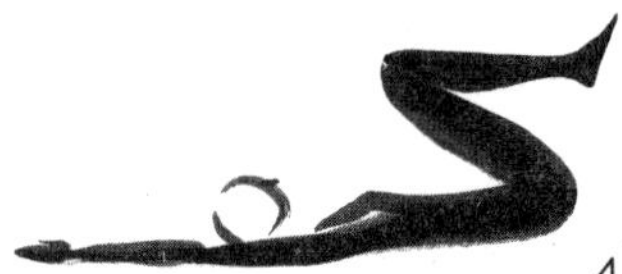
4

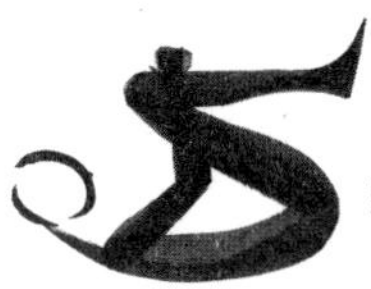
5

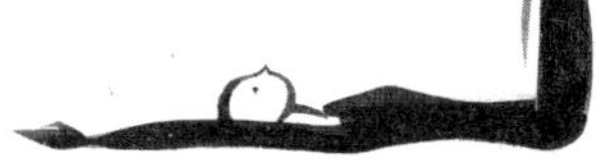
6

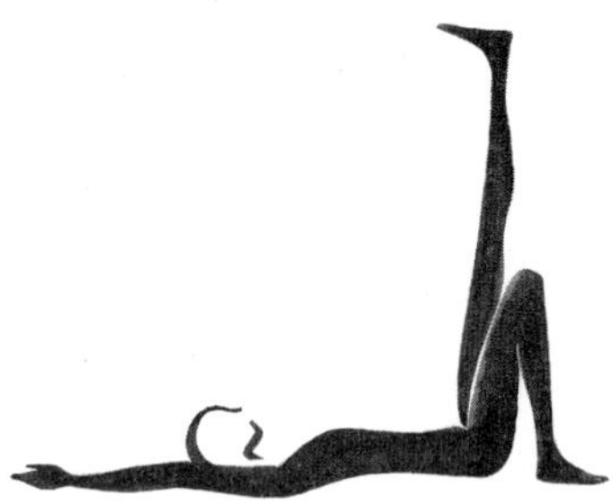
7

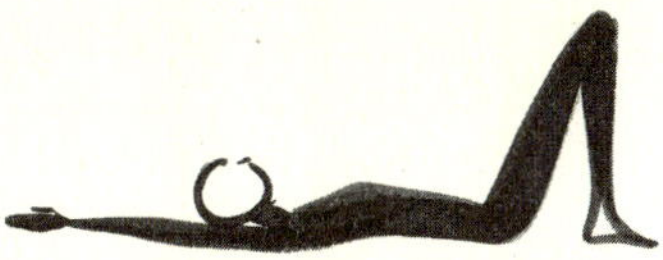

8

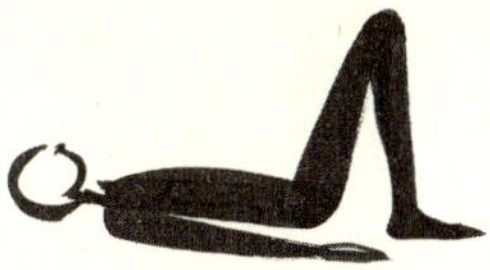

9

dann den linken Fuß (8), und führen Sie schließlich – mit dem Rest der Ausatmung – Ihre Arme zurück neben den Körper. (9 wie 1)

- Wiederholen Sie diesen Ablauf 6 Mal im Rhythmus Ihres Atems. Nachdem Sie die Übung beendet haben, lassen Sie ein Bein nach dem anderen nach unten ausgleiten. Spüren Sie nach in der Rückenlage: Wie geht es Ihnen jetzt im Rücken, in den Schultern und im Nacken? Als wie lebendig erfahren Sie sich jetzt in Ihrem Bauchraum?

Wirkungen

- Dieser Übungsablauf regt sowohl die Muskeln des Rückens, des Bauchs und der Beine an als auch die Organe des Bauches, besonders den Darm. Er wirkt also aktivierend und belebend, obwohl Sie in der Rückenlage üben.
- Der lange Ausatem unterstützt uns darin, bewusst all das auszuatmen und loszulassen, was uns beschwert und belastet.
- Die Synchronisation von Atem und Bewegung wirkt ausgleichend auf das vegetative Nervensystem. Die Konzentration auf den Ablauf und die Synchronisation des Atems hilft dabei, uns von unserem Denken abzukoppeln und uns von Moment zu Moment zu erfahren.

Bewegungsablauf zur Stärkung des Herzens

Track 2 »Yoga bei Depression«

Die Übung

- Kommen Sie in den aufrechten Stand. Ihre Füße stehen dabei beckenbreit und in etwa parallel zueinander. Achten Sie darauf, dass Sie genügend Platz haben, um Ihre Arme seitlich auszubreiten. Atmen Sie in Ruhe aus und verbinden Sie sich über die Füße und Fingerspitzen mit der Erde, die Sie trägt. (1)
- Heben Sie einatmend Ihre Arme seitlich in Schulterhöhe. Öffnen Sie sich für all das, was Sie in Ihrem Leben als gut, gelingend und positiv erfahren. (2)
- Führen Sie ausatmend Ihre Hände vor dem Herzen zusammen. Lenken Sie all das Gute und Positive in Ihr Herz. Verweilen Sie einen Moment so, senken Sie etwas den Kopf und spüren Sie in Ihr Herz hinein. (3)
- Mit dem nächsten Einatem heben Sie langsam Ihre Arme und Ihren Blick. Öffnen Sie sich für die Weite und das Licht des Himmelsraumes über Ihnen. (4)
- Führen Sie ausatmend Ihre Arme zurück neben den Körper und bringen Sie damit ganz viel von dieser Weite und dem

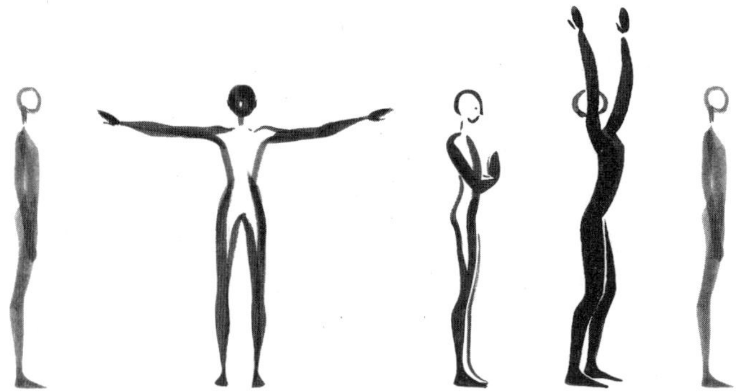

1 2 3 4 5

Licht des Himmels hinunter auf die Erde – dorthin, wo Sie gerade jetzt sind. (5)

- Wiederholen Sie diesen Ablauf einige Male. Richten Sie Ihren Geist dabei ganz aus auf diese inneren Bilder:
  - sich für all das Gute in Ihrem Leben öffnen
  - es in Ihr Herz nehmen
  - sich für die Weite und das Licht des Himmels öffnen
  - die Weite und das Licht vom Himmel in das eigene Leben führen.
- Nachdem Sie die Übung beendet haben, spüren Sie noch einige Atemzüge nach.
- Wie geht es Ihnen jetzt? Ist Ihnen vielleicht etwas weiter und wohler ums Herz?

Wirkungen

- Der Bewegungsablauf erzeugt ein Gefühl von Weite im Brust- und Herzraum und hilft, wieder tiefer durchzuatmen.
- Das Wesentliche dieses kleinen Ablaufes ist die innere Ausrichtung des Denkens und Fühlens. Jede der Körperhaltungen korrespondiert hier mit einem inneren Bild, das uns auf das Gute, Gelingende und Positive schauen lässt, das auch in der dunkelsten Nacht der Seele noch in jedem Leben zu finden ist.
- Wenn Sie sich vorstellen, mit der letzten der vier Gesten das Weite und Lichtvolle aus dem Himmel in Ihr Leben zu geleiten, dann wird in Ihnen die Empfindung wachsen, dass Sie sich selber aus dem Gefühl von Enge und Bedrückung befreien und somit sich selbst etwas Gutes tun können. Das mindert die Gefühle, die sich ausdrücken in Sätzen wie »Was soll ich nur tun?« und die uns in einer Depression belasten.

Bewegungsablauf, um wieder kraftvoll aufzutauchen

Die Übung

- Kommen Sie in den aufrechten Stand. Ihre Füße stehen dabei beckenbreit und in etwa parallel zueinander. Achten Sie darauf, dass Sie genügend Platz haben, um Ihre Arme seitlich auszubreiten. Atmen Sie in Ruhe aus und verbinden Sie sich über die Füße mit der Stabilität und Ruhe der Erde, die Sie trägt. (1)
- Kommen Sie einatmend hoch in den Zehenstand. Führen Sie die Arme dabei über die Seiten nach oben und schauen Sie nach oben. (2)
- Senken Sie ausatmend langsam (!) die Fersen und die Arme. Schauen Sie vor sich in den Raum.

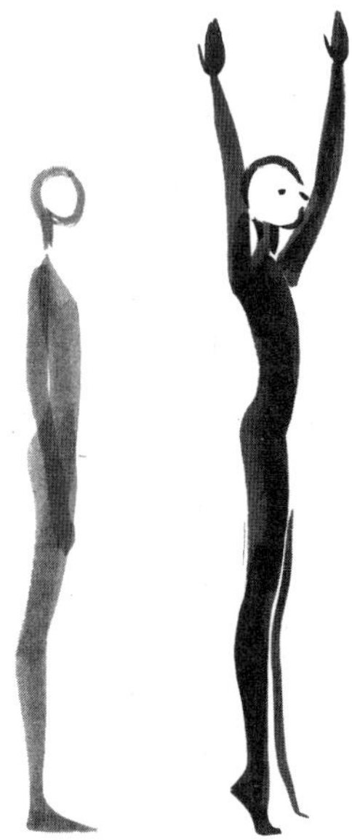

1 2

- Wiederholen Sie diesen kleinen Ablauf einige Male. Spüren Sie, wie Sie sich aus der Kraft Ihrer Beine in den Zehenstand erheben und wie Sie mit dem Heben der Arme auftauchen. So können Sie Enge und Dunkelheit hinter sich lassen. Nachdem Sie die Übung beendet haben, spüren Sie noch für einige Atemzüge nach. Wie geht es Ihnen jetzt? Hat die Übung Ihnen wieder ein Gefühl für die eigene Kraft und etwas Auftrieb gegeben?

Wirkungen

- Das Sich-Erheben in den Zehenstand und das Heben der Arme hat – im wahrsten Sinne des Wortes – etwas Erhebendes. Es ist eine Bewegung des Auftauchens, in der Sie sich dem Licht zuwenden, das immer im Raum über Ihnen zu finden ist.
- Das langsame Auf und Ab, um in den Zehenstand zu kommen und ihn wieder zu verlassen, schenkt Ihnen ein Gefühl der Kraft in den Füßen und Beinen.
- Die Bewegung der Arme lässt Sie wieder Weite im Brustraum erfahren, sodass Sie wieder auf- und durchatmen können.

Bewegungsablauf, um sich wieder für das Leben zu öffnen *(Virabhadrasana Flow)*

Die Übung

- Machen Sie im aufrechten Stand mit Ihrem linken Fuß einen großen Schritt nach vorne. Achten Sie dabei darauf, dass Ihre Füße in etwa beckenbreit voneinander entfernt stehen. Der hintere Fuß ist ca. 10 Grad nach außen gedreht. Richten Sie beide Seiten des Beckens ganz gerade nach vorne aus.
- Strecken Sie bewusst beide Beine, drücken Sie die Außenkante der rechten Ferse in die Matte und streben Sie über die Fingerspitzen nach unten. Spüren Sie die Klarheit und Kraft dieser Haltung. (1)
- Mit dem nächsten Einatmen heben Sie beide Arme über vorne nach oben und beugen das linke Bein. (2)

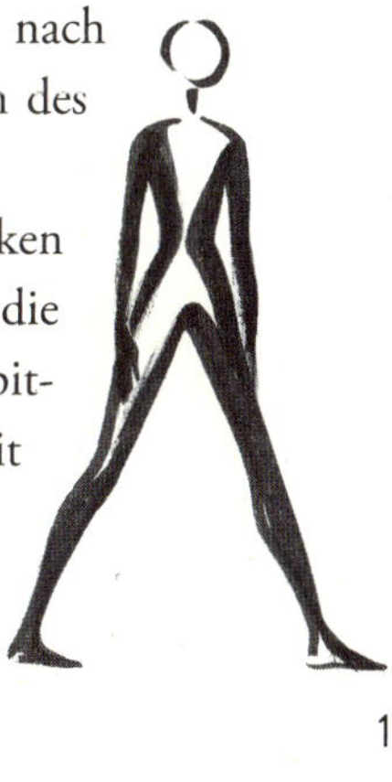
1

- Lassen Sie für einen Atemzug (AA und EA) Raum und Weite rund um Ihr Herz entstehen und stellen Sie sich vor, sich in dieser Haltung – hier in diesem geschützten Raum – für Ihr Leben zu öffnen.
- Senken Sie ausatmend langsam Ihre Arme und strecken Sie das vordere Bein.
- Wiederholen Sie diesen Ablauf 5 Mal pro Seite. Spüren Sie anschließend im Stand nach und werden Sie sich bewusst, wie Sie sich nun fühlen. Erfahren Sie mehr Weite und Entspannung im Brust und Herzraum? Ist Ihnen leichter ums Herz? Ist es wieder möglich, durchzuatmen?

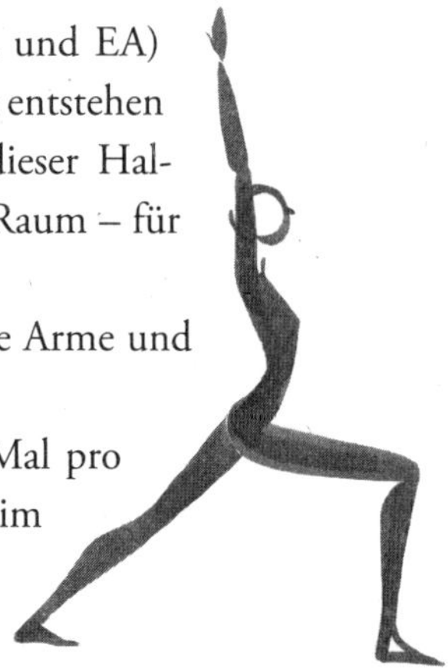

2

Wirkungen

- Die Körperhaltung, die im Mittelpunkt dieses kleinen Bewegungsablaufs steht, wird im Yoga »Held« genannt, denn es wird als heldenhaft angesehen, wenn wir bereit sind, uns dem Leben zu stellen und uns für all das zu öffnen, was es uns entgegenbringt. Die leichte Rückbeuge der Wirbelsäule in Verbindung mit dem Heben der Arme und dem Einatmen aktiviert den sympathischen Ast des Nervensystems, was Sie beleben und Ihren Geist klären wird. Gleichzeitig erlaubt Ihnen der kleine Ablauf auch, die Kraft Ihrer Beine zu spüren.
- Die Ausgangshaltung kann Ihnen durch ihre klare Struktur die Erfahrung von Ausrichtung und Klarheit vermitteln.

Kleiner Sonnengruß – sich dem Licht zuwenden

Die Übung

- Stellen Sie im aufrechten Stand (Tadasana) Ihre Füße hüftgelenkbreit und parallel. Spüren Sie den Kontakt Ihrer Füße zum Boden und verbinden Sie sich mit der Ruhe und Kraft der Erde. Schließen Sie die Augen und kommen Sie ganz zu sich. Atmen Sie tief aus.
- Heben Sie einatmend die Arme über die Seiten nach oben. Streben Sie mit dem Brustbein nach vorn und oben. Strecken Sie sich in der Atemfülle in der Brustwirbelsäule, sodass Sie in eine leichte Rückbeuge kommen. Schauen Sie nach oben.
- Führen Sie die Arme ausatmend über die Seiten nach unten. Beugen Sie die Beine etwas an und kommen Sie so mit einem langen, gedehnten Rücken in die Vorbeuge. Stellen Sie die Fingerkuppen oder flachen Hände seitlich neben den Füßen auf. Lassen Sie den Kopf entspannt hängen. Lassen Sie alle Mühsal und Schwere an sich herunterrinnen in die Erde.
- Legen Sie die Hände an die Schienbeine oder Knie und biegen Sie Ihren Rücken kraftvoll einatmend nach unten durch. Ihre Arme sind nun gestreckt. Schauen Sie nach vorne.
- Lassen Sie ausatmend den Oberkörper wieder sinken. Stellen Sie die Hände auf und bringen Sie ein Knie nach dem ande-

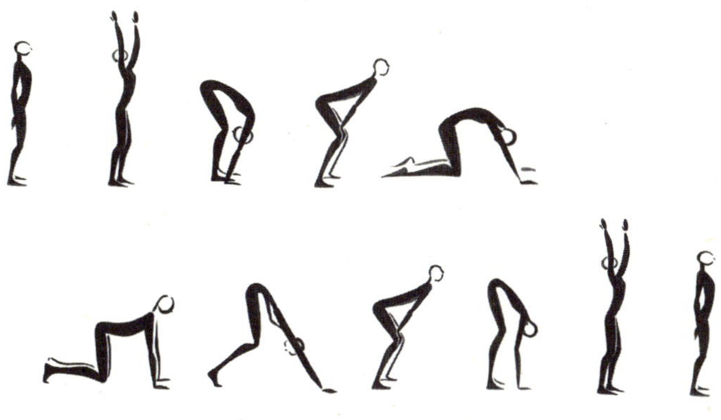

ren zum Boden, bis Sie im Vierfüßlerstand sind. Machen Sie mit dem Rest des Ausatems einen Katzenbuckel.

- Biegen Sie einatmend Ihren Rücken wieder nach unten durch und schauen Sie nach vorne.
- Stellen Sie die Zehen auf. Schieben Sie sich ausatmend nach hinten und oben in die Haltung des Hundes, der nach unten schaut. Schieben Sie Ihr Becken mit den Sitzbeinen weit nach oben und hinten. Verweilen Sie während fünf Atemzügen in diesem Asana. Finden Sie genau die Haltung, die sich für Sie stimmig anfühlt. Beugen Sie gerne die Beine etwas an, damit der Rücken lang werden kann und Sie sich mit dem Brustkorb weit nach hinten und oben dehnen können. Atmen Sie tief ein und aus: Jedes Einatmen schenkt Ihnen Kraft, jedes Ausatmen hilft beim Loslassen. Atmen Sie noch einmal tief aus.
- Schauen Sie nach vorne und wandern Sie mit dem Einatem mit so vielen Schritten, wie Sie brauchen, nach vorne, bis sich Ihre Füße in etwa zwischen den Händen befinden. Legen Sie Ihre Hände an die Schienbeine oder Knie, biegen Sie den Rücken wieder nach unten durch.
- Entspannen Sie den Rücken und lassen Sie Ihren Oberkörper und Kopf ausatmend sinken. Lassen Sie noch einmal alles an sich abrieseln, was Sie belastet.
- Beugen Sie die Beine an, richten Sie sich einatmend auf, heben Sie die Arme und schauen Sie nach oben.
- Führen Sie ausatmend die Arme nach unten, legen Sie die Handflächen vor der Brust aneinander und schauen Sie gerade nach vorne.
- Verweilen Sie noch einen Moment im Stand. Entspannen Sie Ihren Atem. Atmen Sie ruhig und lautlos weiter. Spüren Sie nach und werden Sie sich bewusst, wie gesammelt und erfrischt Sie jetzt Ihren Geist erfahren.

Tipp
Machen Sie den »Kleinen Sonnengruß« am besten mindestens 3 Mal. Je öfter Sie ihn üben, desto besser werden Sie sich von belasteten Gedanken befreien und wieder in Ihre Kraft finden können.

Wirkungen

- Durch die innere Ausrichtung auf Licht sind Sonnengrüße immer stimmungsaufhellend!
- Und die Harmonie zwischen Rück- und Vorbeugen, Ein- und Ausatmung harmonisiert die beiden Äste des vegetativen Nervensystems: den anregenden Sympathikus und den beruhigenden Parasympathikus. Das bewirkt eine Stabilisierung des Vegetativums, die wir in Phasen der Depression ganz besonders dringend brauchen.
- Wenn unser Geist unruhig und besorgt ist, dann helfen die klare Struktur und der fast ritualisierte achtsame Ablauf der Sonnengrüße zuverlässig dabei, uns von Denkschleifen und vom Grübeln abzukoppeln. Wir erfahren uns nun von Moment zu Moment, von Übungsschritt zu Übungsschritt, von Atemzug zu Atemzug.
- Der hier vorgestellte Sonnengruß ist bewusst einfach gehalten, damit er Ihnen leichtfällt und Freude macht.

Die nun folgenden drei Bewegungsabläufe aus dem Kundalini-Yoga sind wundervoll entlastend. Zwei von ihnen nutzen einen sogenannten Reinigungsatem, einen starken Ausatem mit dem Laut »HA!«, »HUI!« oder »HUIT!« – also einem Laut, mit dem unser Geist und unser Nervensystem die Botschaft verbindet:

»WEG DAMIT!«, »ZISCH AB!«, »UND TSCHÜSS!« und Ähnliches. Der Reinigungslaut lädt Sie ein, im Körper und im Geist gestaute Gefühle loszulassen und in Bewegung und hörbaren Atem – wie »HUI!« – umzusetzen. Das tut gut und macht sogar überraschend oft richtig gute Laune!

Schultern und Brustraum von Last befreien

Die Übung

- Kommen Sie in den aufrechten Stand. Stellen Sie Ihre Füße ungefähr schulterbreit auseinander und drehen Sie sie leicht nach außen. Achten Sie darauf, dass Sie viel Platz für die Arme um sich herum haben.
- Legen Sie die Handflächen vor der Brust aneinander. Atmen Sie aus und finden Sie Ihre mittlere Achse, Ihre Drehachse.

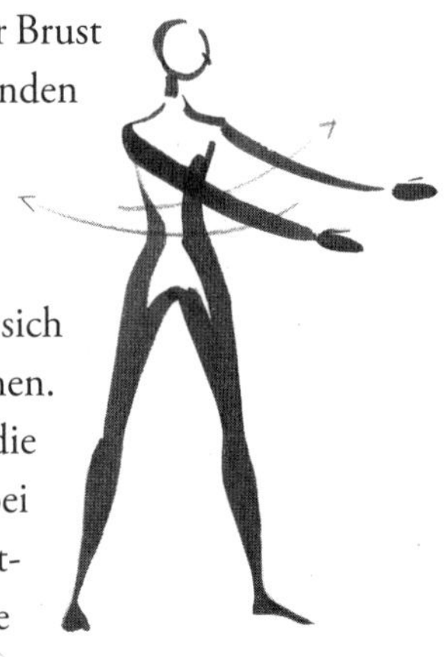

- Lassen Sie die Arme wieder sinken und beginnen Sie nun, sich um diese innere Achse zu drehen. Nehmen Sie Ihren Kopf mit in die Bewegung und schauen Sie dabei in Augenhöhe um sich herum. Atmen Sie so, wie Ihr Atem jetzt die Bewegung begleiten möchte, zum Beispiel einatmend zur einen – ausatmend zur anderen Seite schwingen.
- Lassen Sie Ihre Arme entspannt um den Körper schwingen. Wenn Sie sich dabei mit den entspannten Händen kleine Klapse auf den Brustkorb geben, lassen Sie es zu – das reinigt die Lunge!

- Fahren Sie eine Weile fort mit dieser Bewegung. Lassen Sie über Ihre Arme, die entspannt um Ihren Körper herumfliegen, möglichst viel von dem »wegfliegen«, was Sie in den Schultern und im Brustraum beschwert und belastet.
- Wenn Sie die Übung beendet haben, stellen Sie die Füße wieder etwas dichter zusammen. Werden Sie sich bewusst, wie Sie sich jetzt erfahren: Wo fühlen Sie sich entlastet und erleichtert? Wie erfahren Sie jetzt Ihren Atem? Ist Ihr Geist ruhiger und doch auch zugleich wacher geworden?

Wirkungen

- Die rhythmische Drehung entspannt den Brustkorb, die Atemwege und das Lungengewebe und hilft so zuverlässig, wieder aufzuatmen und durchzuatmen.
- Wenn Sie sich im Schwung kleine Klapse mit den entspannten Händen geben, löst das Schleim aus den Tiefen des Lungengewebes und regt seine Durchblutung an. Deshalb ist diese Übung besonders gut geeignet, wenn Sie das Gefühl von Enge im Brustraum haben und Sie nicht mehr richtig tief atmen können.
- Zudem regt die Drehung den Darm an, sodass er wieder beginnt, Botenstoffe wie Serotonin zu produzieren.
- Der Rhythmus der Bewegung macht es unmöglich, dass Sie Ihren üblichen Gedanken nachgehen, sondern fördert die achtsame Wahrnehmung dessen, was Sie jetzt gerade tun. Besonders wenn Sie länger üben, können Sie so die lästigen Denkschleifen »abhängen« und den Autopilotmodus verlassen.
- Und die freie und fliegende Bewegung der Arme lädt Sie ein, sich von Lasten und Bürden zu befreien.

Belastendes loswerden

Die Übung

- Stellen Sie im Stand die Füße schulterbreit auf und drehen Sie sie leicht nach außen. Achten Sie darauf, dass Sie zu den Seiten Platz für die Arme haben.
- Schwingen Sie die Arme vor Ihrem Körper entspannt nach links und rechts und beobachten Sie, zu welcher Seite diese Bewegung leichter geht und sich entschlossener anfühlt.

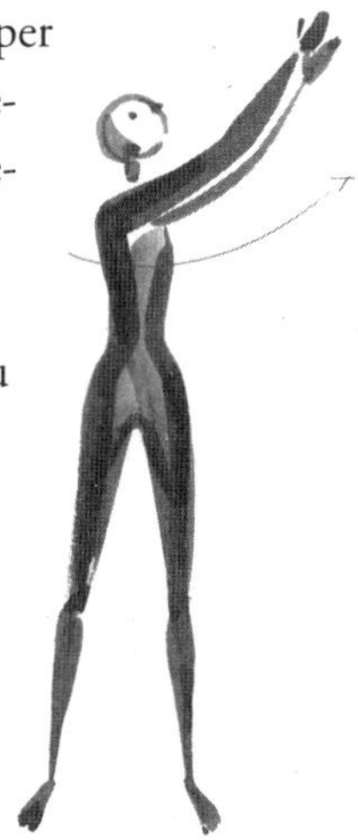

- Beginnen Sie dann, energisch Ihre Arme zu der bevorzugten Seite zu schwingen. Schauen Sie den Händen hinterher und atmen Sie dabei kraftvoll und energisch mit dem Laut »HUI!« oder mit einem eher pfeifenden »HUIT!« aus.
- Stellen Sie sich vor, dass Sie dadurch alles weit wegschleudern, was Sie schwer und eng macht: all die Lasten, die dunklen Gedanken, die Sorgen und Ängste.
- Fahren Sie damit eine Weile fort und bleiben Sie ganz energisch und bestimmt in der Geste des Wegschleuderns. Versuchen Sie mal, wie es sich anfühlt, wenn Sie während dieser Bewegung zum Beispiel denken: »Weg damit!«, »Zisch ab!« oder Ähnliches.
- Spüren Sie anschließend nach und seien Sie sich bewusst, wie Sie sich jetzt wahrnehmen. Fühlen Sie sich ruhiger und klarer? Hat es Ihnen gutgetan, mal mithilfe der Bewegung und des Lauts »Klartext« zu reden und dabei sogar auch mal laut zu werden? Wie erfahren Sie jetzt Ihren Atem? Und wie spüren Sie jetzt Ihre Schultern und Ihren Brustraum? Konnten Sie wegschleudern, was Sie belastet?

Wirkungen

- Diese Übung wirkt vor allem auf einer energetischen und mentalen Ebene, denn Sie machen ja in der Tat eine Geste des Wegschleuderns und Loslassens, die Ihr Nervensystem ganz klar versteht. Je entschiedener und entschlossener Sie die Bewegung machen, umso deutlicher ist die Botschaft: »Schluss! Aus! Weg damit!«
- Die Bewegung der Arme entlastet vor allem die Schultern und den Brust- und Herzraum, sodass Sie wieder leichter und unbeschwerter werden können.
- In ihrer Intensität hat die Bewegung auch etwas Spielerisches und Freches – also Empfindungen, die helfen, die klebrige Dunkelheit aufzulösen, in der man (wenigstens zeitweise) in der Depression festzustecken scheint.
- Wenn es Ihnen gelingt, die Bewegung wirklich energisch auszuführen, dann werden Sie auch spüren können, welche Kraft noch in Ihnen steckt. Das gibt Mut und motiviert, sich auf den Weg aus dem Tal der Depression zu machen.

Reinigungsübung mit der HA- und der HUIT-Atmung

Track 1 »Yoga bei Depression«

Die Übung

- Kommen Sie in den Stand und stellen Sie die Füße beckenbreit und parallel zueinander auf.
- Falten Sie die Hände und heben Sie einatmend die Arme.
- Lassen Sie die Arme nach unten schwingen, zwischen den Beinen hindurch, und beugen Sie diese dabei leicht an.

- Atmen Sie kraftvoll aus, wenn Sie mögen mit einem »HA« oder »HO«, schwingen Sie einatmend wieder hoch und heben Sie die Arme. Lassen Sie sich dabei vom Schwung der Arme und aus der Kraft der Beine wieder aufrichten.

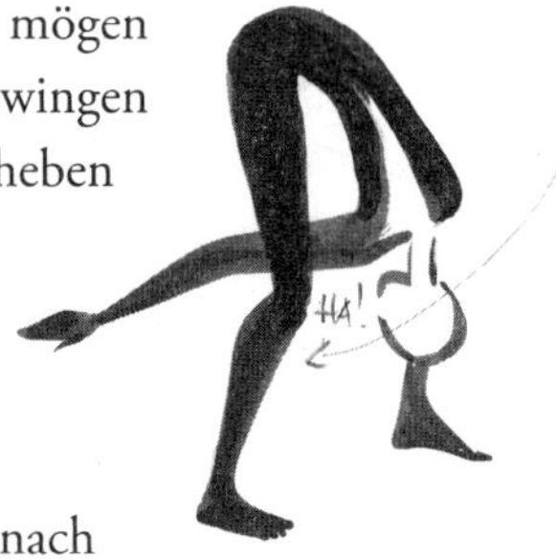

- Schwingen Sie nun beide Arme nach links zur Seite, so als wollten Sie etwas hinter sich werfen, und machen Sie dazu den Pfeiflaut »HUIT!«.
- Lassen Sie sich vom Einatmen wieder hochtragen und heben Sie die Arme.
- Schwingen Sie wieder ausatmend mit dem Laut »HA!« mit den Armen zwischen die Beine und kommen Sie – getragen vom Schwung – wieder hoch.
- Schwingen Sie nun beide Arme nach rechts zur Seite, so als wollten Sie etwas hinter sich werfen, und machen Sie dazu den Pfeiflaut »HUIT!«.
- Fahren Sie mit der Bewegung in Ihrem Atemrhythmus fort: zur Mitte mit »HA!« – nach links mit »HUIT!« – zur Mitte mit »HA!« – nach rechts mit »HUIT!« usw.
- Lassen Sie mit jedem Ausatem, jedem »HA!« oder dem pfeifenden »HUIT!« das los, was Sie beschwert.
- Wenn Sie merken, dass es Ihnen reicht, halten Sie inne und spüren nach. Wie geht es Ihnen jetzt? Spüren Sie, wie die kraftvolle Atmung Sie entlastet hat? Hat die schwungvolle Bewegung Sie mit Energie aufgeladen?

Tipp

Beugen Sie bei dieser schnellen Vorbeuge unbedingt immer die Beine genügend an, um den Rücken zu schützen!

Wirkungen

- Die schnelle und rhythmische Bewegung bringt Ihren Kreislauf in Schwung und wird Ihnen helfen, wieder durchzuatmen.
- Die Töne »HA!« und »HUIT!« wirken entlastend: »HA!« kommt tief aus dem Bauch- und Brustraum. Das pfeifende »HUIT!« lässt Schwere und Dumpfheit nach hinten und oben wegfliegen und bringt somit wieder ein Gefühl von Leichtigkeit.
- Der schnelle Ablauf holt Sie ganz ins Hier und Jetzt – weg von Denkschlaufen und vom Grübeln. Er entlastet und erfrischt den Geist – und macht Spaß!

Stimmungsaufhellung durch Yoga-Haltungen *(Asanas)*

Wenn uns eine Depression ergriffen hat, sollte die Asana-Praxis so beschaffen sein, dass sie uns wieder die Erfahrung von Raum, Weite, Kraft, Stabilität und Leichtigkeit ermöglicht – und idealerweise auch noch die Produktion stimmungsaufhellender Botenstoffe wie Serotonin unterstützt.

Folgende Asana-Gruppen sind dafür geeignet:

- moderate Rückbeugen

  Um sie einnehmen zu können, müssen wir uns innerlich aufrichten und strecken. Durch die mit den Rückbeugen einhergehende Streckung der Wirbelsäule erschaffen sie Raum und Weite im Brust- und Herzraum, also gerade dort, wo wir uns in der Depression oft so eng und eingeschnürt erfahren. Das Aufdehnen des Brustkorbs und der Lungen erlaubt es uns, wieder tief durchzuatmen.

- kraftvolle Vorbeugen
  In den kraftvollen Vorbeugen werden die Beine aktiv gedehnt. Das lässt uns – sobald wir uns wieder aufrichten – die Stabilität und Kraft in den Beinen erfahren. In den Vorbeugen weist der Scheitel zur Erde hin. Diese Haltung bietet uns an, die Vorstellung zu nutzen, beschwerende Gedanken über den Scheitel zur Erde hin abfließen zu lassen, so den Kopf zu entlasten und das Denken und Fühlen zu erleichtern.
- Drehungen
  Drehhaltungen aktivieren den Darm und regen ihn dadurch an, seine Botenstoffe – vor allem das stimmungsaufhellende Serotonin – zu produzieren und auszuschütten. Das geschieht vor allem dann, wenn Sie in der Drehung ganz aktiv und tief ausatmen und dabei die Bauchdecke immer kraftvoll einziehen.
- Umkehrhaltungen
  Wenn beim Üben der Kopf unten und das Becken oben ist, stellen wir im übertragenen Sinn mal »alles auf den Kopf«. Das verändert unsere Perspektive und erlaubt uns neue Sichtweisen.
- Gleichgewichtshaltungen
  Wenn wir nur auf einem Bein stehen, können wir ganz schlecht über etwas anderes nachdenken und schon gar nicht grübeln! Gleichgewichtshaltungen verschaffen uns die oft so dringend benötigte Denkpause und führen uns ins Gewahrsein des jetzigen Augenblicks. Gleichzeitig erfrischen und aktivieren sie den ganzen Organismus und wirken so Dumpfheit und Schwermut entgegen.
- Standhaltungen
  Die Standhaltungen des Yoga erlauben es, uns bewusst zu erden und uns so mit der Ruhe und Kraft der Erde zu verbinden. Es sind oft recht kraftvolle Asanas, die uns die Kraft und Stabilität unserer Basis spüren lassen und uns damit helfen, wieder soliden Boden unter den Füßen zu spüren.

Moderate Rückbeugen

Die Rückbeugen in diesem Yoga-Programm sind so ausgewählt, dass Sie in ihnen genügend (Rück-)Halt finden, um die Öffnung an der Vorderseite des Körpers zu wagen.

Die Engelhaltung (*Bhujangasana-Variante*)

Die Übung

- Kommen Sie in die Bauchlage. Legen Sie Ihre Füße ungefähr schulterbreit voneinander entfernt bequem am Boden ab und breiten Sie Ihre Arme zu den Seiten aus. Legen Sie Ihren Kopf mit der Stirn oder einer Schläfe ab. Atmen Sie ruhig aus.
- Heben Sie mit der Kraft Ihres Einatems den Oberkörper, die seitlich weit ausgedehnten Arme und den Kopf vom Boden und schauen Sie nach vorne. (1)
- Lassen Sie ausatmend Oberkörper, Arme und Kopf behutsam wieder sinken.
- Nehmen Sie einen Zwischenatem und wiederholen Sie diese Übung mehrere Male.
- Verweilen Sie nach ca. 5 Wiederholungen in der Haltung. Stellen Sie sich vor, wie ein Engel kraftvoll und schützend über sich selbst zu schweben.

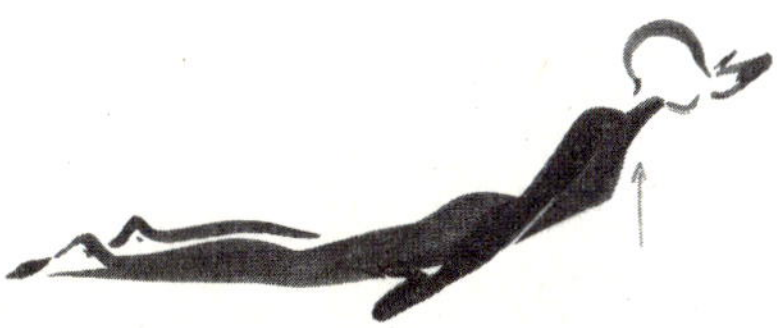

1

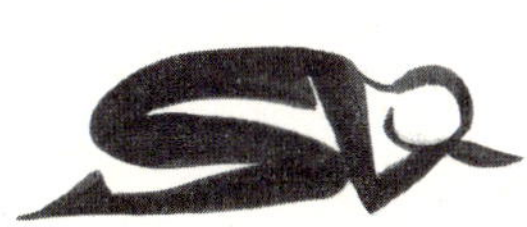

2

- Lassen Sie sich dann langsam zur Erde zurücksinken und kommen Sie im Anschluss in die Kindhaltung (2). Entspannen Sie Ihren Rücken, atmen Sie tief ein und aus und spüren Sie, wie diese Haltung Sie einlädt, ganz zu sich zu kommen und bei sich zu sein.

Wirkungen

- Die dynamische Version der Übung kräftigt den ganzen Rücken, sodass wir besser aufgerichtet bleiben können, selbst dann, wenn wir uns niedergeschlagen fühlen.
- Die kraftvolle Einatmung beim Heben des Oberkörpers, des Kopfes und der Arme aktiviert den Sympathikus und wirkt damit für den ganzen Organismus anregend.
- Das Üben aus der Bauchlage heraus aktiviert den Darm und damit auch seine Produktion der Botenstoffe.
- Die leichte Rückbeuge lädt uns ein, ein Gefühl von Weite zu erfahren.
- Das innere Bild des Engels, der schützend seine Flügel über das eigene Sein ausbreitet, schenkt uns Frieden.

Das Kamel (*Ushtrasana*)

Die Übung

- Kommen Sie in den Kniestand. Die Knie sind hüftgelenkbreit aufgestellt und die Oberschenkel parallel.
- Stützen Sie sich mit den Händen hinten am oberen Beckenrand ab, schieben Sie das Becken nach vorne und lassen Sie sich behutsam in die Rückbeuge sinken.

- Drücken Sie mit den Schienbeinen kräftig gegen bzw. in den Boden und halten Sie die Oberschenkel senkrecht. Finden Sie eine Kopfhaltung, die angenehm für Ihren Nacken ist.

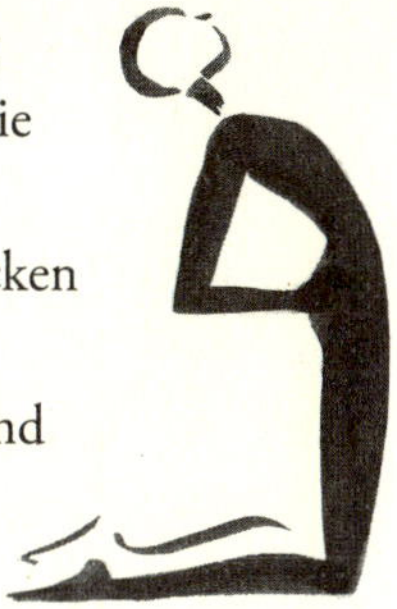

- Verweilen Sie in dieser Haltung ruhig und tief atmend. Spannen Sie Ihre Vorderseite kraftvoll wie einen Bogen auf, so weit es Ihnen im Rücken angenehm ist, und schauen Sie nach oben. Spüren Sie die Spannkraft Ihrer Vorderseite, die Kraft Ihres Rückens und die Weite im Herzraum. Um die Haltung zu verlassen, senken Sie langsam das Becken zu den Fersen ab. Spüren Sie im Fersensitz oder in der Kindhaltung nach. Wie geht es Ihnen jetzt? Wie empfinden Sie Ihren Rücken? Ist er warm und gut durchblutet? Wie erfahren Sie Ihren Brustraum? Ist er weit und vom Atem durchströmt?

Wirkungen

- Diese intensivere Rückbeuge kräftigt die ganze Rückseite des Körpers von den Oberschenkeln bis hoch zum Nacken.
- Die Kräftigung erfolgt spürbar durch das eigene Üben, sodass wir uns klar in unserer Selbstwirksamkeit erfahren können.
- Das Halten der Rückbeuge aktiviert die Einatmung und damit den Sympathikus und wirkt dadurch für den ganzen Organismus anregend.
- Die Körpersprache der Haltung schenkt uns ein Gefühl von Weite und Offenheit, die uns Mut macht, dem Leben wieder zu begegnen und uns einzulassen.

Die Haltung des Ritters *(Virabhadrasana-Variante)*

Die Übung

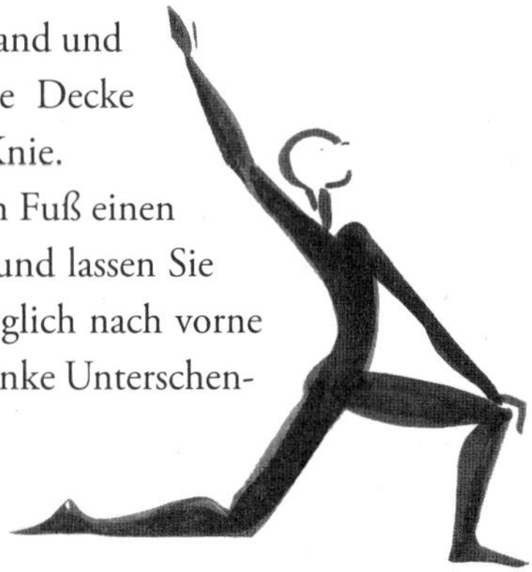

- Kommen Sie in den Kniestand und legen Sie sich eine weiche Decke oder ein Polster unter die Knie.
- Machen Sie mit dem linken Fuß einen weiten Schritt nach vorne und lassen Sie Ihr Becken so weit wie möglich nach vorne und unten sinken, bis der linke Unterschenkel in etwa senkrecht steht.
- Legen Sie die linke Hand an das linke Knie und führen Sie einatmend Ihren rechten Arm in einem weiten Bogen über vorne nach oben. Schauen Sie nach oben.
- Atmen Sie ruhig und tief weiter und lassen Sie einen großen, weiten Dehnbogen vom rechten Fußrücken über das Bein, die rechte Seite des Rumpfes bis in die Fingerspitzen des rechten Armes entstehen. Spüren Sie die Spannkraft Ihres Körpers und dehnen Sie sich so weit auf, wie es Ihnen gerade noch angenehm ist.
- Verweilen Sie so für ca. 6 Atemzüge. Kehren Sie dann langsam zurück in den Kniestand und wiederholen Sie die Haltung des Ritters mit dem rechten Bein vorne und einer weiten Dehnung Ihrer linken Seite. Um die Übung zu beenden, kommen Sie, wenn möglich, in den Fersensitz (oder sonst einen anderen Sitz Ihrer Wahl).
- Wie geht es Ihnen jetzt? Was hat diese Aufdehnung der Vorderseite Ihres Körpers in Ihnen bewirkt? Wie viel Weite erfahren Sie jetzt in Ihrem Brustraum? Wie weit und frei konnte Ihr Atem werden?

Wirkungen

- Die Körperhaltung des Ritters (Vira) ist ein Ausdruck von Kraft, Offenheit und Hingabe. Durch ihre Form lädt sie uns ein, diese Qualitäten zu spüren und ihnen Ausdruck zu verleihen, denn diese sind auch immer in uns, auch wenn wir uns gerade ganz klein, schwach und elend fühlen.
- Die Haltung des Ritters schenkt uns nicht nur die Vision, sondern auch wieder die Erfahrung von Weite im Herzraum und von innerer Größe.
- Das Halten der intensiv aufgedehnten Rückbeuge aktiviert die Einatmung und damit den Sympathikus und wirkt dadurch für den ganzen Organismus anregend.
- Die Basis der Haltung des Ritters gibt uns Erdung und Ruhe.
- Der nach oben gerichtete Blick erlaubt es, uns mit der Weite und dem Licht des Himmels zu verbinden

Der Fisch *(Matsyasana)*

Die Übung

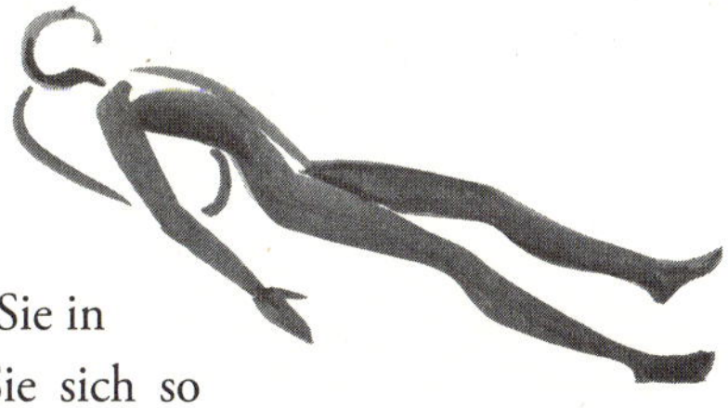

- Rollen Sie ein bis zwei feste, dicke, zusammengerollte Decken zu einem Polster. Kommen Sie in die Rückenlage, legen Sie sich so auf dieses Polster und richten Sie sich so darauf ein, dass es Ihren Oberkörper trägt und Ihnen eine leichte Dehnung und Öffnung im Bereich des Brustkorbs und der Kehle ermöglicht.
- Wenn Sie eine empfindliche Halswirbelsäule haben, legen Sie

sich noch ein festes Kissen oder eine zusammengefaltete Decke unter den Hinterkopf.

- Die Arme sinken seitlich zum Boden, sodass auch Ihre Schultern in die Breite und in die Tiefe sinken können. Legen Sie sich eventuell ein mit Lavendel gefülltes Augenkissen auf, wenn Sie merken, dass Ihre Augen angestrengt sind.
- Verweilen Sie einige Minuten in dieser Haltung. Und entspannen Sie mit jedem Atemzug ganz bewusst den Brust-, den Herz- und den Kehlraum.
- Erspüren Sie, wie Sie getragen werden, und lassen Sie in diesen drei Bereichen wieder Raum und Weite entstehen.
- Um die Haltung zu verlassen, rollen Sie zur Seite und ziehen das (Decken-)Polster unter sich hervor. Lassen Sie sich nun behutsam zum Boden sinken. Spüren Sie nach und werden Sie sich bewusst, wie Sie sich jetzt erfahren. Wie breit und entspannt liegt Ihr Schultergürtel jetzt auf? Wie viel Raum und Weite erfahren Sie jetzt in Ihrem Brustkorb? Wie raumgreifend und tief ist Ihr Atem geworden?

Wirkungen

- Diese gestützte Rückbeuge gibt ein Gefühl für (Rück-) Halt und Sicherheit und macht es uns dadurch leichter, uns zu öffnen und Weite zuzulassen.
- Sie hilft uns, wieder auf- und durchzuatmen.
- Die länger anhaltende Dehnung an der Vorderseite des Brustkorbs hilft sehr gut dabei, Verkürzungen der Brustmuskulatur entgegenzuwirken, die unvermeidlich sind, wenn wir bedrückt und besorgt sind.
- Die Haltung entspannt die Muskeln des Schultergürtels, die dazu neigen, sich (chronisch) zu verspannen, wenn das Leben uns mit der Depression schwere Lasten auf die Schultern lädt.

Kraftvolle Vorbeugen

Wenn Sie sich belastet und bedrückt fühlen, sind Vorbeugen vor allem deshalb sinnvoll, weil sie Sie wieder spüren lassen, wie viel Kraft und Energie in Ihren Beinen steckt. Eigentlich gehört es zum Konzept der Vorbeugen, dass sie uns beruhigen und uns helfen, loszulassen. Vielleicht brauchen Sie das auch an einem Tag, an dem Sie sich unruhig und getrieben fühlen. Ich werde deswegen beide Aspekte in den Übungsanleitungen ansprechen.

Kraftvolle Grätsche (*Prasarita padottanasana*)

Die Übung

- Kommen Sie aus dem Stand auf einer rutschfesten Matte in eine weite Grätsche, in der Ihre Füße ca. 1 Meter entfernt und parallel zueinander stehen. Schmiegen Sie bewusst die Außenkanten beider Fersen in den Boden und ziehen Sie Ihre Innenknöchel nach innen und oben.
- Falten Sie die Hände im Rücken und strecken Sie Ihre Arme so weit wie möglich nach hinten und unten. Spüren Sie, wie dadurch Ihr Brustkorb weit wird, und atmen Sie tief ein.
- Beugen Sie sich ausatmend vor und lassen Sie Ihre Arme aus den Schultergelenken heraus sinken.
- Heben Sie einatmend noch einmal etwas den Oberkörper an, strecken Sie sich kraftvoll in die Länge und lassen Sie sich dann ausatmend sinken. Streben Sie aktiv mit dem Scheitel Richtung Boden und mit den gefalteten Händen nach oben.

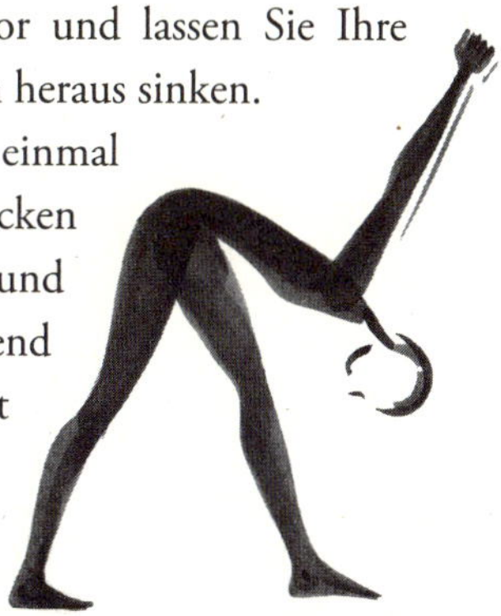

- Verweilen Sie so während einiger ruhiger, tiefer Atemzüge. Strecken Sie einatmend Ihre Beine und Ihre Arme und lassen Sie sich ausatmend noch etwas mehr sinken. Um die Haltung zu verlassen, beugen Sie die Beine etwas an und richten sich einatmend langsam auf. Stellen Sie die Füße hüftgelenkbreit auf und lösen Sie die Hände. Wie nehmen Sie sich nach dieser Vorbeuge wahr? Als wie kraftvoll und geerdet erfahren Sie Ihre Beine? Wie geräumig konnte Ihr Atem werden?

Tipp

Wenn die Armhaltung für Ihre Schultern bei der Dehnung des Brustkorbs zu intensiv ist, dann fassen Sie stattdessen hinter dem Rücken mit den Händen die Ellenbogen.

Wirkungen

- Die Vorbeuge in der weiten Grätsche aktiviert die Füße, die Beine und den Beckenraum. Sie lässt uns Kraft und Standfestigkeit erfahren.
- Die Dehnung der Arme nach hinten und oben erschafft Raum und Weite im oberen Brustbereich, dort, wo wir dazu neigen zusammenzusinken, wenn wir uns bedrückt und traurig fühlen. Das Aufspannen des inneren Raumes lädt den Atem ein, wieder geräumiger zu werden.
- Gleichzeitig lädt uns die Ausrichtung des Scheitels zur Erde hin ein, belastende Gedanken abfließen zu lassen.

Der Hund, der nach unten schaut
(Adho mukha shvanasana)

Die Übung

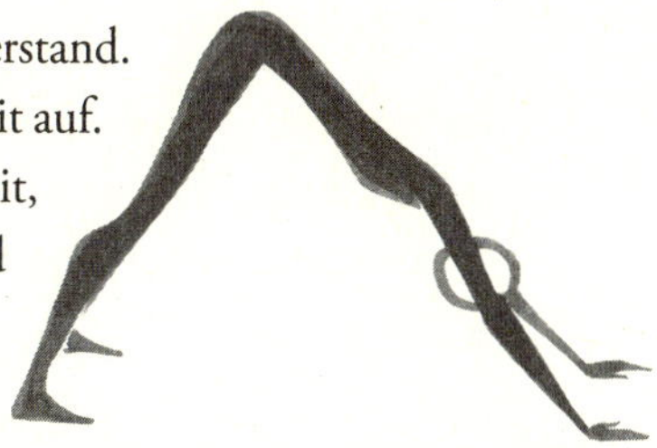

- Kommen Sie in den Vierfüßlerstand. Stellen Sie die Hände schulterbreit auf. Spreizen Sie Ihre Finger ganz weit, schmiegen Sie die Daumen und Kleinfingerballen beider Hände kraftvoll an den Boden und richten Sie sie so aus, dass beide Mittelfinger zueinander parallel gerade nach vorne weisen.
- Stellen Sie die Zehen auf und bringen Sie einatmend Ihren Rücken in eine leichte Rückbeuge.
- Streben Sie ausatmend mit dem Becken nach hinten und oben und schieben Sie sich gleichzeitig über die Hände kraftvoll vom Boden weg.
- Beugen Sie die Beine gern etwas an, damit Ihr Rücken ganz lang werden kann und Sie den Raum Ihrer Achseln weit aufdehnen können. Halten Sie Ihren Kopf in der Verlängerung der Wirbelsäule.
- Atmen Sie in dieser Haltung ruhig und tief ein und aus, mit der Betonung auf der Ausatmung. Ziehen Sie aktiv mit jedem Ausatmen die Bauchdecke nach innen und oben und strecken Sie die Arme.
- Sie können sich auch gerne dabei etwas bewegen wie ein Hund, der sich rekelt.
- Verweilen Sie so mindestens 5 Atemzüge. Um die Haltung zu verlassen, bringen Sie behutsam die Knie zurück zum Boden. Spüren Sie in einem aufrechten Sitz Ihrer Wahl nach. Wie geht es Ihnen jetzt? Können Sie leichter und tiefer atmen? Konnten Sie ggf. Spannung im Schulterbereich, im Brustraum und rund um Ihr Herz lösen?

Tipp
Benutzen Sie für dieses Asana unbedingt eine rutschfeste Matte und ziehen Sie Ihre Socken aus.

Wirkungen

- Dieses Asana ist nicht nur eine Vorbeuge, sondern auch ein kraftvoller Armstütz. Deshalb kräftigt die Haltung unser (physisches) Herz und stabilisiert besonders einen niedrigen Blutdruck.
- Die große Dehnung im Bereich der Achseln aktiviert die Atmung, sodass Sie nach dieser Übung mit großer Sicherheit wieder besser auf- und durchatmen können.
- Gleichzeitig vertieft die Vorbeuge die Bauchatmung, die uns wache Ruhe schenkt.

Der Hund, der ein Bein hebt *(Adho mukha shvanasana-Variante)*

Die Übung

- Kommen Sie in den Vierfüßlerstand. Stellen Sie die Hände schulterbreit auf. Spreizen Sie Ihre Finger ganz weit, schmiegen Sie die Daumen und Kleinfingerballen beider Hände kraftvoll an den Boden und richten Sie sie so aus, dass beide Mittelfinger zueinander parallel gerade nach vorne weisen.
- Stellen Sie die Zehen auf und bringen Sie einatmend Ihren Rücken in eine leichte Rückbeuge.
- Streben Sie ausatmend mit dem Becken nach hinten und oben und schieben Sie sich gleichzeitig über die Hände kraftvoll vom Boden weg.
- Beugen Sie die Beine etwas an, damit Ihr Rücken ganz lang

werden kann und Sie den Raum Ihrer Achseln weit aufdehnen können. Halten Sie Ihren Kopf in der Verlängerung der Wirbelsäule.

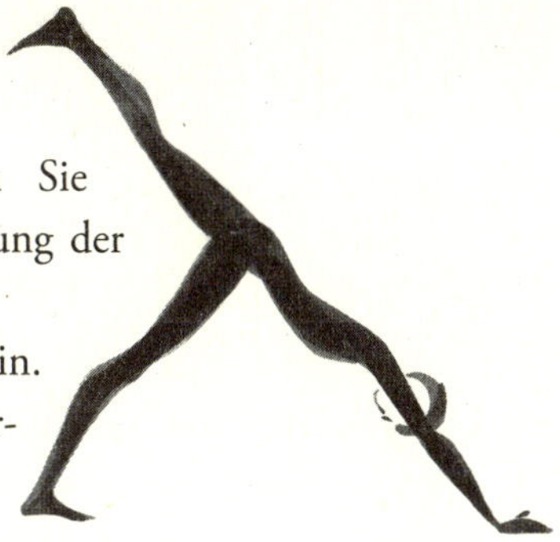

- Heben Sie nun das rechte Bein. Dehnen Sie es weit in Verlängerung Ihres Körpers nach hinten und oben in den Raum.
- Drücken Sie sich entweder klar und entschieden mit den Händen vom Boden weg oder stellen Sie sich vor, dass Sie den Boden nach unten und vorne wegschieben. Dadurch aktivieren Sie Ihre Arme und verringern den Druck auf die Handgelenke.
- Verweilen Sie so für ca. 5 Atemzüge. Wechseln Sie dann das Bein und strecken Sie das linke Bein nach hinten und oben. Verweilen Sie noch einmal für ca. 5 Atemzüge. Senken Sie dann das linke Bein und dehnen Sie sich mit beiden Füßen am Boden noch einmal wohlig durch. Lassen Sie dann die Knie behutsam zum Boden sinken. Spüren Sie in einem Sitz Ihrer Wahl nach. Wie geht es Ihnen jetzt? Als wie aktiviert, belebt und gekräftigt erfahren Sie sich jetzt? Hat Ihr Atem an Kraft und Tiefe gewonnen?

Wirkungen

- Durch das Heben eines Beines wird der Armstütz deutlich intensiviert. Das bewirkt eine spürbare Aktivierung des Atems, der spontan tiefer und voller wird.
- Die Haltung kräftigt und ist sehr anregend, ohne jedoch zu beunruhigen, da sie – mehr noch als das vorhergehende Asana – die Bauchatmung stärkt.

Die Vorbeuge im Stand (*Uttanasana*)

Die Übung

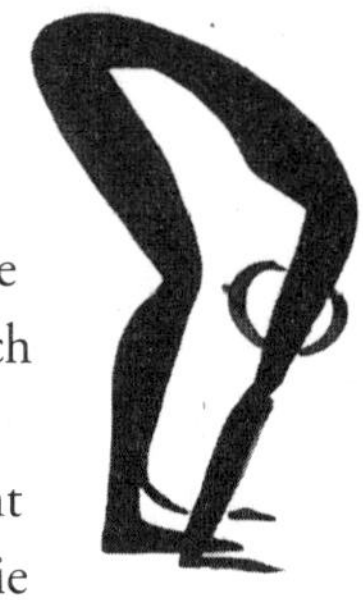

- Kommen Sie in die aufrechte Standhaltung. Halten Sie Ihre Füße beckenbreit und parallel zueinander.
- Nehmen Sie beide Hände seitlich an die Hüften. Atmen Sie ein und richten Sie sich dabei kraftvoll auf.
- Beugen Sie sich ausatmend – gerne mit leicht angebeugten Beinen – vor. Lassen Sie die Hände sinken und stellen Sie sie entweder mit den Fingerspitzen außen neben den Füßen auf oder legen Sie die flachen Hände auf dem Boden auf. Lassen Sie bewusst den Kopf sinken.
- Streben Sie aktiv mit jedem Einatem über das Becken nach oben und lassen Sie mit jedem Ausatem den Oberkörper und den Kopf sinken. Stellen Sie sich dabei vor, Sorgen und andere belastende Gedanken über den Scheitel und die Arme zum Boden hin abfließen zu lassen.
- Verweilen Sie so für einige Atemzüge. Um die Haltung zu verlassen, beugen Sie die Beine, führen Ihre Arme über die Seiten nach oben und richten sich langsam (!) aus der Kraft Ihrer Beine auf. Spüren Sie im Stand nach. Wie geht es Ihnen jetzt? Fühlen Sie sich etwas erleichtert und entlastet? Konnten Sie etwas von dem, was Sie bedrückt, loslassen?

Wirkungen

- Vorbeugen wirken grundsätzlich beruhigend und laden uns eigentlich ein, einmal richtig loszulassen. In dieser Vorbeuge jedoch bleiben Sie körperlich aktiv, wenn Sie einatmend das Becken nach oben schieben, sodass Ihr vegetatives Nervensystem nicht zu sehr in den Ruhemodus umschaltet. Das Loslassen geschieht mehr auf einer mentalen Ebene, in der Vorstellung.
- Die Vorbeuge aktiviert die Ausatmung, die uns dabei unterstützt, Belastendes in den Boden abfließen zu lassen. Diese Wirkung können Sie noch dadurch verstärken, dass Sie mit jedem Ausatem hörbar seufzen.

Das Siegel des Yoga (*Yoga Mudra*)

Die Übung

- Kommen Sie in den Fersensitz. Lassen Sie den Bauch und Oberkörper auf die Oberschenkel sinken.
- Die Stirn kann auf dem Boden aufliegen. Wenn Ihnen das zu tief ist, legen Sie Ihre Hände übereinander und lassen Ihre Stirn auf die Handrücken sinken.
- Lassen Sie los und entspannen Sie die ganze Rückseite Ihres Körpers, vor allem den unteren Rücken und die Schultern. Entspannen Sie auch Ihren Bauch, so als würden Sie einen engen Hosenbund öffnen.
- Atmen Sie ruhig und tief ein und aus. Stellen Sie sich vor, dass Sie belastende und bedrückende Gedanken über die Stirn in den Boden abfließen lassen können, während die Haltung Ihnen gleichzeitig hilft, sich zu sammeln, und Sie schützt.

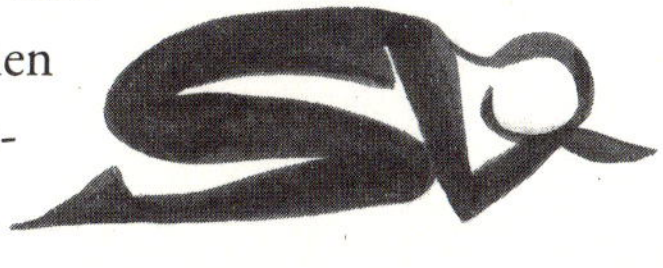

Wirkungen

- Diese zusammengefaltete Körperhaltung schenkt uns die Empfindung, in uns selbst geschützt zu sein. Sie ist sehr gut dazu geeignet, das Mauseloch zu ersetzen, in das man in der Depression so gerne verschwinden möchte. Während das Mauseloch aber eher ein Ort der Resignation ist, ist Yoga Mudra eine Haltung der inneren Sammlung und der Regeneration.
- Sie hilft, den Geist zu entspannen, und zwar besonders dann, wenn wir uns vorstellen, Belastendes über die Stirn an den Boden abzugeben.

Drehhaltungen

Die Spirale

Die Übung

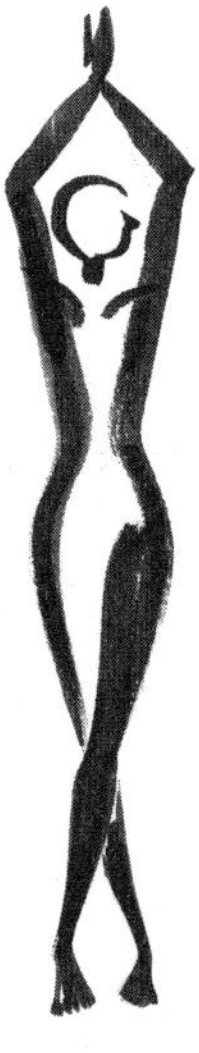

- Kommen Sie in den aufrechten Stand. Stellen Sie Ihren linken Fuß ganz dicht an die Außenseite Ihres rechten Fußes.
- Heben Sie einatmend Ihre Arme. Überkreuzen Sie Ihre Handgelenke und legen Sie die Handflächen aneinander.
- Drehen Sie sich ausatmend so weit es geht nach links und schauen Sie nach links.
- Verweilen Sie so und atmen Sie betont tief ein und aus. Nach ca. 6 Atemzügen verlassen Sie die Drehung und lassen die Arme sinken. Lösen Sie die Überkreuzhaltung der Beine, stellen Sie die Füße nebeneinander auf und

nehmen Sie einige ruhige und tiefe Atemzüge. Dann stellen Sie Ihren rechten Fuß an die Außenseite des linken Fußes, heben die Arme und drehen sich nach rechts. Verweilen Sie wieder ca. 6 tiefe Atemzüge. Lösen Sie dann auch hier wieder die Überkreuzhaltung der Beine, kommen Sie in den Stand mit nebeneinander aufgestellten Füßen und spüren Sie nach. Wie geht es Ihnen jetzt? Ist Ihr Atem auch jetzt noch tief und kraftvoll? Fühlen Sie sich durch die intensive Drehung belebt und angeregt?

Wirkungen

- Diese intensive Drehung wirkt deutlich dehnend auf den Darm und regt sehr stark seine Tätigkeit an, also auch die Produktion von Botenstoffen, vor allem von Serotonin. Das wird noch verstärkt, wenn Sie in der Drehung aktiv möglichst tief atmen.
- Die Haltung ist einfach auszuführen und insgesamt sehr anregend und belebend. Sie ist äußerst alltagstauglich und hilft, wenn Sie sich schlapp und antriebslos fühlen.

Die gedrehte Flankendehnung
(Parivritta parshva konasana)

Die Übung

- Kommen Sie auf einer rutschfesten Matte in den Kniestand.
- Machen Sie mit dem rechten Fuß einen großen Schritt nach vorne.
- Beugen Sie Ihr rechtes Bein so weit, bis sich Ihr Oberschenkel möglichst parallel zum Boden befindet. Achten Sie dabei darauf, dass Ihr Knie gerade nach vorne strebt.

- Drehen Sie nun Ihren Oberkörper nach rechts, bis Sie den linken Ellenbogen bequem an der Außenseite Ihres rechten Knies platzieren können.
- Drücken Sie mit dem Ellenbogen gegen das Knie, wodurch der Oberkörper sich noch etwas mehr nach oben drehen kann.

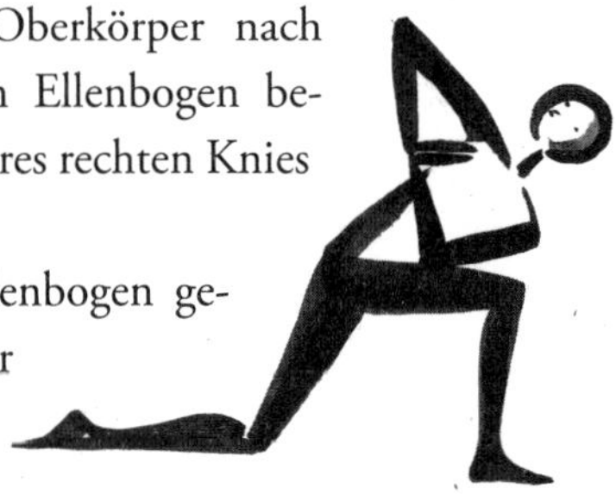

- Legen Sie die Handflächen zusammen, dehnen Sie Ihre Schultern in die Breite und schauen Sie so weit nach oben, wie Ihr Nacken es mag.
- Werden Sie sich bewusst, wie klar Ihr Brustkorb ausgerichtet ist zum Licht und zur Weite des Himmels.
- Verweilen Sie so während einiger Atemzüge und vertiefen Sie dabei besonders Ihre Ausatmung. Wiederholen Sie dann die Haltung zur anderen Seite.
- Kommen Sie anschließend in den aufrechten Stand und spüren Sie nach. Wie geht es Ihnen jetzt? Wie erfahren Sie sich nach dieser kraftvollen Standhaltung in Verbindung mit einer intensiven Drehung und der Ausrichtung nach oben zu Weite und Licht? Ist Ihr Atem weiter und freier geworden?

Wirkungen

- Diese Standhaltung schenkt uns ein Gefühl von Stabilität und Erdung.
- Die intensive Drehung vertieft die Atmung und regt die Darmtätigkeit an.
- Dadurch, dass Sie Ihren Brustkorb aktiv nach oben drehen, wenden Sie sich auch aktiv dem Himmel zu, denn Sie drehen Ihren Oberkörper in eine Aufwärtsspirale – weg von allem Schweren und Dunklen.

Das Krokodil *(Makarasana)*

Die Übung

- Kommen Sie in die Rückenlage und achten Sie darauf, dass Sie ausreichend Platz für beide Arme zu den Seiten haben. Breiten Sie die Arme in Schulterhöhe aus und probieren Sie aus, ob es sich besser anfühlt, wenn Sie Ihre Handflächen nach oben oder nach unten drehen.
- Stellen Sie die Füße vor dem Becken auf und ziehen Sie dann ein Bein nach dem anderen so dicht wie möglich an den Bauch heran.
- Führen Sie nun beide Beine mit dem Ein- oder dem Ausatem seitlich bis auf 45 Grad nach links. Halten Sie einen Moment inne und führen Sie die Beine dann zurück zur Mitte und weiter nach rechts.

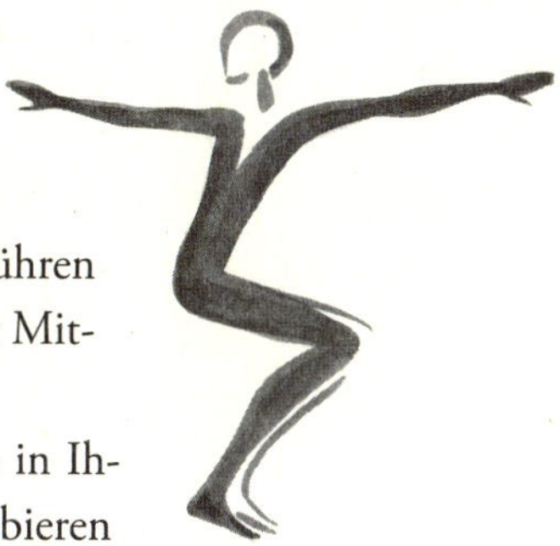

- Fahren Sie damit einige Male in Ihrem Atemrhythmus fort. Probieren Sie aus, ob Sie sich wohler fühlen, wenn Sie mit dem Ein- oder mit dem Ausatem in die Drehung gehen bzw. die Beine einen Moment in der Atempause zwischen der Mitte und der Erde halten.
- Spüren Sie, wie angenehm die Brustmuskulatur und die Schultern gedehnt werden, sodass Ihr Atem Raum bekommt. Spüren Sie, wenn Sie Ihre Beine seitlich halten, die Kraft in Ihrer Bauchdecke.
- Um die Übung zu beenden, stellen Sie die Füße wieder vor dem Becken auf. Heben Sie für einige Atemzüge Becken und Rücken an. Rollen Sie sie wieder ab zum Boden, bringen Sie die Arme zurück neben den Körper und lassen Sie ein Bein nach dem anderen nach unten ausgleiten. Wie erfahren

Sie sich jetzt? Wie weit und frei ist Ihr Atem? Wie warm und angeregt erfahren Sie Ihren Bauchraum? Wie geht es Ihnen in den Schultern? Liegen Sie breiter und flacher auf dem Boden auf?

Wirkungen

- Mithilfe der Krokodilübung dehnen wir die Muskeln des Schultergürtels, der Brust und des Rückens und bewirken so eine Streckung der oberen Wirbelsäule, wo wir in den Phasen des Niedergedrücktseins oft in uns zusammensinken.
- Dabei kräftigen wir gleichzeitig die Bauchdecke und damit unsere Leibesmitte.
- Der Atem kann leichter in die Flanken und Lungenspitzen strömen, und das erlaubt uns, wieder auf- und durchzuatmen.
- Die Drehungen des Beckens gegen den Brustkorb aktivieren den Darm und regen seine Produktion der Botenstoffe an.

Standhaltungen

Alle Standhaltungen des Hatha-Yoga sind dazu geeignet, uns wieder in Kontakt mit unserer Kraft zu bringen. Sie lassen uns Stabilität und Standfestigkeit erfahren und geben uns so in den unsicheren Zeiten der Depression das Gefühl, den Boden unter unseren Füßen zurückzugewinnen.

Die kraftvolle Haltung *(Utkatasana)*

Die Übung

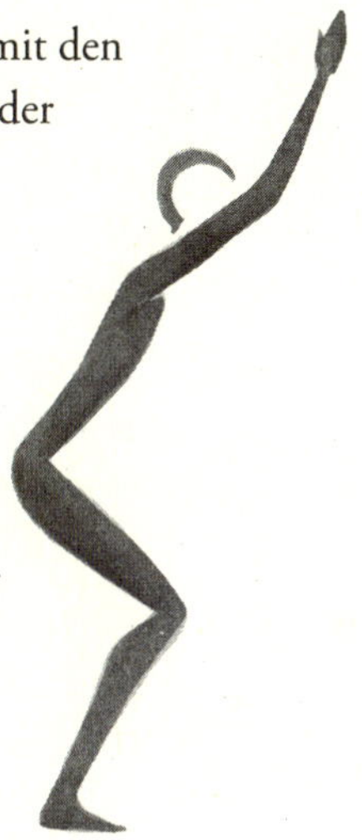

- Kommen Sie in den aufrechten Stand, mit den Füßen beckenbreit und parallel zueinander ausgerichtet.
- Schmiegen Sie die Außenkanten Ihrer Fersen und Ihre Großzehenballen an den Boden und ziehen Sie die Innenknöchel nach innen und oben. Spüren Sie, wie dadurch die Muskeln Ihrer Beine und Ihr Beckenboden aktiviert werden.
- Streben Sie mit Ihrem Becken nach hinten und unten und beugen Sie ausatmend Ihre Beine so weit an, wie es Ihnen noch angenehm in den Knien ist.
- Heben Sie einatmend die Arme über vorne nach oben. Entspannen Sie Ihre Schultern in die Breite und Tiefe und schauen Sie so weit hoch, wie es Ihnen im Nacken angenehm ist.
- Verweilen Sie in dieser Haltung für einige Atemzüge. Bewegen Sie eventuell ein bisschen das Becken hin und her. Spüren Sie die Kraft in den Muskeln der Beine, des Gesäßes und des Rückens. Werden Sie sich bewusst, dass die »kraftvolle Haltung« Sie über die Beine erdet und über die Arme in die Weite und Leichtigkeit des Himmels streben lässt. Um die Haltung zu verlassen, strecken Sie langsam die Beine und senken die Arme. Spüren Sie im Stand nach. Wie fühlen Sie sich jetzt? Als wie stabil und in sich ruhend erfahren Sie sich jetzt? Wie weit und frei konnte Ihr Atem werden?

Wirkungen

- Diese Standhaltung wirkt erdend und stabilisierend. Besonders durch das Nach-innen-und-oben-Ziehen der Innenknöchel entsteht das Gefühl, dass die Muskeln der Beine sich kraftvoll an die Beinknochen schmiegen, sodass Sie Ihre Beine als standfest und verlässlich erfahren können. Das ist vor allem dann hilfreich, wenn im eigenen Inneren alles schwankt und wir uns unsrer selbst nicht mehr sicher sind.
- Durch das Nach-hinten-Schieben des Beckens werden der Rücken gestreckt und die Aufrichtemuskulatur der Wirbelsäule aktiviert und gestärkt.
- Die Haltung ist vor allem durch die gehobenen Arme und den Blick sehr nach oben ausgerichtet. Energetisch verstärkt sie die Erfahrung des Aufwärtsstrebens und ist damit eine hilfreiche Gegenströmung zu all dem, was uns in der Depression nach unten zu ziehen droht bzw. uns unten hält.

Der Held 1 *(Virabhadrasana 1)*

Hier kommt nun das Asana, die statische Version, zu dem Flow auf S. 165

Die Übung

- Machen Sie im Stand mit Ihrem rechten Fuß einen großen Schritt nach vorne. Achten Sie dabei darauf, dass Ihre Füße in etwa beckenbreit voneinander entfernt stehen. Der hintere Fuß ist um ca. 10° nach außen gedreht. Richten Sie beide Seiten des Beckens ganz gerade nach vorne aus.
- Strecken Sie bewusst beide Beine, drücken Sie die Außen-

kante der linken Ferse in die Matte und streben Sie über die Fingerspitzen nach unten. Spüren Sie die Klarheit und Kraft dieser Haltung.

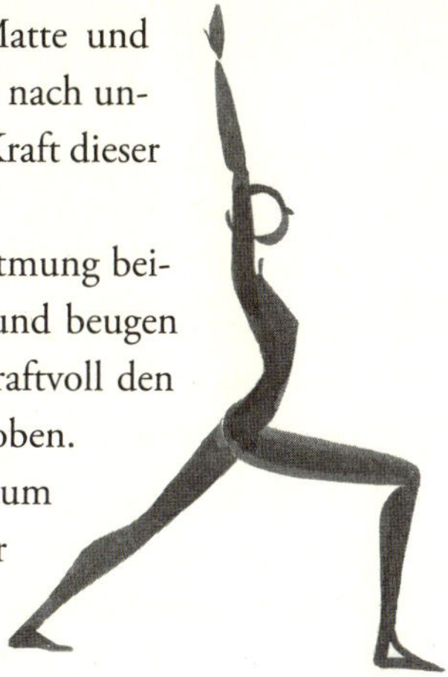

- Heben Sie mit der nächsten Einatmung beide Arme über vorne nach oben und beugen Sie das rechte Bein. Heben Sie kraftvoll den Brustkorb und schauen Sie nach oben.
- Verweilen Sie so und lassen Sie Raum und Weite im Brustraum und vor allem im Bereich Ihres Herzens entstehen. Stellen Sie sich vor, dass Sie jetzt stark, mutig und neugierig genug sind, um sich in dieser stabil geerdeten Haltung für all das zu öffnen, was das Leben Ihnen entgegenbringt. Finden Sie in dieser Haltung zu einem »JA!« zu Ihrem Leben – gerade so, wie es jetzt ist. Um die Haltung zu verlassen, kommen Sie zurück in den Stand. Wechseln Sie dann die Seiten.

Variation mit nach vorne geneigtem Rumpf

- Nehmen Sie die Haltung des Helden so ein wie oben beschrieben.
- Neigen Sie dann Ihren Rumpf aus den Hüftgelenken nach vorne bis in die Verlängerung des hinteren Beines. Dadurch entsteht eine lange Dehnungs- und Kraftlinie von der hinteren Ferse über den Rücken bis hoch zu den Fingerspitzen.

Der Held 2 (*Virabhadrasana 2*)

Die Übung

- Kommen Sie in eine weite Grätsche – je nach Körpergröße 1,20 bis 1,50 Meter Abstand zwischen den Füßen.
- Drehen Sie den rechten Fuß um 90 Grad nach außen und den linken um etwa 30 Grad nach innen. Beide Fersen befinden sich auf einer Linie.
- Schmiegen Sie die Außenkante der linken Ferse fest an den Boden und strecken Sie die Außenseite des ganzen linken Beines. Ziehen Sie beide Innenknöchel etwas nach innen und oben, um die Beine zu stabilisieren.
- Beugen Sie das rechte Bein, bis der Oberschenkel in etwa parallel zum Boden ist. Halten Sie das rechte Knie direkt über dem Fußrücken.
- Richten Sie Ihren Rumpf parallel zum langen Mattenende aus.

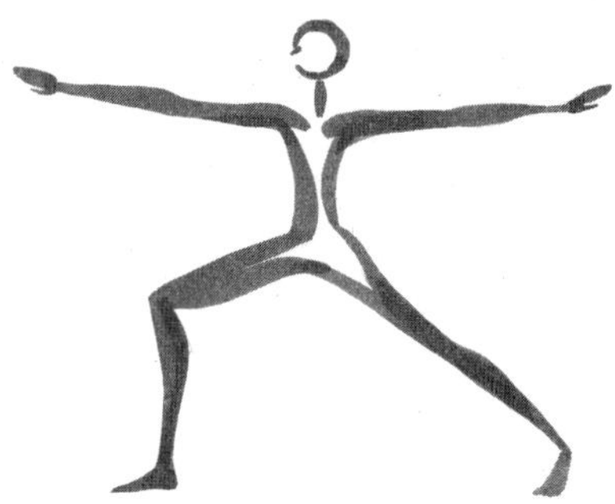

- Legen Sie Ihre Hände mit den Fingerspitzen vor der Brust aneinander. Breiten Sie dann Ihre Arme in Schulterhöhe aus und dehnen Sie sie bis zu den Fingerspitzen in beide Richtungen.
- Schauen Sie weit über die rechte Hand hinaus in den Raum vor Ihnen.
- Verweilen Sie für mehrere ruhige, tiefe Atemzüge in dieser Haltung. Spüren Sie die Klarheit der Haltung und ihre deutliche Ausrichtung nach vorne – hinein ins Leben. Spüren Sie den weiten kraftvollen Bogen, den Ihre Arme über die ganze Breite Ihres Brust- und Herzraumes aufspannen. Um

die Haltung zu verlassen, lassen Sie die Arme sinken und drehen die Füße wieder parallel zueinander. Wiederholen Sie den Helden 2 dann zur anderen Seite. Spüren Sie anschließend im aufrechten Stand nach. Wie geht es Ihnen jetzt? Fühlen Sie sich wieder mehr mit Ihrer Kraft verbunden? Hat die Haltung Ihnen geholfen, sich neu auszurichten – auf die Weite und auf die Zukunft? Ist Ihr Atem kraftvoller und weiter geworden?

Wirkungen

- Beide Varianten der Heldenhaltung vermitteln ein Gefühl intensiver Stabilität in den Beinen. Sie helfen uns, uns wieder zu gründen und mit beiden Beinen fest im Leben zu stehen.
- Beide Varianten, besonders jedoch die Haltung mit dem nach vorne geneigten Rumpf, lassen uns spüren, dass wir uns selber den Rücken stärken können. Je stärker wir unseren Rücken erfahren, desto besser wird es möglich, dass wir uns über die Vorderseite des Körpers wieder dem Leben öffnen mögen.
- Das »Ja!« zum Leben ist das innere, heilsame Bild, das zu dieser Körperhaltung passt. Es lädt uns zu dem Versuch ein, uns innerlich wieder auf ein »Ja!« einzulassen, wenn wir uns bekümmert und verzagt fühlen.
- Die Heldenhaltungen weiten den Brust- und Herzraum und lassen uns dadurch wieder auf- und durchatmen.

Die Flankendehnung *(Utthita parshva konasana)*

Die Übung

- Kommen Sie in eine weite Grätsche – je nach Körpergröße 1,20 bis 1,50 Meter Abstand zwischen den Füßen.
- Drehen Sie den linken Fuß um 90 Grad nach außen und den rechten um etwa 30 Grad nach innen. Beide Fersen befinden sich auf einer Linie.
- Schmiegen Sie die Außenkante der rechten Ferse fest an den Boden und strecken Sie die Außenseite des ganzen rechten Beines. Ziehen Sie beide Innenknöchel etwas nach innen und oben, um die Beine zu stabilisieren.
- Heben Sie einatmend beide Arme seitlich in Schulterhöhe. Wachsen Sie aus bei den Körperseiten heraus nach oben.
- Beugen Sie ausatmend das linke Bein so weit an, dass sich der Oberschenkel parallel zum Boden befindet. Achten Sie darauf, dass das Knie dabei in einer Linie mit der Mitte des Fußrückens bleibt.
- Dehnen Sie sich einatmend aus der linken Flanke heraus nach oben.
- Neigen Sie ausatmend Ihren Rumpf nach links und legen Sie Ihren linken Unterarm dicht am Knie auf den linken Oberschenkel. Die linke Hand weist nach vorne und oben.

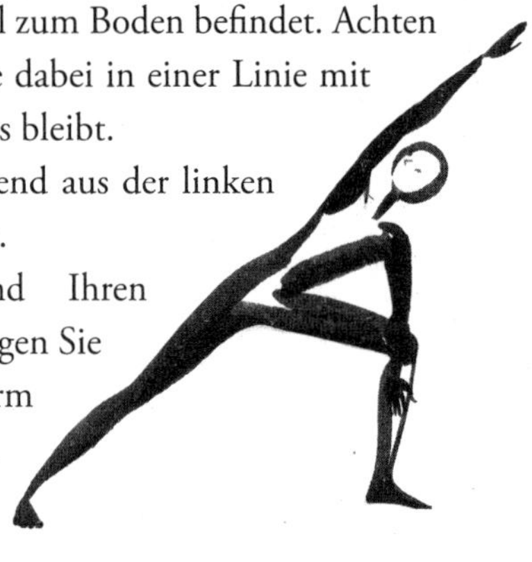

- Lassen Sie den rechten Arm gedehnt sinken, bis er in einer Linie mit dem Rumpf ist. Drehen Sie die Handfläche nach unten.
- Dehnen Sie sich mit jedem Einatmen weit über die Fingerspitzen der rechten Hand und damit aus der rechten Flanke heraus.

- Drehen Sie den Kopf etwas nach rechts und schauen Sie nach oben.
- Verweilen Sie so für einige Atemzüge. Spüren Sie die Kraft Ihrer Beine und die klare Kraftlinie über die ganze rechte Seite – vom Außenknöchel bis zu den Fingerspitzen. Das gibt der Haltung etwas von einem Pfeil, der nach oben schnellt. Um die Haltung zu verlassen, richten Sie sich ein- oder ausatmend gedehnt über die rechte Seite auf. Drehen Sie Ihren rechten Fuß um 90 Grad nach außen und den linken um 30 Gradnach innen. Neigen Sie den Rumpf nach rechts und wiederholen Sie die Haltung über das rechte Bein gebeugt. Spüren Sie dann im aufrechten Stand nach. Wie geht es Ihnen jetzt? Als wie stabil und standfest nehmen Sie sich wahr? Hat die Haltung Ihnen geholfen, aus sich herauszuwachsen? Hat Sie Ihnen mittels ihrer klaren Struktur das Gefühl von Klarheit und Ausrichtung geschenkt?

Wirkungen

- Die Flankendehnung lässt uns erfahren, wie wir uns wieder ausdehnen und uns Raum nehmen können, vor allem wenn in uns alles eng geworden ist.
- Die Dehnung schafft Atemraum an den Flanken, also dort, wo unser Atem breit und voll werden kann.
- Die Struktur der Haltung zeigt eine klare Ausrichtung nach oben, wobei wir gleichzeitig über die Beine und Füße gut gegründet bleiben. Wenn man diese Position eine Weile hält, dann zieht sie uns regelrecht nach oben – in die Weite und ins Licht. Dadurch wirkt sie stabilisierend und aufhellend auf unser Gemüt und unseren Geist.

Gleichgewichtshaltungen

Gleichgewichtshaltungen sind vor allem dann hilfreich, wenn unser Geist unruhig ist oder er sich im Grübeln verliert. Das Halten des Gleichgewichts fordert dann sehr viel Aufmerksamkeit und Achtsamkeit, sodass wir während des Übens vom Denken abgekoppelt werden und oft gar nicht anders können, als ins Hier und Jetzt zu finden. Dadurch helfen sie, dass sich unser Geist wieder stabilisiert und in einen Zustand wacher Ruhe findet.

Der Baum (*Vrikshasana*)

Die Übung

- Kommen Sie in den aufrechten Stand. Richten Sie Ihre Füße so aus, dass sie zu einander parallel stehen und hüftgelenkbreit voneinander entfernt sind.
- Verbinden Sie sich innerlich mit dem Bild eines Baumes, der Ihnen gut gefällt und der wirklich Ihr Baum ist. Welcher Baum wären Sie gerne: eine Birke, eine Palme, eine Tanne oder lieber eine Buche oder Eiche? Wie sieht Ihr Baum aus, und wie geht es ihm? Blüht er? Trägt er Früchte?
- Verlagern Sie nun das Gewicht Ihres Körpers auf das Bein, das Sie spontan wählen. Schmiegen Sie den Großzehenballen des Standfußes an den Boden und drücken Sie dann kraftvoll mit den Außenkanten der Ferse gegen den Boden (oder in den Boden – wenn Ihnen

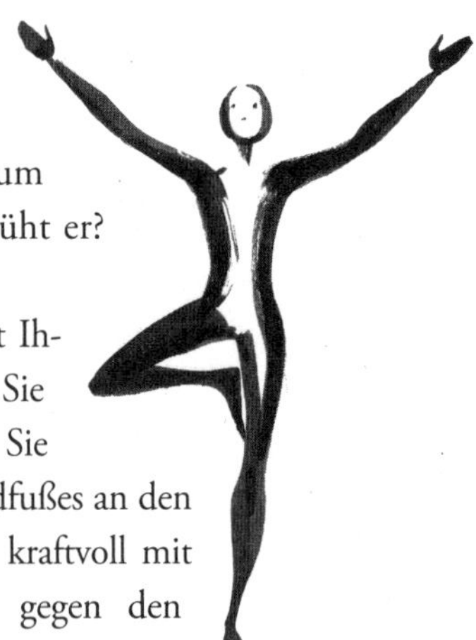

dieses Bild besser gefällt). Erden und verwurzeln Sie sich ganz bewusst und deutlich über dieses Bein.

- Drehen Sie dann das andere Bein zur Seite und heben Sie es an. Stellen Sie Ihren Fuß entweder an die Innenseite des Knies oder des Oberschenkels. Drücken Sie mit der Fußsohle gegen das Standbein und mit dem Standbein gegen die Fußsohle. So verhindern Sie, dass der Fuß rutscht.
- Wenn Sie spüren, dass Sie gut gegründet stehen, heben Sie langsam die Arme über die Seiten. Finden Sie die richtige Stellung für »Ihre Äste« und geben Sie so Ihrem Baum eine Krone.
- Verweilen Sie so und versuchen Sie, sich innerlich mehr und mehr in Ihren Baum zu verwandeln, der fest in der Erde verankert, solide und elastisch im Leben steht, der blüht und Früchte trägt … Sehen Sie Ihren Baum in seiner ganzen kraftvollen Schönheit und spüren Sie seine Kraft, seine Standfestigkeit und sein Durchströmtsein von den Wurzeln bis in die Blätter, Blüten und Früchte. Um die Haltung zu verlassen, senken Sie langsam das gehobene Bein. Wiederholen Sie sie dann mit dem anderen Bein als Standbein. Spüren Sie anschließend im Stand nach. Wie geht es Ihnen jetzt? In welcher Stabilität stehen Sie?

Wirkungen

- Wie alle Gleichgewichtshaltungen kräftigt auch der Baum die Füße und Beine und schenkt uns dadurch Stabilität und Standfestigkeit.
- Für diese Gleichgewichtshaltung braucht es sehr viel Achtsamkeit und Aufmerksamkeit. Das führt dazu, dass Nachdenken, Sorgen und Grübelei unterbrochen werden und der Geist sich beruhigen und stabilisieren kann.

- Das Bild des Baumes schenkt uns Verwurzelung und Erdung, was ebenfalls dazu beiträgt, den Geist zu stabilisieren.
- Die Beschäftigung mit dem Symbol eines gesunden und blühenden Baumes bringt uns wieder in Verbindung mit unseren Ressourcen und Potenzialen (den Früchten).

Der Halbmond (*Ardha Chandrasana*)

Die Übung

- Stellen Sie die Füße hüftgelenkbreit und parallel zueinander auf. Verlagern Sie Ihr Gewicht auf das linke Bein, ohne die Hüfte zur Seite zu schieben.
- Heben Sie einatmend die Arme und dehnen Sie sich kraftvoll nach oben. Neigen Sie sich ausatmend aus dem Hüftgelenk nach vorn.
- Heben Sie Ihr gedehntes rechtes Bein im gleichen Maß, wie Sie Ihren Rumpf absenken, bis beide in der Waagerechten (oder Schrägen) sind. Lassen Sie Ihre rechte Hüfte etwas sinken und halten Sie Ihr Standbein ganz gestreckt.
- Drehen Sie Ihren Rumpf und das nach hinten ausgestreckte Bein nach rechts.
- Stellen Sie die Fingerkuppen der linken Hand unter dem Schultergelenk auf (benutzen Sie ggf. einen Block oder Hocker).
- Bringen Sie Ihre rechte Hüfte so weit wie möglich über die linke Hüfte.

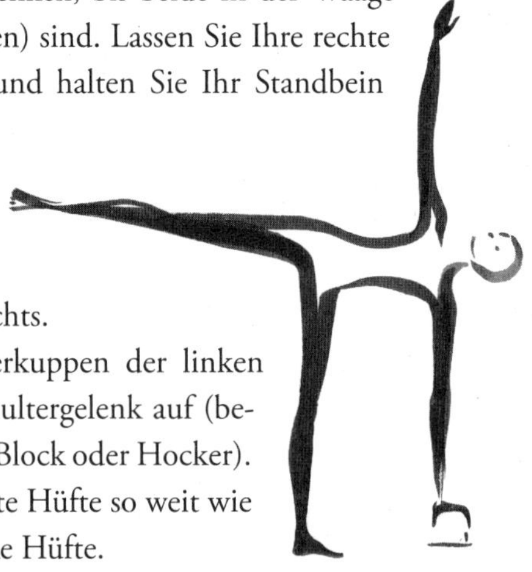

- Führen Sie Ihren rechten Arm in die Senkrechte. Schauen Sie so weit, wie es für Ihren Nacken möglich ist, nach oben.
- Dehnen Sie sich aus Ihrer Mitte heraus über den rechten Arm und das rechte Bein weit in den Raum, um Ihr Gleichgewicht zu stabilisieren.
- Verweilen Sie so und atmen Sie ruhig und tief. Verbinden Sie sich mit dem Gefühl von Weite und Ausdehnung und spüren Sie, wie Ihre beiden Arme Erde und Himmel miteinander verbinden. Um die Haltung zu verlassen, drehen Sie sich zuerst behutsam zurück in die Standwaage. Senken Sie dann gleichzeitig das rechte Bein und heben Sie den Rumpf. Sobald Sie gerade stehen, lassen Sie beide Arme sinken. Spüren Sie einen Moment nach und wiederholen Sie dann die Haltung mit dem rechten Bein als Standbein und nach links gedreht. Spüren Sie dann im Stand nach. Wie geht es Ihnen jetzt? Als wie stabil und ausbalanciert erfahren Sie sich jetzt? Konnte Ihr Geist wacher und ruhiger werden? In welchem Maße fühlen Sie sich insgesamt aktiviert und belebt?

Wirkungen

- Der Halbmond (in manchen Traditionen auch »Held 3« genannt) ist eine sehr intensive Haltung, in der ein hoher Grad an Kraft und Konzentration vonnöten ist, um das Gleichgewicht zu halten. Deshalb wirkt sie sehr belebend und macht wach und frisch.
- Durch die große Geste der Öffnung zur Seite lässt sie uns Weite und Raum erfahren und wirkt dadurch dem Trübsinn und den Gefühlen innerer Enge entgegen, die uns in den depressiven Phasen plagen.
- Durch das intensive Ausbalancieren und Halten wird der Atem stark aktiviert, sodass er meist unmittelbar danach wieder als kraftvoll und tief erfahren werden kann.

Der Tänzer (*Natarajasana-Variante*)

Die Übung

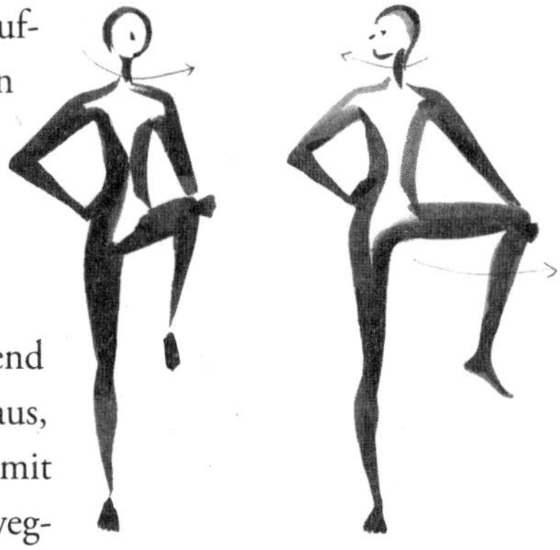

- Kommen Sie in den aufrechten Stand. Verlagern Sie Ihr Gewicht auf das linke Bein. Legen Sie die linke Hand an Ihre linke Hüfte.
- Dehnen Sie sich einatmend aus der linken Seite heraus, indem Sie sich kraftvoll mit dem Fuß vom Boden wegdrücken.
- Heben Sie ausatmend das gebeugte rechte Bein. Umfassen Sie Ihr Knie mit der rechten Hand.
- Führen Sie das Bein einatmend so weit wie möglich nach rechts und drehen Sie den Kopf nach links. Kommen Sie ausatmend wieder zurück zur Mitte.
- Wiederholen Sie diesen Ablauf 5 Mal. Werden Sie sich dabei bewusst, wie Ihr Geist sich sammelt und fokussiert, damit Sie in der Bewegung Ihr Gleichgewicht halten können. Stellen Sie dann Ihren rechten Fuß zum Boden zurück. Vergleichen Sie im Stand die Wahrnehmungen in beiden Beinen und Körperseiten. Verlagern Sie dann Ihr Gewicht auf das rechte Bein und wiederholen Sie die Gleichgewichtsübung mit dem rechten Bein als Standbein und mit der rechten Hand an der Hüfte. Spüren Sie hinterher im Stand nach. Wie erfahren Sie sich jetzt? Als wie geerdet und stabil erfahren Sie sich jetzt im Stand? Als wie wach, klar und frisch erfahren Sie sich? Ist Ihnen warm geworden? Ist Ihr Atem tiefer und kraftvoller geworden?

Wirkungen

- Diese Kombination von Einbeinstand plus Bewegung braucht so viel Konzentration, dass es völlig unmöglich ist, dabei an etwas anderes zu denken. Deshalb sind solche Haltungen hervorragend geeignet, um uns von bedrückenden oder lästigen Gedanken abzukoppeln.
- Der Einbeinstand kräftigt die Füße und Beine. Er hilft uns, hinterher deutlich zu spüren, wie solide wir mit beiden Füßen auf dem Boden stehen.
- Die Gleichgewichtshaltung macht wach und frisch. Sie regt die Atmung und die Durchblutung an.

Umkehrhaltungen

Die Umkehrhaltungen helfen uns, die Perspektive zu wechseln und auch einmal anders auf die Welt und uns selbst zu schauen. Es sind Haltungen kraftvoller Ruhe, die uns darin unterstützen, zu uns zu kommen und uns zu sammeln.

Die Schulterbrücke *(Dvipada Pitham)*

Die Übung

- Kommen Sie in die Rückenlage. Stellen Sie die Beine angebeugt auf, sodass die Füße hüftgelenkbreit und parallel zueinander dicht vor dem Becken stehen.

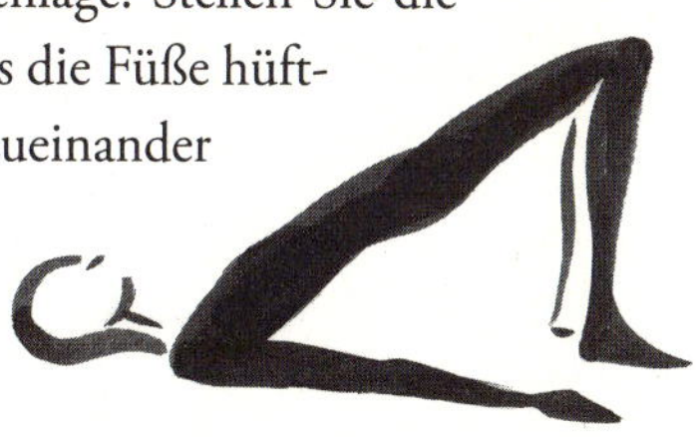

- Finden Sie eine Haltung der Arme – dicht

neben dem Körper, weiter weg oder in Schulterhöhe ausgebreitet –, die Ihnen angenehm ist.

- Drücken Sie kraftvoll mit den Außenkanten der Fersen und den Großzehenballen gegen oder in die Erde und heben Sie das Becken und den Rücken, bis Ihr Körper sich wie eine stabile Brücke über dem Boden wölbt.
- Verweilen Sie so und verbinden Sie sich mit Ihrer ruhigen und tiefen Bauchatmung. Spüren Sie die Kraft in Ihren Füßen und Beinen, im Becken und im Rücken. Werden Sie sich der angenehmen Dehnung im Schulterbereich und im Nacken bewusst. Um die Haltung zu verlassen, heben Sie die Fersen und legen langsam den Rücken und dann das Becken wieder am Boden ab. Lassen Sie die Beine nach unten ausgleiten und spüren Sie nach. Wie geht es Ihnen jetzt? Ist Ihr Atem tiefer und kraftvoller geworden? Wie erfahren Sie Ihren Rücken, das Becken und die Beine jetzt? Sind sie wärmer, lebendiger? Ist dieser Bereich wieder durchströmt?

Wirkungen

- Die Schulterbrücke kräftigt mit dem unteren Rücken, den Gesäßmuskeln, dem Beckenboden, den Beinen und Füßen unsere gesamte Basis. Das gibt uns dadurch wieder das Gefühl von Stabilität und Standfestigkeit.
- Gleichzeitig werden der obere Rücken und der Nacken sanft gedehnt und entspannt, was sehr hilfreich ist, da sich gerade dann, wenn das Leben mühsam ist und wir Stress erfahren, die Muskeln dort sehr verspannen.
- Die sanfte Umkehrhaltung fördert die Bauchatmung und gibt dem Atem dadurch wieder Kraft und Tiefe. Sie beruhigt und belebt den ganzen Organismus.

Die gestützte Umkehrhaltung
(Viparita karani mudra)

Sie brauchen für diese Übung ein stabiles Kissen (z. B. ein Meditationskissen) oder eine mehrfach zusammengefaltete Decke.

Die Übung

- Kommen Sie in die Rückenlage. Stellen Sie die Beine angebeugt auf, drücken sie mit den Fersen in oder gegen den Boden und heben Sie das Becken.
- Ziehen Sie das Kissen oder die Decke unter das Becken und senken Sie dann langsam das Gesäß ab, bis es gut aufliegt. Entspannen Sie den Nacken und die Schultern und finden Sie einen angenehmen Abstand der Arme zum Körper.
- Strecken Sie beide Beine nach oben und halten Sie sie dort ganz entspannt.

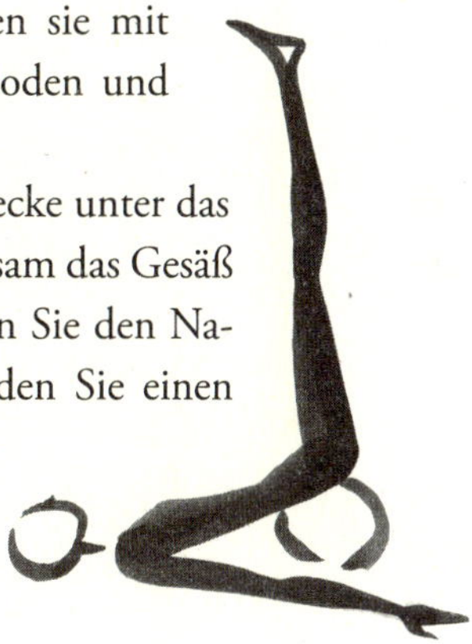

- Verweilen Sie einige Minuten in dieser Haltung. Verbinden Sie sich mit der ruhigen Kraft der tiefen Bauchatmung, die in dieser Umkehrhaltung entsteht. Werden Sie sich bewusst, wie sich Ihr Blickwinkel verändert hat und wie selbst Vertrautes dadurch plötzlich anders aussieht. Um die Haltung zu verlassen, stellen Sie ein Bein nach dem anderen wieder auf. Heben Sie das Becken, ziehen Sie das Kissen oder die Decken weg und verweilen Sie dann noch einige Atemzüge mit aufgestellten Beinen und spüren Sie nach. Wie fühlen Sie sich jetzt? Als wie gesammelt und wach erfahren Sie sich jetzt? Wie geht es Ihnen in Geist und Gemüt nach dieser Veränderung des Blickwinkels und der Perspektive?

Wirkungen

- Der gestützte Schulterstand ist sehr gut dazu geeignet, die Veränderung des Blickwinkels wirklich erfahren zu können, da wir in ihm mühelos länger verweilen können.
- Die Umkehrhaltung fördert eine ruhige und tiefe Bauchatmung, die gleichermaßen den Geist beruhigt und den Organismus belebt.
- Die Haltung dehnt sanft den Nacken und den Schultergürtel und hilft so, diesen Bereich zu entspannen.
- Die bewusste Veränderung des Blickwinkels lässt uns erfahren, dass auch in Situationen, in denen wir meinen festzustecken, ein Perspektivwechsel möglich ist.

Atem und Geist – aus der Sicht des Yoga untrennbar verbunden

In welch starkem Maße Atem und Geist aufeinander einwirken, haben die Yoga-Meister schon seit jeher beobachtet. Bereits in Texten des Yoga von vor ungefähr 3000 Jahren finden wir Hinweise, dass sich unser Atem immer an unserer momentanen Gemütslage und Geistesverfassung ausrichtet – und dass wir diese über unseren Atem regulieren können.

Der Volksmund und die Umgangssprache kennen viele Redensarten, die diesen engen Zusammenhang beschreiben, den wir auch immer wieder an uns selbst beobachten können. Da heißt es zum Beispiel, dass »einem der Atem stockt bzw. die Luft wegbleibt«, »man nicht mehr zum Atemholen kommt« oder man »endlich wieder durchzuatmen vermag«. Im Zustand der Depression empfinden wir oft ein Gefühl von Enge und Anspannung im Herz- und Brustraum, und dadurch erfahren wir auch unseren Atem als angespannt und als eng und flach. Wenn wir richtig niedergedrückt sind, schnüren schwere und dunkle Gedanken uns regelrecht die Luft ab, sodass wir nicht mehr richtig durchatmen können, sondern der Atem rau und stockend wird.

Ich erinnere mich daran, dass ich mich in den schlimmsten Momenten in der Talsohle der Depression sogar völlig vom Atmen abgekoppelt hatte. In einem emotionalen Totstellreflex erstarrt, schien es irgendeine Instanz in mir am sichersten und sinnvollsten zu finden, gewissermaßen komplett zu verschwinden, indem sie einfach die Atmung versiegen ließ. Meine innere Beobachterin war jedes Mal fassungslos, in welch mir endlos scheinenden Phasen ich (fast) nicht mehr atmete – und dabei doch nicht verging (was vielleicht ja sogar meine stille Hoffnung war …).

Ich weiß auch, dass jeder Schritt aus diesen überwältigenden Zuständen von Lähmung und Versiegen immer verbunden war mit einem intensiven Aufatmen, manchmal auch mit einem Seufzen oder Gähnen – also mit Atemimpulsen, die entlastend und regulierend auf unser vegetatives Nervensystem wirken. Es sind aber auch Impulse, die das Nervensystem aus sich heraus steuert, um sich selbst zu regulieren.

Diese Impulse wieder zuzulassen ist ein erster Schritt, wenn wir uns in unserer Yoga-Praxis dem Atem zuwenden. Es ist der Weg zurück zu einem natürlichen Atem, der uns in den mentalen und körperlichen Anstrengungen der Depression verloren gegangen ist.

Damit einher geht das *Atemgewahrsein.* Es ist die Erfahrung, dass es etwas in uns gibt, das uns immer wieder zum Atem zurückführt und – unter normalen Umständen – mit äußerster Zuverlässigkeit dafür sorgt, dass wir immer »zu Luft« kommen. Im Atemgewahrsein sind wir einfach mit unserem Atem, so wie er sich gerade zeigt. Es geht nicht darum, tiefer, länger oder langsamer zu atmen, sondern nur wahrzunehmen, *dass wir atmen* – und damit zutiefst mit dem Leben verbunden sind. Im Atemgewahrsein können wir lernen, mit dem zu sein, was uns seit dem Beginn unseres Lebens zuverlässig und fürsorglich nährt (mit dem Einatem) und entlastet (mit dem Ausatem). Dieses stille und absichtslose Mit-dem-Atem-Sein hilft, die Anspannungen und Verkrampfungen in den Atemwegen, Atemmuskeln und vor allem im Zwerchfell zu lösen, die sich immer dann zeigen, wenn wir uns innerlich zusammenziehen, wenn wir uns anspannen, anstrengen oder uns im Zustand der Depression durch unseren Tag quälen. Dadurch hat der Atem die Chance, wieder weiter und fließender zu werden und zu seinem natürlichen Rhythmus und Volumen zurückzufinden. Ein entspannter Atem wird von alleine lang und tief werden. »Je achtsamer Sie Ihren Atem begleiten, desto eher und tiefgreifender werden sich die positiven Auswirkungen auf das gesamte Atemgeschehen zeigen, denn Ihr Atem ist ein Kind der Freiheit!«[95]

In einem nächsten Schritt sind Sie eingeladen, zu einem Aspekt Ihrer natürlichen Atmung zurückzufinden: *der Bauchatmung.* Sie ist die Atemform, die am Beginn unseres Lebens stand und deswegen als die kreatürlichste und natürlichste Atemform gilt, die uns Menschen zur Verfügung steht. Als wir Babys waren, hat uns unsere Mutter die Hand auf den Bauch gelegt (und ihn vielleicht sogar gestreichelt), wenn wir unruhig waren und geschrien haben. Es ist uns also gewissermaßen tief in unser Nervensystem eingeschrieben, dass die Hand auf dem Bauch und die so angelockte Bauchatmung uns guttun. Deswegen reagiert unser vegetatives Nervensystem noch immer so, dass wir uns beruhigen und uns wieder sammeln können, wenn wir uns selber die Hände auf den Bauch legen und uns eine Weile der Tiefe und Ruhe der Bauchatmung überlassen.

Die nun folgenden drei Übungen (die genau betrachtet ja gar keine »Übungen« sind, sondern vielmehr das Einüben eines Geschehenlassens) helfen uns, Achtsamkeit für unseren Atem zu entwickeln und diese dann immer weiter zu verfeinern. Sie sind deswegen vor allem auch Entspannungs- und Achtsamkeitsübungen.

Die darauffolgenden Atemübungen des klassischen Yoga verfolgen ein anderes Ziel. Sie wollen uns vor allem helfen, unseren Geist zu beruhigen. Dafür soll unser Atem lernen, ruhig und still zu werden, und zwar bis zu dem Grad, dass dadurch auch unsere geistigen Aktivitäten zur Ruhe kommen und wir so dem Grübeln und Sorgen entkommen können.

Die Atemübungen des Yoga, die wir explizit für die Beruhigung des Geistes vorstellen werden, sind:

- die aktive Intensivierung der Ausatmung, die uns hilft, uns von dem zu lösen, was uns behindert, beschwert und uns Leid verursacht,
- die Atemverlangsamung, und zwar durch die »Atmung mit dem Reibelaut« (Ujjayi),
- das Tönen bzw. Summen, und zwar durch das »Bienensummen« (Bhramari),
- der vegetative Ausgleich über die abwechselnde Benutzung des rechten und des linken Nasengangs in der »Wechselatmung« (Nadi shodhana),
- die stoßweise verstärkte Ausatmung in der »Atmung, die den Schädel klärt« (Kapalabhati), die dem Nervensystem hilft, mittels des schnaufenden Ausatems Anspannung, gestaute Gefühle und inneren Druck loszulassen, sowie
- das kraftvolle Halten der Atemfülle in der »Atmung des Lotosblattes« (Plavini), die uns hilft, uns wieder mit Energie aufzuladen.

Atemübungen *(Pranayama)*

Natürlicher Atem

Um zum natürlichen Atem zurückzufinden, müssen wir lernen, unseren Hauptatemmuskel, das Zwerchfell, zu entspannen. Das ist leichter als gedacht, denn dieser große, kuppelförmige Muskel, der sich zwischen dem Brust- und Bauchraum aufspannt, entspannt ganz automatisch, sobald wir lächeln! Bereits in der uralten chinesischen Medizin wird dieser Zusammenhang gelehrt zwischen einem inneren Lächeln, das ganz leicht unsere Lachfältchen kräuselt, und der Entspannung des Zwerchfells. Sobald Sie auf diese Weise lächeln, werden Sie erleben, dass Ihr Atem sich ganz von alleine vertieft.

Die Übung

- Kommen Sie in die Rückenlage oder in einen bequemen Sitz. Achten Sie darauf, dass Sie sich so einrichten, dass Sie sich richtig wohlfühlen.
- Erspüren Sie das Kommen und Gehen Ihres Atems, so wie er sich jetzt zeigt. Ist er eher tief oder flach? Eher weit oder eher eng? Eher schnell oder eher langsam? Beobachten Sie, ohne zu werten. Nehmen Sie Ihren Atem vollkommen an, so wie er jetzt ist.
- Finden Sie nun zu einem inneren Lächeln. Das gelingt gut, wenn Sie an jemanden oder etwas denken, den oder das Sie wirklich sehr gernhaben: Ihren Partner, Ihr Kind, Ihr Haustier, eine geliebte Pflanze, Ihr Lieblingsessen … Lassen Sie sich ganz auf diese Vorstellung ein und spüren Sie, wie das Lächeln dadurch auch die Lachfältchen rund um Ihre Augen erreicht.

- Spüren Sie wieder zu Ihrem Atem hin. Wie verändert er sich durch das innere Lächeln? Wird er tiefer, freier und ruhiger?
- Verweilen Sie mit der Visualisierung, die Sie lächeln lässt, und spüren Sie, wie Ihr Atem so mehr und mehr zu seinem natürlichen Strömen zurückfindet. Genießen Sie sein sanftes Fließen, sein natürliches, selbstverständliches Kommen und Gehen, das Sie mit jedem Atemzug mit der Kraft des Lebens verbindet.

Tipp

Wenn Sie mögen, dann nehmen Sie das Lächeln mit in Ihren Tag – oder in die Nacht.

Wirkungen

- Vielfältige Untersuchungen konnten belegen, dass das innere Lächeln das Wohlbefinden steigert und körperliche wie seelische Schmerzen zu lindern vermag. Man vermutet, dass dies geschehen kann, weil das Gehirn durch das Lächeln angeregt wird, Endorphine zu produzieren.
- Lächeln entspannt das Zwerchfell und vermittelt uns dadurch ein Gefühl tiefer innerer Entspannung, die wiederum Empfindungen von Enge oder von »Knoten« im Bauchraum zu lösen vermag.
- Der natürliche Atem verbindet uns wieder mit unserem Lebendigsein und schenkt uns Ruhe und Kraft – und wirkt dadurch stimmungsaufhellend.

Atemgewahrsein

Track 3 »Yoga bei Depression«

Lassen Sie sich in dieser Übung von der Vorstellung leiten, dass Ihre Aufmerksamkeit leicht und sanft wie eine Feder auf Ihrem Atem liegt. Es gibt in dieser Übung nichts zu erreichen, und Sie können weder etwas falsch noch etwas richtig machen. Es geht nur darum, mit dem Atem zu sein. Auch in dieser Übung kann Sie Ihr feines inneres Lächeln unterstützen, denn es wirkt entspannend auf Ihren Hauptatemmuskel, das Zwerchfell.

Die Übung

- Kommen Sie in die Rückenlage oder in einen bequemen Sitz. Achten Sie darauf, dass Sie sich so einrichten, dass Sie sich richtig wohlfühlen.
- Lassen Sie ein leichtes Lächeln Ihre Lippen umspielen und werden Sie sich bewusst, wie Ihr Atem durch das Lächeln gleich etwas freier und weiter wird.
- Verbinden Sie sich mit dem Kommen und Gehen Ihres Atems, so wie er sich jetzt zeigt. Ist er eher tief oder flach? Eher weit oder eher eng? Eher schnell oder eher langsam? Beobachten Sie, ohne zu werten. Nehmen Sie Ihren Atem vollkommen an, so wie er jetzt ist.
- Schauen Sie Ihrem Atem zu wie den Wellen am Meer. Sie kommen und gehen. Manche sind höher, andere sind flacher. Manche kommen langsam, andere schneller. Jede Welle folgt in großer Natürlichkeit und Selbstverständlichkeit ihrem eigenen Rhythmus – und Sie sind der Beobachter. Wie am Meer lassen Sie die Wellen so sein, wie sie sind – ohne einzugreifen, ohne etwas von den Wellen zu wollen.

- Spüren Sie, wie die Einatmung einer Welle gleich in Sie hineinströmt – kurz verweilt – und dann in aller Ruhe wieder aus Ihnen hinausströmt. Eine Welle kommt nach der anderen. Der Atem kommt – bleibt – und geht; er steigt an – und ebbt ab …
- Verweilen Sie in diesem Atemgewahrsein, solange Sie sich wohlfühlen. Um die Übung zu beenden, vertiefen Sie bewusst Ihre Atmung. Atmen Sie einige Male tief durch und dehnen Sie sich wohlig. Spüren Sie nach: Wie fühlen Sie sich jetzt? In welchem Maße sind Sie jetzt bei sich? Sind Sie ruhiger und klarer geworden?

Wirkungen

- Das Atemgewahrsein hilft uns, die Haltung des inneren Beobachters zu entwickeln und zu stabilisieren. Das achtsame Gewahrsein bewirkt, dass wir zu uns kommen und die Erfahrung machen können, in uns zu ruhen.
- Die Übung entspannt den Atem und damit das vegetative Nervensystem.

Die Bauchatmung

Wenn Sie mit der Bauchatmung beginnen, werden Sie wahrscheinlich einige Male intensiv gähnen müssen. Lassen Sie es zu, denn – wie oben erwähnt – das Gähnen ist einer unserer tiefsten natürlichen Atemimpulse, der zudem noch hilft, unseren Körper zu entsäuern und zu entlasten. Gähnen Sie deshalb bitte so herzhaft wie möglich, öffnen Sie den Mund ganz weit, lassen Sie Ihren Mund- und Rachenraum ganz weit werden und lassen Sie das Sekret aus der Nase und auch Ihre Tränen fließen. Das reinigt und entlastet auf allen Ebenen!

Die Übung

- Kommen Sie in die Rückenlage und stellen Sie Ihre Beine angebeugt auf. Die Arme liegen neben dem Körper.
- Heben Sie nun einige Male langsam die Hände und legen Sie sie auf Ihre Bauchdecke. Spüren Sie diese Bewegung – wenn Sie Ihre Hände von außen zu Ihrer Leibesmitte führen – als eine Geste des Zu-sich-Kommens.
- Lassen Sie die Hände dann auf der Bauchdecke zur Ruhe kommen. Spüren Sie, wie sich nun ganz von alleine die Bauchatmung einstellt. Geben Sie etwas Gewicht in Ihre Hände. Das bewirkt, dass die Bauchatmung nach und nach immer tiefer und ruhiger wird. Werden Sie sich bewusst, in welchem Maße diese ruhige und kraftvolle Atmung Ihnen hilft, wieder ganz in Ihre Mitte zu kommen.
- Wenn Gähnen entsteht oder wenn Sie Lust verspüren zu seufzen, dann lassen Sie es zu.
- Fahren Sie mit dieser tiefen Atmung so lange fort, wie es Ihnen angenehm ist. Verbinden Sie sich dabei immer wieder mit der Erfahrung von Kraft und Ruhe. Um die Übung zu beenden, atmen Sie einige Male bewusst ganz tief ein und aus und dehnen und rekeln sich ausgiebig durch. Spüren Sie nach. Wie geht es Ihnen jetzt? Als wie tief, ruhig und kraftvoll erfahren Sie nun Ihren Atem? Als wie ruhig und gesammelt erfahren Sie Ihren Geist? In welchem Maße sind Sie jetzt bei sich?

Tipp

Sie können diese Übung auch gut in einer bequemen Haltung im Sitzen ausführen. Versuchen Sie, diese Übung auch in Ihrem Alltag anzuwenden. Wenn Sie unruhig oder besorgt sind, wenn

Sie das Gefühl haben, sich zu verlieren, oder Sie Angst haben, können Sie sich unauffällig die Hände auf den Bauch legen und sich mit der Ruhe und Tiefe der Bauchatmung verbinden.

Wirkungen

- Die Bauchatmung hilft uns, wieder »vom Kopf in den Bauch« zu kommen, wenn am Tage das Gedankenkarussell oder in der Nacht das Grübeln kein Ende nehmen will.
- Sie aktiviert den Vagusnerv, wodurch das durch unsere Gefühle (verursacht durch Grübeln, Sorgen und Ängste) überaktive limbische System wieder beruhigt wird und damit wiederum die Ausschüttung der Stresshormone unterbunden wird. Der durch die Bauchatmung entstehende vagotone Zustand bewirkt, dass sich der Organismus wieder zu erholen und zu regenerieren vermag und wir wieder klarer denken können.
- Die Bauchatmung vermindert die Schmerzwahrnehmung, indem sie die ungünstigen angespannten und flachen Atemmuster unterbricht, die in der Regel dann entstehen, wenn wir Schmerzen haben. (Umgekehrt können ungünstige Atemmuster Schmerzen sogar noch verstärken.)
- Die ruhige und tiefe Atmung in den Bauch hilft uns, unsere Kraft wieder zu sammeln, uns zu zentrieren und im wahrsten Sinne des Wortes wieder »zu uns zu kommen«.

Intensivierung der Ausatmung

Bewusstes tiefes Ausatmen ist das beste Mittel, um innerlich »Luft abzulassen«, wenn der Geist aufgewühlt und unruhig ist. Der aktiv geführte lange Ausatem baut gleichermaßen Spannungen im Körper und im Geist ab, ein Mechanismus, den Menschen und Tiere ganz natürlich nutzen, wenn sie seufzen. In dieser Übung nutzen wir die »Lippenbremse«, die entsteht, wenn wir mit bestimmten Konsonanten wie »fff« oder einem stimmlosen (scharfen) »sss« ausatmen. Der Ton, der dabei entsteht, sollte so laut sein, dass er Ihr Denken möglichst vollständig überdeckt.

Die Übung

- Kommen Sie in einen bequemen und aufrechten Sitz Ihrer Wahl. Lassen Sie zunächst eine kleine Weile Ihre Aufmerksamkeit mit Ihrer Atmung sein. Lassen Sie den Atem geschehen. Werden Sie sich bewusst, wie Sie Ihren Atem jetzt erfahren. Wie lang und tief ist er gerade jetzt? In welchem Maße fließt Ihr Atem?
- Atmen Sie ruhig ein und entweder mit »fff« oder »sss« aus. Probieren Sie aus, welcher Laut Ihnen leichter fällt und Ihnen lieber ist.
- Fahren Sie für einige Minuten fort, immer entspannt und ruhig einzuatmen und mit einem der beiden Konsonanten langsam auszuatmen. Beobachten Sie, wie Ihr Ausatem dadurch von alleine immer länger und tiefer wird. Spüren Sie, wie kraftvoll Ihre Bauchdecke sich zusammenzieht, um die Luft gegen den Widerstand der »Lippenbremse« auszuatmen. Halten Sie inne, wenn Sie merken, dass Sie beginnen, sich anzustrengen. Entspannen Sie Ihre Lippen und Ihren Mund. Spüren Sie nach: Wie hat Ihr Atem sich verändert? Ist er länger und

tiefer geworden? Wie fühlen Sie sich? Sind Sie wacher und präsenter?

Wirkungen

- Bereits Patañjali beschreibt im Yoga-Sutra (1.34): »Atemübungen, die eine Betonung und Verlängerung der Ausatmung einschließen, können dazu dienen, unseren Geist ruhiger werden zu lassen.«[96] In der Tat aktiviert eine solche Verlängerung der Ausatmung den beruhigenden Ast des vegetativen Nervensystems, den Parasympathikus.
- Die Spannung rund um die Lippen und im Mundraum und der Widerstand, gegen den wir ausatmen, machen uns aber gleichzeitig wach und klar. Damit wirkt die Übung stimmungsstabilisierend und oft sogar stimmungsaufhellend, denn das pfeifende oder zischende Ausatemgeräusch vermittelt uns das Gefühl, Belastendes und Bedrückendes wegatmen zu können.
- Die Übung kräftigt das Zwerchfell, und damit die Bauchatmung, sowie die Muskeln der Bauchdecke und vermittelt dadurch das Gefühl einer stabilen (Leibes-) Mitte.

Langsame Atmung mit dem Reibelaut *(Ujjayi)*

Bei dieser Yoga-Atmung wird die Stimmritze in der Kehle verengt, so wie wir das automatisch machen, wenn wir flüstern. Die Atemluft muss nun durch eine ganz kleine Öffnung ein- und ausströmen, wodurch auch das rauschende Geräusch – der »Ujjayi-Laut« – entsteht. Wegen dieser Verengung brauchen wir viel mehr Kraft im Zwerchfell, um das Lungengewebe für die Einatmung nach unten aufzudehnen. Beim Ausatmen staut sich die Luft in der Luftröhre vor der Verengung. Deswegen können wir nur ganz langsam ausatmen und einatmen. Das hat viele gute Wirkungen. So beschreibt zum Beispiel Linda Graham, eine sehr erfahrene Achtsamkeitslehrerin und Expertin für neurowissenschaftliche Grundlagen, eine solche Verlangsamung der Atmung als mit das beste Mittel, um Stress entgegenzuwirken. »Wenn wir absichtlich langsamer werden und unsere Atmung vertiefen, aktivieren wir den parasympathischen Zweig des (vegetativen) Nervensystems auf positive Weise. Wir konditionieren das Gehirn dazu, sich zu beruhigen und zu unserem Toleranzfenster[97] zurückzukehren. Langsames und tiefes Atmen kann eine ausgewachsene Panikattacke in Minutenschnelle deeskalieren. Den ganzen Tag über langsam und tief zu atmen hilft uns, Ruhe statt Stress als unseren Grundzustand zu etablieren.«[98] Dadurch erfahren wir, dass wir selber mittels unseres Atems unsere Stimmungen und Gefühle regulieren und ausbalancieren können. So können wir herausfinden aus der Opferrolle und wieder selbstwirksam werden.

Die Ujjayi-Atmung ist sehr gut in den Alltag zu integrieren, denn wir können sie bei allen Tätigkeiten üben, in denen wir sonst unseren inneren Dialogen zu lauschen gewohnt sind.

Die Übung

- Kommen Sie in einen bequemen und aufrechten Sitz Ihrer Wahl. Lassen Sie zunächst eine kleine Weile Ihre Aufmerksamkeit mit Ihrer Atmung sein. Lassen Sie den Atem geschehen.
- Um die Atmung mit dem Reibelaut zu erlernen, gehen Sie folgendermaßen vor: Sprechen Sie flüsternd einige Worte (egal was).
- Noch immer mit Flüsterstimme, sagen Sie einige Male ausatmend hauchend »haaa«.
- Versuchen Sie dann, diesen Hauchlaut auch während des Einatems zu erzeugen. Spüren Sie dabei die Verengung im Inneren Ihrer Kehle und achten Sie darauf, die Stimmmuskeln nicht zu sehr anzuspannen.
- Schließen Sie nach einigen Atemzügen den Mund und fahren Sie fort mit dem Flüsterhauchlaut »haaa« während der Ein- und der Ausatmung. Lauschen Sie dem Reibelaut der Atemluft in der Kehle, in der Brust und vielleicht sogar im Kopf.
- Atmen Sie sanft, aber immer hörbar mit dem Reibelaut ein und aus. Bleiben Sie ganz locker und gelöst im Mundraum, damit der Nacken entspannt bleiben kann.
- Wenn Ihnen die Ausführung der Ujjayi-Atmung geläufig geworden ist, lassen Sie den Reibelaut so leise werden, dass nur noch Sie selbst ihn hören.
- Lauschen Sie immer weiter dem ruhigen und doch kraftvollen Kommen und Gehen Ihres Atems und dem Atemgeräusch, das dem Rauschen des Ozeans gleicht. Beobachten Sie, wie der Laut auf alle Regungen Ihres Geistes reagiert: Wie er ruhiger wird, wenn Ihr Geist entspannt ist, oder ungleichmäßiger, wenn Gedanken und Gefühle auftauchen. Entspannen Sie lauschend Ihren Geist mehr und mehr.
- Fahren Sie damit fort, bis Sie merken, dass Sie beginnen, sich in der Kehle anzustrengen, oder dass Ihre Aufmerksam-

keit ermüdet. Spüren Sie nun lautlos atmend nach. Wie geht es Ihnen jetzt? Als wie tief und kraftvoll erfahren Sie nun Ihren Atem? Als wie ruhig und gesammelt erfahren Sie Ihren Geist?

Wirkungen

- Die Ujjayi-Atmung wirkt zunächst auf den Kehlbereich. Sie hilft, Schleim zu lösen und – wenn sanft geübt – Verspannungen in diesem Bereich (den »Kloß im Hals«) zu lösen.
- Das Ein- und Ausatmen gegen den Widerstand einer weitgehend geschlossenen Stimmritze kräftigt das Zwerchfell und erleichtert dadurch die tiefe Bauchatmung, die – wie bereits erwähnt – den Parasympathikus aktiviert.
- Der Reibelaut gibt uns Feedback darüber, wie weit unser Atem fließt und wann und unter welchen Umständen (bei welchen Gedanken/Gefühlen) er ins »Stottern« oder gar ins Stocken kommt.
- Das Lauschen auf das rauschende Geräusch beruhigt den Geist und überlagert belastende Gedanken und Grübeln. Besonders dann, wenn wir uns dazu vorstellen, dass unser Atem so rauscht wie das Kommen und Gehen der Wellen des (inneren) Ozeans, wirkt es gemeinsam mit der Visualisierung auch entspannend auf einen unruhigen und angespannten Geist.

Stimmungsaufhellende Atmung *(Bhramari)*

Track 4 »Yoga bei Depression«

Bhramari bedeutet »das Bienensummen«. Es ist eine Atemübung, bei der wir ausatmend summen wie eine Biene. Durch dieses Summen entsteht in allen Resonanzräumen des Kopfes, im Nacken und im Brustraum ein intensives Schwingen. Diese Empfindung führt dazu, dass sich der Geist beruhigt und stabilisiert und er – so heißt es jedenfalls in den alten Yoga-Texten – mit Heiterkeit erfüllt wird.

Die Übung

- Kommen Sie in einen bequemen und aufrechten Sitz Ihrer Wahl.
- Lauschen Sie eine kleine Weile dem Kommen und Gehen Ihres Atems.
- Fahren Sie fort, ruhig und tief zu atmen, aber begleiten Sie nun den Ausatem mit einem Summen wie eine Biene.
- Damit der Ton eine intensive Schwingung entfalten kann, legen Sie beim Summen die Lippen nur leicht aufeinander und entspannen Sie Ihren gesamten Mundraum. Lassen Sie ihn ganz weit werden und achten Sie darauf, dass Ihre Zunge ganz gelöst auf dem Mundboden ruht. Versuchen Sie gleichzeitig, den Unterkiefer entspannt aus den Kiefergelenken hängen zu lassen.
- Wenn nach dem Ein- oder Ausatmen Pausen entstehen, lassen Sie sie zu.
- Fahren Sie so lange mit der Übung fort, wie es Ihnen angenehm ist. Spüren Sie in Ihrem Inneren noch eine Weile mit geschlossenen Augen nach. Wie geht es Ihnen jetzt? Hat dieses »Bienensummen« in Ihnen Empfindungen von Gelöstheit und Heiterkeit hinterlassen?

Wirkungen

- Das Summen verlangsamt und verlängert die Ausatmung und wirkt damit aktivierend auf den Parasympathikus.
- Der sanfte Summton wirkt beruhigend und entspannend auf das Herz.
- Die Bhramari-Atmung hilft uns, den Atem wieder zu entspannen, wenn er durch Grübeln, Sorgen oder innere Unruhe ungleichmäßig geworden oder ins Stocken geraten ist.
- Das Lauschen auf den Atem hilft uns, uns wieder zu sammeln und auszurichten.
- Die Schwingung des Summens löst Anspannungen im Kopf, im Nacken, in der Kehle und im Brustraum.

Ausgleichende Atmung / Wechselatmung *(Nadi shodhana)*

Diese Form der ausgleichenden Atmung ist eine Wechselatmung, bei der wir im Wechsel links ein- und rechts ausatmen bzw. rechts ein- und links ausatmen. Was die Yogis schon seit Jahrhunderten wissen, hat die Forschung nun bestätigt: Jeder Nasengang steht in Beziehung zu einem Ast des vegetativen Nervensystems. Wenn wir über den rechten Nasengang einatmen, dann aktivieren wir den Sympathikus, wenn wir über den linken Nasengang einatmen, dagegen den Parasympathikus. Der ständige Wechsel der Einatmung über das rechte und das linke Nasenloch spricht also beide Äste gleichmäßig an und hilft dadurch wirklich zuverlässig, alle (!) Ungleichgewichte im Vegetativum auszugleichen.

Damit hilft diese Atemform uns sowohl, wenn wir uns

niedergeschlagen und wie gelähmt fühlen, als auch, wenn wir uns unruhig und reizbar fühlen. Damit diese Wirkungen eintreten, braucht es allerdings eine regelmäßige Übungspraxis (3 bis 5 Mal die Woche ca. 7 bis 10 Minuten). Da Sie die Wechselatmung aber auch gut mal zwischendurch in einer Pause oder bei Bedarf machen können, ist solch ein Ziel durchaus ohne große Anstrengung zu realisieren.

Die Visualisierung und Energielenkung in der Atemübung hilft uns zu erfahren, wie wir Unruhe ausleiten oder Energieblockaden auflösen können. Sie folgt dabei dem Prinzip »Die Energie folgt der Aufmerksamkeit«, so wie es bereits in den alten Hatha-Yoga-Texten beschrieben wurde.

Die Übung

- Kommen Sie in einen bequemen und aufrechten Sitz Ihrer Wahl. Legen Sie die Hände zunächst auf die Knie oder Oberschenkel.
- Spüren Sie das Kommen und Gehen Ihres Atems, der über beide Nasengänge ein- und ausströmt, und entspannen Sie atmend mehr und mehr.
- Beugen Sie den Mittel- und den Zeigefinger Ihrer rechten Hand nach innen zur Handfläche und strecken Sie Ihren Daumen, den Ring- und den kleinen Finger. Während der Atemübung verschließen Sie mit der Daumenkuppe das rechte Nasenloch und mit der Kuppe des Ringfingers das linke Nasenloch.
- Atmen Sie über beide Nasengänge ein.

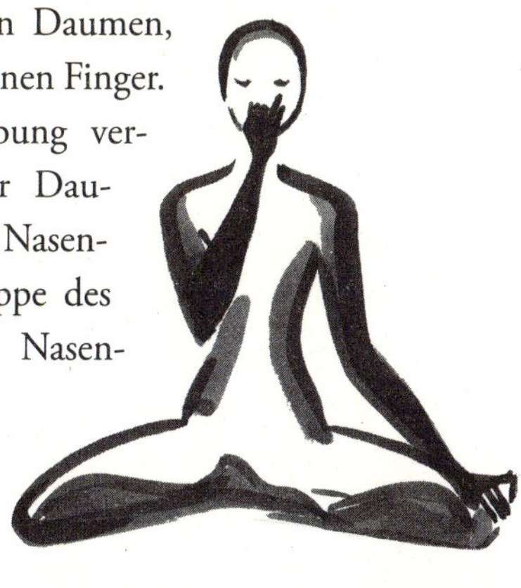

- Verschließen Sie das rechte Nasenloch und atmen Sie links aus. Atmen Sie über links ein.
- Verschließen Sie das linke Nasenloch und atmen Sie rechts aus. Atmen Sie über rechts ein.
- Verschließen Sie das rechte Nasenloch und atmen Sie links aus. Atmen Sie über links ein.
- Verschließen Sie das linke Nasenloch und atmen Sie rechts aus. Atmen Sie über rechts ein.
- Fahren Sie damit im Rhythmus Ihres Atems fort. Achten Sie darauf, währenddessen aufgerichtet zu bleiben. Halten Sie Ihre rechte Hand direkt vor Ihrem Gesicht und den rechten Arm leicht angehoben.
- Üben Sie weiter mit der Vorstellung, dass Sie mit dieser Atemlenkung alle Ungleichgewichte in Ihnen ausgleichen können: Unruhe und Lethargie, Anspannung und Entspannung, das Gefühl der Getriebenheit und das der Lähmung und alles, was Ihnen sonst noch einfällt …
- Falls irgendein Gefühl Sie besonders belastet, dann können Sie sich auch vorstellen, dass Sie z. B. sich über rechts einatmend mit Ihrer Unruhe verbinden und sie mit dem Ausatem über die rechte Seite abfließen lassen, dass Sie dann links Ruhe einatmen und sie mit dem Ausatem in die rechte Seite strömen lassen (bzw. verbinden Sie sich über links einatmend mit der Empfindung von Lethargie und lassen Sie sie mit dem Ausatmen über die rechte Seite abfließen. Atmen Sie rechts Spannkraft und Energie ein und nähren Sie damit ausatmend Ihre linke Seite).
- Fahren Sie damit mehrere Minuten fort, bis Sie merken, dass Ihr Arm ermüdet.
- Um die Übung zu beenden, atmen Sie noch einmal über links ein und dann über beide Nasengänge aus.
- Spüren Sie im Sitzen oder im Liegen eine kleine Weile nach. Wie geht es Ihnen jetzt? Können Sie etwas von der ausglei-

chenden Wirkung der Wechselatmung spüren? Erfahren Sie sich als gesammelter und wacher? Wie erfahren Sie die Wirkungen der Visualisierung?

Wirkungen

- Mit der Wechselatmung üben wir unsere Konzentrationsfähigkeit, denn die Ausführung fordert unseren Geist ganz selbstverständlich auf, sich zu sammeln und zu fokussieren. Das ist sehr hilfreich, wenn er zerstreut und geschwächt ist von kreisenden Gedanken, von Sorgen und vom Grübeln. Sie wirkt dadurch beruhigend, klärend und stabilisierend auf den ganzen Organismus.
- Das Atmen über jeweils nur einen Atemgang verlangsamt und vertieft den Atem und stärkt das Zwerchfell und damit die Atemkraft.
  »In den Langzeitstudien des Kaivalyadhama-Instituts in Lonavala, Indien, wird Nadi shodhana als Therapeutikum angegeben gegen Bluthochdruck, Angststörungen und Nervosität – alles Störungen des vegetativen Gleichgewichts. Auch Weintraub berichtet eindrücklich sowohl aus eigener Erfahrung als auch der, die sie in der Begleitung ihrer Patienten machen konnte, wie positiv und vor allem auch wie nachhaltig Angstgefühle durch eine kontinuierliche Übungspraxis mit Nadi shodhana zu beeinflussen sind.«[99]

Die reinigende Atmung *(Kapalabhati)*

Kapalabhati heißt übersetzt »Schädelleuchten«. In dieser Yoga-Atmung liegt der Fokus ganz auf einem aktiven und schnellen Ausatmen. Die Einatmung geschieht dann automatisch, ganz ähnlich wie beim Schnäuzen. Den Namen »Schädelleuchten« hat die Übung bekommen, da oft nach einiger Übungsdauer ein Gefühl großer Klarheit und Frische speziell im Kopf auftritt. Gleichzeitig spüren wir oft ein ganz leichtes Gefühl von Benommenheit, das uns eine große Stille im Geist erfahrbar macht. Die hier vorgestellte sehr sanfte Version dieser Reinigungs- und Atemübung macht es möglich, dass Sie 3 Mal ca. eine Minute schnell ausatmen werden. In dieser Zeit ist jedes Denken an etwas anderes unmöglich – egal, wie drückend oder beängstigend die Gedanken sein mögen. Dadurch können wir mittels dieser Atemform lernen, uns abzukoppeln von dem, was unseren Geist und unser Gemüt belastet.

Um die Technik von Kapalabhati leicht zu erlernen, gibt es dieses Mal eine Vorübung, die an eines unserer natürlichen Atemmuster anknüpft.

Vorübung

- Kommen Sie in einen bequemen und aufrechten Sitz Ihrer Wahl.
- Halten Sie sich die Hand – oder ein Taschentuch – vor die Nase. Atmen Sie sanft schnaubend so aus, als wollten Sie einen lästigen Fussel aus dem Nasengang entfernen. Wenn Sie sich ganz auf das Ausschnauben konzentrieren, wird Ihre Einatmung ganz automatisch erfolgen – eben so wie beim richtigen Schnäuzen! Dabei wird sich ausatmend Ihre Bauchdecke etwas nach innen bewegen und ausatmend wieder vorschnellen.
- Wenn Sie die Atemtechnik verstanden haben und Ihnen dabei klar geworden ist, dass die Einatmung immer von alleine ge-

schieht, sodass Sie sich ganz der aktiven Ausatmung widmen können, dann können Sie mit der eigentlichen Übung beginnen.

Die Übung

- Atmen Sie tief und entspannt ein und beginnen Sie dann, ganz leicht und fein schnaubend auszuatmen und automatisch wieder einzuatmen. Machen Sie auf diese Weise in einer ersten Runde ca. 20, dann ca. 40, dann ca. 60 Atemstöße usw.
- Halten Sie Ihren Oberkörper und Kopf dabei völlig unbewegt; einzig Ihre Bauchdecke sollte aktiv sein.
- Am Ende einer jeden Runde atmen Sie noch einmal tief ein und verweilen dann, so lange es Ihnen gut möglich ist, in der Atemfülle. Wenn Sie merken, dass Sie ausatmen wollen, lassen Sie Ihren Atem in aller Ruhe aus sich hinausströmen.
- Beobachten Sie, wie Ihr Atem reagiert. Manchmal entsteht spontan Gähnen, manchmal werden Sie das Gefühl haben, ganz lange nicht mehr atmen zu müssen. Lassen Sie diese Pausen zu! In diesen Momenten wird Ihr Geist ganz still sein.
- Wiederholen Sie 3 bis 5 Runden Kapalabhati.
- Spüren Sie dann nach. Wie erfahren Sie sich jetzt? Als wie wach, klar und gleichzeitig entspannt erfahren Sie sich? Wie still ist Ihr Geist jetzt?

Wirkungen

- Kapalabhati reinigt die Höhlen des Kopfes und entlastet den Geist. Es hilft uns, alles Schwere und Niederdrückende auszuatmen, und wirkt erfrischend und stimmungsaufhellend.
- Das forcierte Ausatmen stärkt die Muskeln der Bauchdecke und damit unsere (Leibes-)Mitte.
- Länger geübt, unterbricht es wirkungsvoll unser Gedankenkarussell und stoppt Grübeln.

Die kraftvolle Atmung
(Bhastrika-Variante)

Track 5 »Yoga bei Depression«

In dieser sehr intensiven Atemübung wird gleichermaßen der Ein- wie der Ausatem betont. Das Atemgeräusch erinnert an einen Blasebalg, der rhythmisch und kraftvoll auseinandergezogen (Einatmung) und zusammengedrückt (Ausatmung) wird. Die Quellentexte beschreiben Bhastrika als eine Übung, die die Kraft, die ganz tief in uns schlummert – und zu der wir in den Phasen der Depression oft keine Verbindung mehr spüren –, aufweckt und wieder aktiviert. Die hier vorgestellte Variante wurde von Amy Weintraub entwickelt und von ihr und dem Gehirnforscher und Psychologen Richard Davidson auch sehr erfolgreich in der Behandlung posttraumatischer Belastungsstörungen eingesetzt.

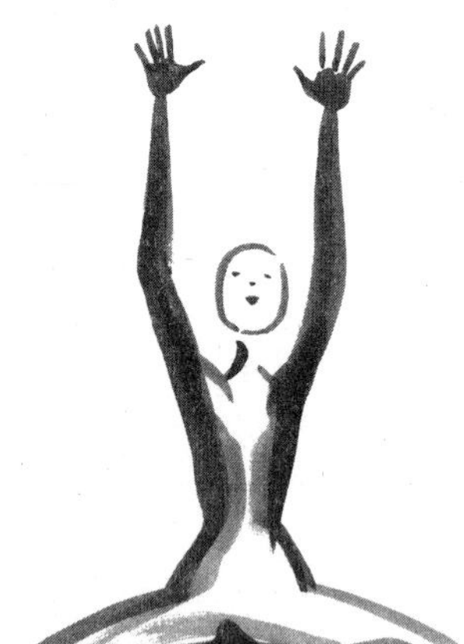

1

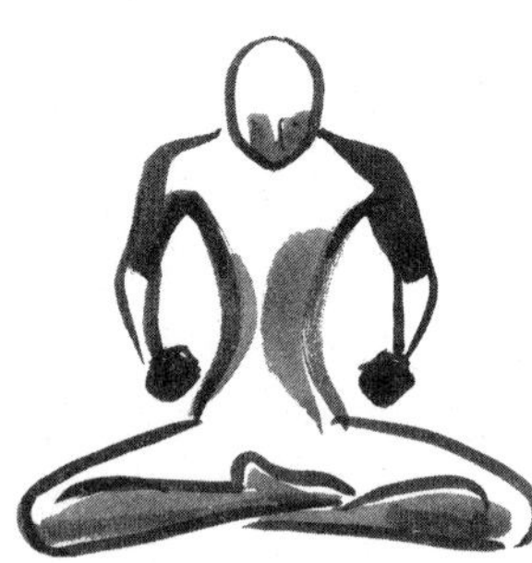

2

Die Übung

- Kommen Sie in einen stabilen und aufrechten Sitz Ihrer Wahl, bei Bedarf auch auf einem Stuhl ohne Armlehnen.
- Heben Sie, während Sie durch die Nase einatmen, schnell und kraftvoll beide Arme, spreizen Sie Ihre Finger ganz weit und schauen Sie nach oben. (1)
- Ballen Sie die Hände zu Fäusten und ziehen Sie sie kraftvoll ausatmend ganz schnell angebeugt neben den Körper. (2)
- Wiederholen Sie diese Atembewegung ca. 20 Mal. Ruhen Sie sich dann für einige Atemzüge aus, bevor Sie noch zwei Runden jeweils 20 Mal diese kraftvolle Atembewegung wiederholen, jedes Mal mit einer kleinen Pause dazwischen. Spüren Sie anschließend nach. Wie geht es Ihnen jetzt? Wie hat sich Ihre Stimmung verändert? In welchem Maße können Sie jetzt wieder Ihre Kraft spüren?

Wirkungen

- Diese Form von Bhastrika entlastet in der Ausatmung sehr intensiv den Geist und das Gemüt. Die Einatmung gibt uns dagegen das Gefühl, uns wieder mit Energie aufzuladen.
- Die Übung aktiviert den Vagusnerv. Es wird vermutet, dass sie die Ausschüttung von sogenannten Wohlfühlhormonen wie Oxytocin und Prolactin bewirkt.[100]
- Sie wirkt stimmungsaufhellend, erfrischend und kräftigend.

Die energieaufladende Atmung *(Plavini)*

Track 6 »Yoga bei Depression«

Der wichtigste Quellentext des Hatha-Yoga, die Hatha-Yoga-Pradipika, beschreibt die Wirkungen dieser Atemübung folgendermaßen: »Der Yogi, dessen Bauch vollkommen mit ausgezeichneter Luft gefüllt ist, die er in seinen Körper einströmen ließ, schwimmt mit Leichtigkeit über den Wassern des Lebens wie das Blatt einer Lotospflanze.«[101] In der indischen Mythologie gilt der Lotos als eine Pflanze, die, obwohl sie im Morast und Schlamm wurzelt, durch nichts je befleckt werden kann, denn ihre Blüten und Blätter lassen alles an sich abperlen. Der Lotos erhält sich also unter allen Umständen seine strahlende Reinheit. Außerdem bewirkt die Form seiner Blätter und Blüten, dass er immer oben schwimmt, auch wenn das Wasser unruhig oder aufgewühlt ist – und zwar mit Leichtigkeit! Damit steht der Lotos auch für eine Kraft der Resilienz gegenüber störenden, schädigenden und belastenden Ereignissen im Leben (symbolisch: die Wasser des Lebens), die durch nichts zu beeinträchtigen ist.

Wenn wir den Pranayama Plavini üben, sind wir eingeladen, uns mit dieser Symbolik zu verbinden und uns selbst als diejenige oder denjenigen zu sehen, die oder der einer Lotospflanze gleich den Kopf immer oben behält und sich von nichts beflecken (oder niedermachen) lässt.

Die Übung

- Kommen Sie in einen aufrechten und bequemen Sitz Ihrer Wahl, gerne auch auf einem Stuhl.
- Atmen Sie eine kleine Weile ruhig weiter und beobachten Sie das Ein- und Ausströmen Ihres Atems. Lächeln Sie in

sich hinein, um den Bauchraum und den Atem zu entspannen.

- Atmen Sie dann so tief und vollständig wie möglich ein und füllen Sie dabei bewusst Ihren Bauch, sodass die Bauchdecke sich sichtbar vorwölbt.
- Verweilen Sie so lange wie möglich in der Atemfülle und kontrahieren Sie dabei die Muskeln des Beckenbodens und ziehen Sie das Kinn herunter Richtung Brustbein.
- Wenn der Ausatem kommt, heben Sie das Kinn wieder und entspannen allmählich die Muskeln des Beckenbodens.
- Nehmen Sie einen Zwischenatem und wiederholen Sie Plavini noch 5 Mal. Spüren Sie dann nach. Wie erfahren Sie sich jetzt? Als wie aufgeladen und gekräftigt erfahren Sie sich?

Wirkungen

- Die starke Betonung der Einatmung und der Pause in der Atemfülle aktiviert den sympathischen (anregenden) Ast des vegetativen Nervensystems. Der Pranayama belebt und hilft zuverlässig, wenn man sich schlapp, müde und kraftlos fühlt.
- Die Ausrichtung auf das innere Bild des Lotos hilft uns, uns für die Vorstellung zu öffnen, dass wir unsere Resilienz stärken können und wir dadurch nicht mehr so leicht anzugreifen und niederzudrücken sind.

Der Atem der Freude (*Breath of Joy*)

Track 7 »Yoga bei Depression«

Diese Atemform ist kein klassischer Pranayama. Amy Weintraub entwickelte sie erst vor einigen Jahren, als sie nach Übungen suchte, die ihr halfen, ihre schwere Depression zu lindern. Ihrer Erfahrung nach wirkt diese Art der Atemführung extrem entlastend und stimmungsaufhellend.

Die Übung

- Kommen Sie in einen aufrechten und stabilen Stand.
- Heben Sie am Beginn der Einatmung Ihre Arme nach vorne, dann weiter einatmend zur Seite, und schwingen Sie sie schließlich mit dem Rest der Einatmung nach oben. (1, 2 und 3)
- Atmen Sie kraftvoll durch den Mund aus, indem Sie den Oberkörper vorbeugen und Ihre Arme nach hinten und oben schwingen lassen. (4)

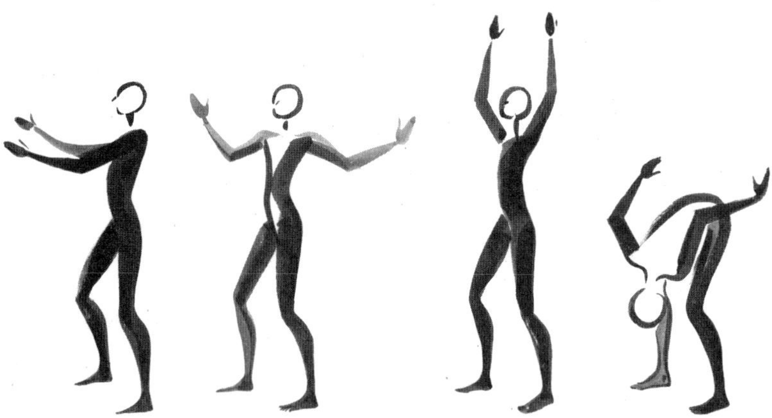

1 2 3 4

- Wiederholen Sie diesen Ablauf einige Male. Um die Wirkung zu intensivieren, lächeln Sie in sich hinein und stellen sich beim Ausatmen vor, sich von allem zu befreien, was Sie belastet, während Sie mit jedem Einatem Weite, Licht und Freude aufnehmen.
- Spüren Sie anschließend nach. Wie erfahren Sie sich jetzt? Wie hat sich die schwungvolle Bewegung in Verbindung mit der Vorstellung auf Ihr Gemüt ausgewirkt?

Wirkung

- Das Wirksamste bei dieser Atemübung ist die Vorstellung verbunden mit der Atemführung. Kraftvoll durch den Mund auszuatmen, während man sich in die Vorbeuge schwingt, hilft sofort, innere Anspannung, Frust und Wut abzugeben. Sich einatmend mit Licht und Freude aufzuladen wird seit vielen Jahrhunderten in der tibetischen Medizin geübt und wirkt bei regelmäßiger Übung stimmungsaufhellend.
- Der schwungvolle Wechsel zwischen einer intensiven Dehnung im Stand und einer Vorbeuge regt die Darmtätigkeit (und damit die Serotonin-Produktion) und die Durchblutung an. Der Ablauf entlastet und belebt gleichermaßen.

Meditationen (*Dhyana*)

Ein differenzierter Blick ist vonnöten

Bis vor einigen Jahren noch warnten Psychotherapeuten und westliche Meditationslehrer davor, dass Menschen mit einer schweren Depression meditieren. Die Begründung war, dass die Dynamik der Innenschau, die bei jedem Menschen leicht auch ins Grübeln abdriftet, bei depressiven Menschen aus dem Ruder laufen kann. Es wurde befürchtet, dass Meditation zum einen dazu führen könnte, dass die Innenschau zu einer narzisstischen »Nabelschau« wird, in der die Erfahrung der mentalen und emotionalen Befindlichkeitsstörungen enorm an Dramatik gewinnen könnte. Fast noch gefährlicher scheint das reine Sitzen in der Stille zum anderen dadurch, dass es einen Raum öffnet, in dem die negativen Gedankenschleifen ihre Dynamik so richtig entfalten können und der innere negative Dialog den Meditierenden ungehindert in die Abwärtsspirale ziehen kann.

Bedingt durch die Forschungen der Neurowissenschaften und der Psychologen, die sich mit dem Weg der Achtsamkeit beschäftigen, lehren erfahrene Yoga- und Meditationslehrer heute Meditation wesentlich differenzierter und passen die Anleitungen an die Bedürfnisse von Menschen mit schweren Depressionen an, für die das Sitzen in der Stille oder die stille Atemachtsamkeit in der Tat oft eher kontraindiziert ist. Die Forschungen von Neurowissenschaftlern und Vertretern der Positiven Psychologie konnten zeigen, dass auch für diese Zielgruppe das Meditieren sehr hilfreich und heilsam ist, wenn es sich dabei um Meditationen handelt, die den Geist mit positiven inneren Bildern und Vorstellungen wie Licht, das Vorhandensein einer heilen Mitte, Dankbarkeit oder Mitgefühl beschäftigen oder ihn mit dem Klang eines Mantras erfüllen.

Besonders Psychologen und Meditationslehrer, die sich an den Lehren des Buddhismus orientieren, argumentieren durchgängig, dass es nicht nur wichtig, sondern sogar unverzichtbar sei, negative Emotionen wie Trauer, Verzweiflung und Hoffnungslosigkeit zuzulassen und sich ihnen zu stellen. So bekannte und erfahrene Lehrer wie Jack Kornfield und Pema Chödrön, aber auch Psychologen und Neurowissenschaftler, die der Positiven Psychologie verpflichtet sind, betonen immer wieder, dass diese leidvollen Empfindungen und Erfahrungen und auch all die Probleme und Krisen nun einmal zum Leben dazugehören. Sie sind Teil unseres Menschseins auf dieser Erde. Sie erinnern uns daran, dass immer dann, wenn wir uns unserem Leid nicht stellen und versuchen, vor ihm davonzulaufen, es uns getreulich folgen wird – wohin und in was wir uns auch flüchten mögen.

Das äußerst erfahrene Team rund um Jon Kabat-Zinn rät den Teilnehmern und Teilnehmerinnen der Seminare zum Erlernen der Achtsamkeitsmeditation Folgendes, wenn sie merken, dass sie zum Beispiel von einer traurigen Stimmung erfasst werden: »Wenn wir für die Stimmung, mit ihr und in ihr präsent bleiben können, können wir vielleicht eine Einstellung hineinbringen, die sich bereit zeigt, einfach nur genau diesen Augenblick zu erfahren, *ohne jegliche Annahmen oder Vorurteile mitzubringen.* Mit der Zeit können wir einen Punkt erreichen, wo ein einzelner Moment der Traurigkeit nicht mehr erlebt wird als ein ganzes Lebens, das schiefläuft, sondern einfach als ein Moment, in dem ein trauriges Gefühl da ist. Diese Veränderung an und für sich wird noch nicht unbedingt dazu führen, dass wir uns besser fühlen. Aber sie kann uns sehr wohl auf einen anderen Pfad lenken – einen Pfad, der nicht mehr unweigerlich in die Depression führt.«[102]

Dennoch gilt, dass wir, wenn wir gerade eine schwere Depression durchleiden, *uns nicht allein* auf diese Konfrontation mit den dunklen Seiten unser selbst einlassen sollten, einfach weil wir in dieser Verfassung schon so viel Leid ertragen müssen und schon so verzweifelt sind, dass es unsere Kräfte übersteigen kann.

Wenn wir uns in kontinuierlicher (klinischer) Behandlung befinden und uns ein Psychologe oder Arzt zur Seite steht, der uns durch diese Konfrontationen begleitet, sieht der Fall anders aus. Falls der Boden unter unseren Füßen dünn und brüchig wird, ist es dennoch sinnvoller, uns unseren Stärken und unseren Potenzialen zuzuwenden und die destruktiven Aspekte unserer Psyche erst dann zu betrachten und darüber zu meditieren, wenn wir uns seelisch stabil und einigermaßen in der Balance fühlen.

Sie werden deswegen in diesem Buch bzw. in den Audios eine Auswahl von Meditationsübungen finden, die Ihren Geist und Ihre Seele stabilisieren, stärken und auf das immer auch vorhandene Positive ausrichten wollen.

Das innere Wissen entdecken

Wenn wir lernen zu meditieren, können wir bemerken, dass es jederzeit in uns eine Instanz gibt, die uns bei all diesen Versuchen zuschaut. Sie lässt uns erfahren, dass es in uns still, hell und weit wird, und sie ist auch präsent, wenn unser Geist sich selbstständig macht, sich in Gedanken und Grübeln verliert und wir in unseren Versuchen scheitern. *Diese Instanz ist der innere Beobachter.* Jack Kornfield nennt sie die »Instanz in unserem Inneren, die Bescheid weiß. Diese wissende Instanz ist das Bewusstsein selbst, das in jedem Augenblick unseres Lebens anwesend ist.«[103]

Er weist uns auf das innere Wissen hin, dass etwas in uns unter allen Umständen – also auch dann, wenn wir zutiefst deprimiert sind – immer ruhig und klar bleibt.

Wie ist das möglich?

Kornfield beschreibt, was wahrscheinlich jeder von uns schon einmal in sich erfahren hat: Auch in der größten Krise gibt es eine Instanz in uns, die akzeptiert, dass es so ist, wie es jetzt gerade ist.

Durch das innere Wissen erkennen wir, dass das, was wir gerade erfahren, Teil unseres Lebens ist, unvermeidlich und auf einer tiefen und meist zunächst nicht einsehbaren Ebene sinnvoll. »Und es weiß lange, bevor wir es wissen, dass das Ende unseres Leidens dann beginnt, wenn wir diesem Leiden ins Auge blicken, um seine Wahrheit und seine heilende Weisheit anzunehmen.«[104]

Dieses innere Wissen, unser Bewusstsein an sich, ist eine Instanz in uns, die einerseits ganz offen, mitfühlend und fürsorglich ist und andererseits immer vollkommen ruhig und ungerührt bleibt. Dass sie sich eben nicht einbeziehen und mitreißen lässt, wenn uns gerade eine Abwärtsspirale erfasst, ist die unverzichtbare Voraussetzung dafür, dass ein Teil von uns in der Klarheit bleiben kann, zu erkennen, was uns da gerade geschieht. Wenn wir mit dieser Instanz in uns immer wieder bewusst in Kontakt treten, werden wir merken, dass sie diese Reisen in die Abgründe zwar begleitet, aber nicht mitmacht. Sie bleibt auch dann noch »heil«, wenn wir das Gefühl haben, dass in uns und um uns herum alles zusammenbricht. Pema Chödrön sieht in dieser Erfahrung eine Möglichkeit, unseren Geist zu ermutigen, einfach mit dem zu sein, was jetzt ist – egal, wie es sich zeigt und wie es sich anfühlt. Und sie weist darauf hin, dass diese Bewusstseinsinstanz bzw. dieser Beobachter, der dem inneren Wissen verbunden ist, auch die Instanz ist, die weiß, »dass alles, was geschieht, weder Anfang noch Ende hat. Es ist immer die gleiche Erfahrung, die gewöhnliche Menschen seit jeher machen. Gedanken, Emotionen, Stimmungen und Erinnerungen kommen und gehen, wobei das grundlegende Jetzt ständig da ist.«[105] In der Tradition des tibetischen Buddhismus, der Pema Chödrön folgt, wird dieses Wissen *Rigpa* genannt, was »Intelligenz« oder »Helligkeit« bedeutet. Sie weist darauf hin, dass hinter all unseren mentalen Aktivitäten dieser Weisheitsgeist immer vorhanden ist, dass diese ihn aber in der Regel verdecken. Erst wenn wir still werden, können wir ihn erfahren und mit ihm in Kontakt treten. Und dazu dient die Meditation.

Wie bereits erwähnt, werden alle Meditationen dieses Kapitels sich an einem Meditationsobjekt ausrichten, egal, ob es nun eine Vorstellung oder eine bestimmte Ausrichtung ist. Im Prozess der Meditation werden wir diesen Fokus zu Beginn natürlicherweise immer mal wieder verlieren. Die so entstehenden *Lücken* werden meist sofort von unseren inneren Dialogen besetzt. Manchmal aber entstehen auch Momente echter Stille, in denen wir uns einfach nur spüren und wissen, dass wir da sind – nicht, als wer wir da sind oder in welcher Konstellation oder Verfassung, sondern einfach nur im reinen SEIN. Und es ist diese Erfahrung, die unserem Geist und unserer Seele zu einem wichtigen Anker wird. Sie wird zu dem, was der Psychologe und Neurowissenschaftler Daniel Siegel die »Nabe des Bewusstseins« nennt, in der unser Geist zentriert und ruhig betrachtet, wie sich das Rad des Lebens durch alle Höhen und Tiefen unablässig dreht und alles Denken und Fühlen sich in einem ständigen Fluss der Veränderung befindet.

Was sagt die Forschung?

Die Wirkungen der Meditation zu erforschen stellt insgesamt ein schwieriges Unterfangen dar, weil es nicht *die eine* Meditationsmethode gibt, sondern vielmehr eine Vielzahl zum Teil äußerst unterschiedlicher Ansätze und Methoden. Der Psychologe und Neurowissenschaftler Ulrich Ott, der an der Universität Gießen jahrelang darüber forschte, weist darauf hin, dass sogar »bis heute keine allgemein anerkannte Definition für den Begriff ›Meditation‹ existiert«.[106]

In seinen Forschungen betrachtete Ott wiederholt die vielfältigen Wirkungen insbesondere der Achtsamkeitsmeditation auf das Gehirn und das Nervensystem, von denen einige besonders interessant für unseren Zusammenhang sind.

So weist Ott darauf hin, dass die Entwicklung und Stabilisierung von Achtsamkeit dazu führt, dass wir allmählich unseren Körper wieder besser wahrnehmen und spüren lernen. Damit wird uns der Zugang zur »Weisheit des Körpers« eröffnet. Und das hilft uns wiederum, unsere Gefühle und Empfindungen klarer wahrzunehmen und ihnen mehr zu vertrauen.

Zudem ist Meditation immer daran ausgerichtet, uns die einzelnen Facetten unserer Identität besser wahrnehmen zu lassen. Das bedeutet konkret, dass wir lernen können zu unterscheiden, dass wir zwar einerseits Menschen sind, die gerade in einer Depression stecken und bedrückt und kraftlos sind, es aber andererseits in uns auch andere, tatkräftigere, gesündere und unbeschädigtere Anteile gibt. Dadurch können wir erkennen, dass das in uns, was unbeschädigt, heil und kraftvoll ist, aktuell nur überdeckt ist, aber eben doch grundsätzlich auch einen Teil der Gesamtheit unseres Seins darstellt. Gerade in Meditationen, die sich auf das Heile in uns ausrichten, können wir diesen Teil wieder erfahren.

So gut wie alle, die bisher über die Auswirkungen der Meditation geforscht haben, berichten darüber, dass diese sehr spezielle Form, auf Abstand zu sich selbst zu gehen – die Metaperspektive einzunehmen –, bei der wir unserem Geist bei all seinen Aktivitäten wert- und urteilsfrei zuschauen, dazu führt, dass wir das Erlebte anders reflektieren. In der Ruhe der Meditation neigen wir eher dazu, unser eigenes Verhalten zu überdenken und zu überprüfen und Verhaltensalternativen zu durchdenken. Das führt erwiesenermaßen (in den meisten Fällen) allmählich zu einem flexibleren und angemesseneren Umgang mit schwierigen Situationen und den dazu auftauchenden Empfindungen, Gefühlen und Bewertungen.

Eine regelmäßige Meditationspraxis unterstützt uns also darin, die Tatsache zu nutzen, dass unsere emotionalen Schaltkreise im Gehirn ein Leben lang formbar sind. In diesem Zusammenhang soll noch einmal auf die wichtigen Forschungen von Richard Davidson hingewiesen werden, der nachweisen konnte, dass jeder Mensch mit einer *emotionalen Grundeinstellung* ausgestattet ist, die sich aus einer Kombination sechs unterschiedlicher *emotionaler Stile* entwickelt.[107]

Diese sind:

- mehr oder weniger belastbar (Resilienz)
- positiv oder negativ ausgerichtet (Grundeinstellung)
- mehr oder weniger einfühlsam (soziale Intuition)
- mehr oder weniger selbstwahrnehmend (Selbstwahrnehmung)
- mehr oder weniger fähig zu angemessenem Verhalten (Kontextsensibilität)
- aufmerksam oder abgelenkt (Aufmerksamkeit)

Während man noch bis vor Kurzem dachte, dass die sich aus der Kombination der unterschiedlichen Merkmale entwickelnde Persönlichkeit in den neuronalen Schaltkreisen des Gehirns festgelegt sei, konnte Davidson zeigen, dass sie bei einem Großteil der Menschen formbar bleibt. Und so sind wir in der Lage, einen für uns belastenden emotionalen Stil zu verändern, was sich dann wiederum in der funktionellen Struktur des Gehirns darstellt und beobachten lässt.

Dieser Exkurs soll zeigen, dass uns eine Emotionsregulation durchaus möglich ist und die Äußerung »So bin ich eben! Daran lässt sich nun nichts mehr ändern!« heutzutage in den meisten Fällen nicht mehr gilt.[108]

Davidson konnte in seinen Untersuchungen auch zeigen, dass bestimmte Formen der Meditation, vor allem die Achtsamkeits- und Mitgefühlsmeditation, zu einer Hemmung automatischer Denkmuster (z. B. »Ich bin unfähig!«) und Reaktionen (z. B. Frustration und Rückzug) führen können. Die Formbarkeit unseres Gehirns erlaubt uns dann, wenn wir unserem Geist heilsame und konstruktive Bilder und Vorstellungen anbieten, das Gehirn so »umzubauen«, dass ungünstige Muster geschwächt und günstige Muster gestärkt werden.

Um unseren automatisierten Denkschleifen keinen Raum zu geben, ist es hierbei wichtig, aus dem sogenannten »Default-Modus« herauszukommen. Normalerweise ist es so, dass unser Gehirn, wenn man ihm in der Meditation die üblichen äußeren Reize vorenthält, sehr bald beginnt, alleine »vor sich hin zu denken«. Ott schreibt, dass unser Gehirn dadurch plötzlich geistige Ressourcen zur Verfügung hat, die es nutzt, um zu denken, zu erinnern, zu planen, wobei es gleichermaßen auch all das »aufräumt« und einordnet, was noch unerledigt – losen Fäden gleich – in seinen Schaltkreisen herumschwirrt. Das ist eigentlich eine äußerst sinnvolle Funktion unseres Gehirns, denn im gesunden Zustand dient uns solch ein Default-Modus zur Selbstreflexion und Selbstprojektion. Im Zustand der Depression jedoch ist er nicht hilfreich, da er Raum bietet dafür, dass sich entweder unser Geist in seinen Grübelschlaufen festsetzt oder innere Stimmen hörbar werden, die uns mit tief verinnerlichten negativen Bewertungen bzw. Einschätzungen von Situationen schnell in die Abwärtsspirale bringen.

Verständlicherweise ist es deswegen sinnvoller, unserem Geist eine klare Stütze und Ausrichtung zu geben und Meditationsformen zu wählen, die zur Stärkung der Aufmerksamkeitsnetzwerke des Gehirns beitragen.

Begleitung finden

Wenn Sie merken, dass Sie viel mit sich herumschleppen, was Sie belastet und niederdrückt, dann brauchen Sie jemanden als Wegbegleitung für den Prozess der Selbsterforschung in der Meditation. Das geht am besten in der Einstiegs- und Lernphase in einem Seminar oder einem etwas längeren Meditations-Retreat.

In der buddhistischen Tradition der Achtsamkeitsmeditation *(Vipassana)* ist es die Regel, während eines Seminars /eines Retreats einmal täglich einen Lehrer bzw. eine Lehrerin zu sehen und ihm bzw. ihr zu berichten, was sich im eigenen Inneren an Gedanken und Gefühlen bewegt. Auf der Grundlage der eigenen Erfahrung kann er oder sie uns dann bei der Einordnung und Bewertung des Erlebten helfen und gibt Hinweise, wie wir unser weiteres Vorgehen unserer inneren Entwicklung anpassen können.

Besonders bei schweren Depressionen brauchen Sie einen Menschen an Ihrer Seite, der ausreichend psychologisch geschult ist. Sie finden solch eine Begleitung am ehesten im Rahmen einer klinischen Betreuung in einer psychiatrischen Tagesklinik oder während eines Klinik- oder Kuraufenthaltes. Fragen Sie Ihren Arzt – und hüten Sie sich bitte davor, ohne Begleitung für sich herumzuexperimentieren.

Wie gesagt, unsachgemäße Meditationsversuche können Ihr Befinden verschlechtern!

3-Minuten-Meditation

Diese kurze Meditation ist ideal für alle Menschen, die mit der Meditation beginnen wollen und die vielleicht noch Bedenken haben, diese Form der Innenschau zu wagen. Die drei Minuten sind noch einmal in jeweils eine Minute mit klaren Vorgaben unterteilt. Dadurch besteht keine Gefahr, im eigenen Denken und Fühlen »verloren zu gehen«. Gleichzeitig reichen die drei Minuten aber durchaus, um mit sich in Kontakt zu treten und durch die klare Struktur dem Geist die Ausrichtung auf mehr Klarheit und Ruhe anzubieten.

Zu Beginn sollte diese Meditation möglichst oft am Tag geübt werden, damit sich im Gehirn ein neuronales Muster bildet, aus dem sich eine Gewohnheit etablieren kann. Günstig ist es, zunächst einmal feste Tageszeiten zu wählen, zum Beispiel gleich nach dem Wachwerden, in einer Arbeitspause, irgendwann im Verlauf des Abends. Diese Meditation hilft, wenn man unruhig und aufgewühlt ist, sie kann aber auch eingesetzt werden, um Gedankenmuster und Grübelschlaufen zu unterbrechen.

Für den Anfang ist ein aufrechter bequemer Sitz ideal. Wenn der Ablauf erst einmal eingeübt ist, dann kann man diese Meditation auch mit offenen Augen im Liegen üben.

Um die drei Minuten genau zu takten, laden Sie sich am besten eine der vielen Apps für Smartphones herunter, die unter dem Stichwort »Meditationstimer« zu finden sind. Achten Sie bei der Auswahl auf einen Timer, der sich so programmieren lässt, dass Sie eine Gesamtdauer der Meditation von drei Minuten einstellen können und am Ende jeder Minute kurz ein Gong läutet.

Die Übung

- Aktivieren Sie den Timer oder eine Uhr.
- Kommen Sie in einen aufrechten Sitz Ihrer Wahl. Starten Sie den Timer und gehen Sie in der ersten Minute der Frage nach: Wie geht es mir jetzt? Spüren Sie in sich hinein und nehmen Sie alles zur Kenntnis, was Sie aktuell in sich erfahren können.

Gong

- In der zweiten Minute zählen Sie Ihren Atem: einatmen – 1 / ausatmen 1 einatmen – 2 / ausatmen 2 einatmen – 3 / ausatmen 3 usw. Lassen Sie den Atem dabei ganz natürlich kommen und gehen, ohne ihn zu beeinflussen.

Gong

- In der dritten Minute entspannen Sie Ihren Atem und lassen Sie ihn weit werden. Das geht besonders gut, wenn Sie sich ein inneres Lächeln schenken!

Schlussgong

- Am Ende der 3-Minuten-Meditation loben Sie sich: erstens, weil Sie die Meditation überhaupt gemacht haben, und zweitens, um anzuerkennen, dass Sie sich bemüht haben – selbst dann, wenn Ihre Gedanken ohne Unterlass abgeschweift sind!

Tipp

Es ist wichtig, uns zuzugestehen, dass wir uns zumindest bemüht haben. Mehr als Bemühen geht nicht, denn darauf, ob Meditation so gelingt, wie wir es uns vorstellen, haben wir keinen Einfluss!

Wirkungen

- Diese kurze Meditation hilft dabei, Achtsamkeit einzuüben.
- Sie stabilisiert den Geist und fördert ein Mit-sich-in-Kontakt-Treten, ohne in negative Gedankenschleifen abzudriften, da der Geist beschäftigt ist.
- Besonders die Schritte 2 und 3 führen zu einer Verlangsamung des Atems, was sich stabilisierend auf das vegetative Nervensystem auswirkt.

Halt und Raum finden zwischen Himmel und Erde

Track 9 »Yoga bei Depression«

Bei der folgenden Meditation werden die beiden grundlegenden Pole Erde und Himmel miteinander in Verbindung gesetzt. Das Verbindende ist die Erfahrung einer vertikalen inneren Achse, die tief in der Erde wurzelt und sich weit in den Himmel hinein ausdehnt. Sie wird als ein Ort der Ausgeglichenheit und Verbindung angesehen. Diese Erfahrung ist sehr hilfreich, wenn sich in den Phasen der Depression der Boden unter den Füßen wie Treibsand anfühlt und der Himmel mit dicken, schweren Wolken verhangen zu sein scheint, oder auch dann, wenn »Kopf und Bauch« sich nicht mehr miteinander verständigen können.

Die Übung

- Kommen Sie in einen aufrechten und bequemen Sitz Ihrer Wahl. Schließen Sie die Augen und ziehen Sie sich zurück in Ihren inneren Raum.
- Sammeln Sie Ihre Aufmerksamkeit an der Basis Ihres Körpers, in dem Raum, der im Yoga »Wurzelraum« heißt. Spüren Sie von dort aus hinunter in die Erde und stellen Sie sich vor, in dieser Meditation ganz tief und solide in ihr zu wurzeln.
- Sehen Sie vor Ihrem inneren Auge so deutlich wie möglich Ihre Wurzeln. Stellen Sie sich diese Wurzeln stark, breit und tief vor. Die Erde gibt Ihnen Halt und nährt Sie über die Wurzeln mit ihrer Ruhe und Kraft.
- Werden Sie sich Ihrer inneren vertikalen Achse bewusst. Sie entspringt im Wurzelraum in der Mitte des Beckenbodens und steigt mitten durch den Becken-, Bauch- und Brustraum, mitten durch den Hals und den Kopf auf zum Scheitelpunkt. Wandern Sie im Geiste einige Male entlang dieser inneren

Achse hinauf und hinunter und versuchen Sie, sie dabei immer klarer und deutlicher zu spüren.

- Stellen Sie sich nun vor, wie die Ruhe und Kraft der Erde über die Wurzeln aufsteigt und beginnt, Ihre innere Achse zu füllen.
- Verstärken Sie diese Empfindung, indem Sie einatmend mit der Wahrnehmung hinunter in die Wurzeln gehen, sich dort mit der Ruhe und Kraft verbinden und sie ausatmend in die innere Achse lenken und dort allmählich immer weiter aufsteigen lassen. Kommen Sie so langsam hoch zum Scheitelpunkt.
- Entspannen Sie Ihren Scheitelpunkt und spüren Sie über ihn hinaus nach oben – in die lichtvolle Weite des Himmels.
- Atmen Sie wieder ein in Ihre Wurzeln und führen Sie die ruhige Kraft der Erde ausatmend über die innere Achse hoch in den Himmelsraum. Wiederholen Sie das einige Male.
- Verweilen Sie dann in der Wahrnehmung der Erde, die Ihnen sicheren Halt gibt, und des Himmels, der Ihnen Weite und Licht schenkt. Spüren Sie deutlich die ruhige und durchlässige Achse in der Mitte, die diese beiden Räume miteinander verbindet.
- Die innere Achse gibt Ihnen inneren Halt und eine klare Ausrichtung. Sie verbindet die Pole Erde und Himmel und damit sinnbildlich Bauch und Kopf. Aufgespannt zwischen diesen Polen entsteht das Feld, in dem wir leben.
- Um die Meditation zu beenden, vertiefen Sie bewusst Ihre Atmung. Atmen Sie einige Male sehr tief ein und aus, bis Sie sich bereit fühlen, Ihre Augen wieder zu öffnen. Spüren Sie nach: Wie fühlen Sie sich jetzt? Als wie geerdet und stabil und gleichzeitig weit erfahren Sie jetzt Ihren inneren Raum zwischen dem Becken und dem Schädeldach?

Wirkungen

- Diese Meditation über die unterschiedlichen Qualitäten des Erd- und des Himmelspols wirkt ausgleichend auf das vegetative Nervensystem.
- Die Visualisierung der Wurzeln und der inneren Achse lässt uns wieder Stabilität erfahren, im Körper wie auch im Geist.
- Die Ausrichtung der Meditation geht nach oben, zur Weite und zum Licht, und wirkt stimmungsaufhellend.
- Die genaue Abfolge von Bildern hilft, dass der Geist nicht in seine üblichen Denkschlaufen abschweifen kann.

Der heile Ort

Track 10 »Yoga bei Depression«

Diese Meditation wurde von Margret Distelbarth entwickelt, die in ihrem Unterricht jahrzehntelang den Schwerpunkt auf die Heilkraft des Yoga und der Meditation legte.

Im Mittelpunkt steht hier die Entwicklung der Vorstellung von einem Ort, der heil und voller Frieden ist. Es kann ein echter oder auch ein imaginierter Ort sein, wie zum Beispiel eine Wiese, eine Lichtung, ein Wald, ein Ort an einem See, am Meer oder im Gebirge. Wichtig ist, dass Ihnen die Vorstellung dieses Ortes das Gefühl gibt, dass Sie dort ganz sicher und geborgen sind und dass Sie dort ganz so sein können, wie Sie sind, ohne jede Beeinträchtigung. Das heißt, es ist ein Ort, an dem Sie nichts vorgeben müssen, weil Sie dort mit alldem, was Sie gerade fühlen und empfinden, angenommen und willkommen sind.

So einen inneren (und vielleicht auch äußeren) Ort zu finden ist sehr wichtig, da Menschen mit Depressionen viel zu oft von ihren Mitmenschen ermahnt werden, »sich doch endlich mal zusammenzureißen«, »sich nicht so gehen zu lassen«, »nicht immer alles so schwer zu nehmen« – und dergleichen mehr. Da während einer Depression unser Selbstbewusstsein ohnehin angeschlagen ist, fühlen wir uns nach solchen Aufforderungen oft noch elender, hilfloser und niedergeschlagener als zuvor. Angekommen in dem heilen Raum, in den diese Meditation uns führt, können wir endlich einmal aufatmen, loslassen und entspannen.

Die Übung

- Setzen oder legen Sie sich bequem hin und schließen Sie die Augen.
- Ziehen Sie sich zurück in Ihren inneren Raum und erinnern Sie sich an einen Ort, an dem Sie sich wohl, geborgen und vollkommen sicher gefühlt haben, oder erschaffen Sie sich in Ihrer Vorstellung einen solchen Ort. Sie können ihn vor Ihrem inneren Auge sehen, aber vielleicht auch nur spüren oder ihn sich denken.
- Nehmen Sie den Ort nun ganz bewusst wahr und schauen Sie sich an diesem Ort um. Lauschen Sie auf alles, was es dort zu hören gibt, spüren Sie ihn, riechen Sie ihn – kurz: Nehmen Sie diesen Ort mit all Ihren Sinnen wahr.
- Wie fühlen Sie sich an diesem Ort? Ist alles gut? Oder muss noch etwas verändert werden? Wenn es einen Impuls gibt, etwas zu verändern, dann geben Sie ihm nach.
- Sind Sie allein an diesem Ort oder ist da jemand? Falls noch jemand da ist: Ist das in Ordnung für Sie? Der heile Ort ist das Symbol für Ihre ureigenste Mitte. Es ist der Ort, der ganz und gar Ihr eigener ist. Andere Wesen haben ihren eigenen Ort. Wenn die Anwesenheit eines anderen

Wesens oder Menschen Sie dort stört, dann schicken Sie ihn weg.

- Vielleicht begegnet Ihnen dort aber auch ein Geistwesen oder ein Schutztier, das Sie unterstützt und mit dem Sie gerne an diesem Ort zusammen sind.
- Fühlen Sie, wie es ist, an einem solch heilen Ort zu sein. Öffnen Sie sich für die Erfahrung von Heilung und Frieden. Wo im Körper fühlen Sie sie am deutlichsten? Kann sich dieses Gefühl in Ihrem ganzen Körper ausdehnen?
- Fühlen Sie sich sicher und geborgen? Fühlen Sie sich stark und voller Möglichkeiten? Fühlen Sie sich dort geliebt und angenommen?
- Genießen Sie alles, was dieser Ort Ihnen schenkt.
- Bedanken Sie sich, bevor Sie die Übung beenden, für die Erfahrung und für die Heilkraft, die dieser Ort Ihnen schenkt. Atmen Sie dann einige Male tief durch und öffnen Sie die Augen. Nehmen Sie die Erfahrung, dass es in Ihnen einen heilen Ort gibt, den Sie jederzeit aufsuchen können, wenn Sie ihn brauchen, mit in Ihren Alltag.

Wirkungen

- Menschen in einer Phase tiefer Depression haben oft das Gefühl, dass die Welt ein unsicherer Platz sei, an dem sie sich nicht aufgehoben fühlen. Diese Empfindung verursacht starken Stress. Wiederholtes Üben dieser Meditation schenkt uns die Erfahrung, dass es diesen sicheren und heilen Ort, nach dem wir uns so sehnen, tatsächlich gibt und dass er nur in uns selbst zu finden ist.
- Dadurch, dass wir ihn in unserer Vorstellung erschaffen, gehört dieser Ort ganz uns. Das heißt, er kann von einem anderen Menschen nicht mehr in Zweifel gezogen werden und steht uns als ein innerer Ort immer dann

zur Verfügung, wenn wir ihn brauchen. Das lindert den Stress der inneren Unruhe, der Angstgefühle und der immer wieder anwachsenden Verzweiflung.

- Je mehr die auf der Erfahrung gegründete Gewissheit wächst, dass wir uns den Ort, an dem wir geschützt, sicher und ganz und gar richtig sind, selber zur Verfügung stellen können, desto besser kann dieses Wissen unseren Stresspegel senken. Das bewirkt, dass sich unser vegetatives Nervensystem beruhigt und dadurch auch die Gewebe unseres Körpers und unser Atem wieder entspannen können.

Das innere Licht

Die Meditation über das »innere Licht, das von Leid unberührt bleibt«, geht zurück auf Patañjalis Yoga-Sutra. Sie wird dort beschrieben als eine Möglichkeit, den Geist umzustimmen, wenn er verdunkelt ist und belastet mit Problemen oder Zweifeln.

Die Technik, dem inneren Licht, das im Herzen wohnt, die Eigenschaft zuzuschreiben, durch kein Leid je berührt zu werden, erschafft uns eine innere Zuflucht und einen Raum der Heilung. Die Kultivierung dieser Vorstellung wird damit zu einem bedeutenden inneren Resilienzfaktor.

In den Phasen der Depression sind wir oft sehr dünnhäutig, leicht zu verletzen und zu kränken. Es ist dann hilfreich zu wissen, dass wir uns in unserem Inneren ein Licht als eine Kraft vorstellen können, die davon immer unberührt bleibt. Der Raum, in den wir uns dafür zurückziehen, ist unser Herz. Es wird im Yoga als der Ort angesehen, an dem wir in Kontakt kommen können mit der großen Kraft der Liebe, des Verstehens und Vergebens. Licht symbolisiert im Yoga unser innerstes Sein, unser »Kernselbst«, also das in uns, was sich nie verändert. Es ist diese Instanz in uns, die uns ein Gefühl von Kontinuität und Konsistenz gibt, selbst wenn wir die Sogwirkung einer Abwärtsspirale spüren.

Die Übung

- Setzen oder legen Sie sich bequem hin und schließen Sie die Augen.
- Ziehen Sie sich zurück in Ihren inneren Raum und lassen Sie sich nieder in Ihrem Herzraum. Entspannen Sie den ganzen Bereich rund um Ihr Herz.
- Spüren Sie die ruhige Kraft Ihres Herzens. Es schlägt zuverlässig und versorgt jede Ihrer Zellen mit Blut, auch dann, wenn Sie sich niedergedrückt und deprimiert fühlen. Spüren Sie Ihr Herz, das immer für Sie da ist, spüren Sie es als einen Ort der Ruhe und Kraft.
- Visualisieren Sie nun ein Licht im Herzen, zum Beispiel in Form einer ruhigen Flamme. Stellen Sie sich dieses Licht als unverletzlich vor, sodass nichts und niemand in der Lage ist, dieses Licht zu trüben. Es bleibt immer rein, unberührt und strahlend – so wie Ihr innerster Wesenskern.
- Verweilen Sie so lange, wie Sie mögen, in dieser Visualisierung und verbinden Sie sich so innig wie möglich mit dem in Ihnen, das unverletzlich, heil und unzerstörbar ist. Stellen Sie sich vor, dass dieses Licht die Kraft hat, alle dunklen und belastenden Gedanken zu durchdringen und aufzuhellen. Spüren Sie, wie dieses Licht Ruhe, Frieden und Klarheit ausstrahlt, und lassen Sie sich davon mehr und mehr durchdringen.
- Um die Meditation zu beenden, vertiefen Sie bewusst Ihre Atmung. Atmen Sie einige Male sehr tief ein und aus, bis Sie sich bereit fühlen, Ihre Augen wieder zu öffnen. Spüren Sie nach: Wie fühlen Sie sich jetzt? Wie geht es Ihnen rund um Ihr Herz? Wie erfahren Sie Ihren Atem?

Wirkungen

- In dieser Meditation wird der Geist auf ein positives und heilsames inneres Bild ausgerichtet. Das tröstet und baut auf, wenn wir uns in der Depression niedergeschlagen und verloren fühlen.
- Gleichzeitig wird in dieser Meditation die Vorstellung begründet und kultiviert, dass es in uns etwas gibt, das durch nichts und niemanden je zu verletzen ist. Dadurch wirkt sie im Sinne einer Zuflucht und stärkt unsere Selbstheilungskräfte und Resilienz.

Mantra-Meditation zum Geleit in schwierigen Zeiten

ASATO MA SAT GAMAYA
TAMASO MA JYOTIR GAMAYA
MRITYOR MA AMRITAM GAMAYA

Dieses uralte Mantra, das tief in der indischen Kultur verwurzelt ist, bedeutet:

»Führe mich vom Unwahren zum Wahren. Führe mich aus der Dunkelheit ins Licht.

Führe mich weg vom Tod zurück in die Erfahrung der Lebendigkeit.«

Es drückt damit die Bitte aus, in schwierigen Zeiten Führung *(Gamaya)* zu bekommen, dann nämlich, wenn unser Geist so verdunkelt und eingetrübt ist, dass wir unsere innere Wahrheit *(Satya)* und unser Licht *(Jyotir)* nicht mehr sehen können und nicht mehr wissen, was unser wahres Sein *(Amrita)* ausmacht. Das, was uns in solchen Zeiten führen kann, kann niemals eine äußere Kraft sein. Vielmehr ist es unser inneres Wissen, unsere innere Stimme oder – wie es im Yoga auch genannt wird – unser innerer Lehrer, den wir anrufen. Diese innere Instanz, wie auch immer wir sie nennen mögen, geht über die Denkfähigkeit unseres Verstandes mit all seinen Prägungen, Zweifeln und Sorgen hinaus. Ein wesentliches Konzept des Yoga besagt, dass der unverletzliche und unsterbliche Wesenskern eines jeden Menschen dem Wissen an sich (das Antworten auf unsere existenziellen Fragen kennt wie: Was ist wesentlich? Worum geht es im Tiefsten?) verbunden ist.

In den dunklen Stunden einer Depression verlieren wir jedoch den Kontakt zu dieser Ressource. Das bedeutet, dass wir unter und hinter all den niederdrückenden Gedanken und Emotionen oft gar kein Gefühl mehr für uns selbst haben. Das Singen dieses Mantras unterbricht die Leid erzeugenden Gedankenmuster, mit denen wir uns selber von unseren lichtvollen Anteilen abschneiden. Die Bitte um Führung eröffnet uns wieder eine Perspektive. Sie erinnert uns daran, dass es Möglichkeiten gibt, das Unwahre (also die Sichtweisen unseres verzerrten Denkens) hinter uns zu lassen und damit wieder von der Eintrübung unseres Geistes zurück zu einem Zustand von Erkenntnis und Klarheit zu finden. Eingesponnen in die Projektionen depressiven Denkens, fühlen wir uns oft abgeschnitten von der Erfahrung des Lebendigseins. Wir denken ans Sterben und wünschen uns den Tod, weil wir in uns selbst alles wie erstorben erfahren: die Gefühle sind abgestorben, die Hoffnung ist tot, der Atem versiegt, und die große Mattigkeit lässt uns oft fühlen, als hätten wir unser Leben bereits ausgehaucht. Deswegen ist auch diese dritte Bitte so wichtig, denn sie bezeugt im Grunde unsere tiefste Sehnsucht, die unter aller Verzweiflung bleibt und die sagt: »Ich möchte leben!«[109]

Das Mantra mit der Bitte um Führung in schwierigen Zeiten gibt dieser Sehnsucht Raum. Wir konstatieren, wo wir gerade stehen, und bitten um Hilfe, um diesen leidvollen, dunklen Ort verlassen zu dürfen. Es ist sinnvoll, dieses Mantra in den Zeiten einzuüben, in denen wir nicht fest im Griff unseres verzerrten Denkens sind. Inhaltlich passt es in jede Lebenssituation und ist in depressionsfreien Phasen einfach eine Bitte um mehr Erkenntnis, mehr Klarheit und darum, dass wir unser wertvolles Lebendigsein und Menschsein wertschätzen und würdigen können.

Die Übung

Nehmen Sie dieses Mantra mit in Ihren Alltag!

Üben Sie das Mantra, bis Ihnen die drei Sätze geläufig sind. Und dann summen Sie es möglichst oft und singen Sie es leise vor sich. Prägen Sie sich das Mantra so gut ein, dass es Ihnen auch in belastenden und verzweifelten Momenten spontan einfallen kann und Ihnen so zur Verfügung steht.

Machen Sie sich immer wieder bewusst, wie Ihnen diese Bitte um Geleit hilft, wieder ruhig und klar zu werden – und damit fähig, besonnene Entscheidungen zu treffen, achtsam zu handeln und sich auf das Licht zu konzentrieren, das am Ende eines jeden Tunnels auf Sie wartet.

Wirkungen

- Das Mantra kann wie ein Rettungsseil wirken, um zu verhindern, dass uns die Abwärtsspirale vollkommen ergreift und in den dunklen Abgrund der Depression hinunterzieht.
- Es bewirkt eine Unterbrechung und Umstimmung negativer, verzerrter Gedankenmuster. Wir können erfahren, dass wir diesen nicht mehr so ausgeliefert sind, sondern diesem Denken die Bitte des Mantras entgegensetzen können. Das wirkt im Sinne einer Stress-

antwort (Coping) und damit beruhigend und stabilisierend auf unser vegetatives Nervensystem.
- Sobald das Mantra gut im Geist verankert ist, stärkt es unsere Resilienz und macht uns damit weniger anfällig für die Wiederkehr depressiver Episoden.

Achtsamkeitsmeditation

Achtsamkeitsmeditation oder Vipassana ist eine Meditationsform, die man für sich allein oder in einem Kurs übt, um sie dann jederzeit – vor allem im Alltag – anzuwenden. Sie gilt nach dem heutigen Forschungsstand als die hilfreichste Meditationsform, denn mit ihr können wir wirkungsvoll einüben, uns von der Identifikation mit den eigenen leidvollen Empfindungen oder Gedanken zu distanzieren.

Man lernt dabei die Kunst reiner Beobachtung der eigenen Befindlichkeit, der eigenen Gedanken und Gefühle und des eigenen Verhaltens. Egal, was einem begegnet: Man kommentiert, wertet oder beurteilt es nicht. Das bedarf großer Achtsamkeit, denn normalerweise bewertet unser Gehirn sofort und vollkommen ungefiltert alles, was es wahrnimmt. In dieser Meditation dagegen wird das, was wir gerade wahrnehmen – das Phänomen –, einfach nur benannt. Wenn wir zum Beispiel wahrnehmen, dass uns der Rücken vom Sitzen wehtut, dann sagen wir: »Da ist Schmerz im Rücken.« So ist der Schmerz das Objekt der Beobachtung. Dadurch beginnen wir, die Identifikation mit dem Wahrgenommenen zu lösen. Der Rückenschmerz ist nicht mehr »mein Rückenschmerz«, sondern nur noch ganz schlicht Rückenschmerz.

Auf dieselbe Weise werden Gedanken und Gefühle benannt. »Da ist ein Gedanke an meinen Chef, die Kollegin XY, meinen

Sohn, meine Mutter usw.« Ebenso geht es mit Gefühlen: »Da ist Angst / Wut / Traurigkeit / Langeweile / Neid usw.« Wenn da zum Beispiel Traurigkeit ist, dann bin nicht ich diese Traurigkeit, sondern vielmehr: Hier bin ich – und da ist Traurigkeit. Dann kann die Traurigkeit da sein, aber ich muss mich nicht unbedingt mit ihr identifizieren, ich muss sie nicht zu meiner Traurigkeit machen. Wenn ich sage: »Ich bin traurig«, dann lasse ich zu, dass die Traurigkeit mich vereinnahmt. Ich gebe ihr damit Macht über meine Stimmung und Befindlichkeit, egal, ob sie gerade begründet ist oder sie gerade in mein Leben passt.

Das heißt nicht, dass das Gefühl von Traurigkeit verdrängt werden soll oder dass ich ihm gar keinen Raum mehr gebe. Tatsächlich ist Leben ohne negative Gefühle wie Kummer, Ärger, Wut oder Enttäuschung nicht denkbar. Sie tragen in erheblichem Maße dazu bei, dass wir aus herausfordernden Situationen und Krisen lernen und uns entwickeln. Sie machen uns weiser, klüger und mitfühlender, als allein positive Emotionen es jemals bewirken könnten. Deshalb nennt Barbara Fredrickson, eine der führenden Vertreterinnen der Positiven Psychologie, Trauer auch ein »angemessenes negatives Gefühl« – im Gegensatz zu »unangemessenen negativen Gefühlen«[110] wie Wut, Abscheu, Verachtung und Scham.

Mithilfe der Achtsamkeitsmeditation werden wir achtsam für all das, was in uns aktiv ist, und erfahren zunehmend, wie genau sich bestimmte Empfindungen, Gedanken und Gefühle auf unser Befinden und unsere Gestimmtheit auswirken. Dadurch lernen wir zu unterscheiden, welche der Aktivitäten unseres Geistes (im Yoga Citta Vritti genannt) förderlich und wohltuend (im Yoga aklishta genannt) und welche belastend oder sogar depressionsfördernd (im Yoga klishta genannt) sind.

Sie brauchen nicht zu befürchten, dass das Üben der Achtsamkeitsmeditation Sie auf Distanz gehen lässt zu sich selbst oder Ihrem Leben oder dass diese Meditation Sie völlig von Ihren Gefühlen abschneidet, also in das Dissoziieren führt. Sie ermöglicht Ihnen nur, zuerst einmal einen neutralen Blick auf all das zu werfen, was aus dem eigenen Inneren aufsteigt, und gibt Ihnen Zeit, dann zu entscheiden, ob Sie zum Beispiel diesen Gedanken / dieses Gefühl weiterverfolgen möchten, ob Sie in einer bestimmten Weise handeln oder reagieren wollen, und vor allem, ob Sie sich von dem, was da gerade als Phänomen aufscheint, vereinnahmen lassen wollen, indem Sie sich damit identifizieren.

Die Lehre der Achtsamkeitsmeditation geht davon aus, dass wir weder im Äußeren (also an den Reaktionen und Handlungen anderer Menschen bzw. an den Umständen) noch im Inneren (an unseren Prägungen) etwas verändern können, dass wir aber unseren Umgang mit all diesen äußeren und inneren Phänomenen weitgehend selbst bestimmen können. Sie lehrt uns, nicht mehr einfach nur unbewusst auf alles zu reagieren, sondern wenn etwas auftaucht, kurz innezuhalten, es und uns zu beobachten, und damit zu einer »Einsichtsposition« zu gelangen, die uns darin unterstützt, mehr Gelassenheit und innere Ruhe zu gewinnen.[111]

Die Übung

- Kommen Sie in einen aufrechten und bequemen Sitz Ihrer Wahl. Sobald Sie eine für Sie angenehme Sitzhaltung gefunden haben, schließen Sie die Augen.
- Ziehen Sie sich zurück in Ihren inneren Raum und öffnen Sie sich so entspannt wie möglich alldem, das sich jetzt in Ihnen zeigen möchte.
- Werden Sie sich Ihrer Empfindungen, Gedanken und Gefühle bewusst und benennen Sie das, was Sie jeweils wahrnehmen, ohne es zu bewerten oder zu kommentieren.

- Fahren Sie damit eine ganze Weile – mindestens aber 5 Minuten – fort und beobachten Sie gleichzeitig, wie es Ihnen mit dieser Übung geht. Wenn Zweifel und Unmut auftreten, dann benennen Sie ganz konsequent auch diese Gefühle. Wenn Sie etwas juckt, sagen Sie sich, »da ist Jucken«, wenn Sie unruhig oder nervös werden, sagen Sie sich, »da ist Unruhe / Nervosität«.
- Achten Sie zu Beginn darauf, sich durch nichts beirren oder ablenken zu lassen, denn der Geist ist trickreich und schätzt dieses Spiel, das seine Macht untergräbt, gar nicht. Um diese Meditation zu beenden, atmen Sie einige Male betont tief ein und aus. Werden Sie sich bewusst, wie es Ihnen jetzt geht. Was hat sich in Ihrem Fühlen und Denken verändert, nachdem Sie eine Weile – so konsequent es Ihnen möglich war – die Rolle des nichtwertenden Beobachters eingenommen haben?

Tipp

Üben Sie die Achtsamkeitsmeditation mindestens sechs Wochen hintereinander, nach Möglichkeit täglich. Versuchen Sie so, diese nicht bewertende Sichtweise in Ihr Leben zu integrieren, bis sie allmählich auch im Alltag funktioniert. Beobachten Sie, ob – und wenn ja, wie – sich dadurch Ihre seelische Befindlichkeit verändert.

Wirkungen

- Diese Meditation stärkt langfristig sehr wirkungsvoll den Aufbau einer Ebene der Metakognition, also der Ebene, von der aus wir als Beobachter uns selber beim Fühlen und Denken zuschauen. In dem Maße, wie die Instanz des inneren Beobachters gestärkt wird, können wir immer besser die automatische Identifikation mit unseren Gefühlen und Gedanken lösen. Erst dadurch wird es uns möglich, unsere Emotionen zu regulieren und zu modulieren, damit wir nicht immer wieder in denselben leidvollen Regelkreisen des Fühlens und Denkens landen müssen. So ermöglicht »die Gedankenunterbrechung den Betroffenen, ihre Zukunftsängste beiseitezuschieben und wieder in der Gegenwart, in den Moment zurückzukehren. Dabei wird oft festgestellt, dass das (aktuelle) Befinden gar nicht so schlecht ist. Das wiederum kann Anspannung reduzieren, Schmerzen lindern und das Immunsystem in seiner Funktion verbessern«[112], erklärt Prof. Dr. Andreas Michalsen, Chefarzt der Abteilung Naturheilkunde und Innere Medizin im Immanuel-Krankenhaus Berlin.
- Die Erfahrung, aufgrund eigener Initiative »auf Abstand« gehen zu können, stärkt unsere Selbstwirksamkeit und nimmt uns das Gefühl, unserem Denken hilflos ausgeliefert zu sein.
- Wenn wir uns nicht mehr so hilflos fühlen, sinkt auch spürbar der Stresspegel im Nervensystem. Genau dieser Mechanismus kann uns langfristig helfen, depressive Episoden abzuschwächen oder vielleicht manchmal auch schon beim Auftauchen abzubremsen.

Ausatem-Meditation

Track 8 »Yoga bei Depression«

Diese entlastende Meditation wurde von dem tibetischen Meditationsmeister Chögyam Trungpa Rinpoche entwickelt. Der Meditationsgegenstand ist hier unser Ausatem. Trungpa erklärte, dass »er die Übung mit dem Ausatmen deshalb gewählt habe, weil sie dem Ruhenlassen des Geistes in seinem natürlichen, offenen Zustand am nächsten komme, aber trotzdem noch ein Objekt böte, auf das man zurückgreifen könne«.[113] Seine jahrelange, enge Schülerin Pema Chödrön schildert, wie wichtig es ihm war, dass der Ausatem in keiner Weise verändert werde. Deshalb sei es nötig, dass die Aufmerksamkeit oder Achtsamkeit sehr sanft sein solle und den Atem nur eben sanft berühren und ihn sofort wieder loslassen solle.[114] In der Überprüfung dieser Anweisung in der Praxis wurde schnell klar, dass diese sehr behutsame Form, »den Geist sanft und leicht auf dem Ausatem ruhen zu lassen«, bei den Übenden oft zum Abschweifen des Geistes führte. Chögyam Trungpa empfahl seinen Schülern daraufhin, immer dann, wenn sie das Abschweifen bemerkten, sich innerlich »Denken« zu sagen – und dann einfach wieder zum Ausatem zurückzukehren. Chödrön berichtet, dass viele Schüler diese Übung sehr wirksam nutzen konnten, um mit dem ausströmenden Atem unangenehme oder störende Gefühle loszulassen, diese also genauso wie den Atem gehen zu lassen. Wenn einer dieser Gedanken ständig wiederkehrt, können auch wir das immer wieder mit nur dem einen Wort kommentieren: »Denken.« Und Chödron fügt dem noch hinzu, dass wir den Gedanken »mit so viel Offenheit und Freundlichkeit, wie wir nur aufbringen können« benennen sollten, »und ihn sich damit wieder in den weiten Himmel auflösen lassen. Sollten die Wolken und Wogen (die Gedanken; A. T.) augenblicklich zurückkehren, kein Problem. Wir bemerken sie mit der immer gleichen, bedingungslosen Freundlichkeit, benennen sie als ›Denken‹ und lassen sie gehen. Wieder und wieder und wieder.«[115] In dieser Beziehung passt diese Ausatem-Meditation sehr gut zu der zuvor beschriebenen Achtsamkeitsmeditation und ergänzt sie um den entlastenden Aspekt der Ausatmung. Ich persönlich finde es sehr hilfreich, wenn ich jedes Ausströmen der Luft begleite, indem ich mir innerlich langsam und deutlich »Ausatmen« sage.

Die Übung

- Kommen Sie in einen bequemen und aufrechten Sitz Ihrer Wahl. Schließen Sie die Augen und ziehen Sie sich zurück in Ihren inneren Raum. Verbinden Sie sich dort mit dem Kommen und Gehen Ihrer Atmung – so wie es jetzt gerade geschieht.
- Erfahren Sie in aller Ruhe dieses beständige und selbstverständliche Ein- und Ausströmen, in dem Ihr Atem sich selbst atmet.
- Lassen Sie dann Ihren Geist sanft und leicht nur auf dem Ausatem ruhen – während Ihr Einatem immer wieder spontan und von alleine einströmt.
- Wenn Sie merken, dass dadurch, dass Sie Ihren Atem nur eben sanft berühren und ihn sofort wieder loslassen, Ihr Geist abschweift, benennen Sie jedes Ausströmen mit dem Wort »Ausatmen«.
- Wenn Sie merken, dass bestimmte Gedanken Sie beharrlich bedrängen, sagen Sie jedes Mal, wenn sich Ihr Geist diesen Gedanken zuwenden will, innerlich »Denken« – und kehren Sie mit Ihrer sanften Achtsamkeit zurück zum Ausatem.
- Fahren Sie damit einige Minuten fort. Wenn Sie sich gerade sehr besorgt und belastet fühlen, stellen Sie sich vor, mit jedem Ausatem etwas von diesen Sorgen und dieser Last wegströmen zu lassen.

- Um die Übung zu beenden, atmen Sie einige Male aktiv tief ein und aus. Wenn Sie merken, dass diese Betonung der Ausatmung Sie sehr weit »heruntergefahren« hat, dann dehnen Sie sich genüsslich durch. Wie geht es Ihnen jetzt? Was hat sich verändert? In welcher geistigen Verfassung erfahren Sie sich jetzt?

Wirkungen

- Die Betonung der Ausatmung aktiviert im vegetativen Nervensystem den parasympathischen Ast, der uns Regeneration und Erholung ermöglicht.
- Sie bewirkt außerdem eine Verlangsamung der Atmung, was eine Erhöhung der Sauerstoffsättigung des Blutes bewirkt und dadurch hilft, das Herz zu entlasten, das sich in den Phasen der Depression oft so eng und bedrängt anfühlt.
- Ähnlich der Achtsamkeitsmeditation hilft auch diese Meditationsübung, Abstand zum eigenen Denken und damit zum eigenen Leiden zu gewinnen, und zwar nach meiner Erfahrung besonders dann, wenn wir die Phase des Ausatems sprachlich begleiten.
- Die große Sanftheit, in der in dieser Meditation die Achtsamkeit gehalten und geführt wird, erfahren wir auch innerlich als etwas Sanftes und Fürsorgliches, das wir uns selber angedeihen lassen. Dies mildert die Härte und Strenge und das Anklagende, wovon unser innerer Dialog oft geprägt ist, wenn wir in einer Abwärtsspirale des Denkens gefangen sind.

Dankbarkeitsmeditation

Wertschätzung und Dankbarkeit anderen Menschen und dem gegenüber, was uns aktuell gegeben wurde und zur Verfügung steht, erhöhen unser Wohlbefinden ganz enorm. Forschungen der Positiven Psychologie konnten zeigen, dass die Lebenszufriedenheit eines Menschen zu 20 Prozent dadurch geprägt ist, in welchem Maße er Dankbarkeit empfindet. Dankbarkeit vertieft unsere Beziehungen – sowohl zu Menschen und Tieren als auch zur Natur oder zu Gegenständen – und fördert unsere Fähigkeit zu Verbundenheit.[116] Damit wirkt sie in jeder Hinsicht den affektiven Störungen einer Depression entgegen.

Forschungen von Seligman und Fredrickson zeigten, dass Menschen, die regelmäßig ein Dankbarkeitstagebuch führen, sich bereits nach einigen Wochen gemäß ihren eigenen Aussagen wesentlich zufriedener und glücklicher fühlten und nicht mehr in dem Maße deprimiert waren wie zuvor. Noch erstaunlicher ist, dass diese Umstimmung sich nachhaltig auf die Gestimmtheit auswirkt. Die Entwicklung und Kultivierung einer dankbaren Einstellung ist somit eine der wirkungsvollsten Methoden, um der Empfindung des Mangels etwas entgegenzusetzen. Wenn wir lernen, dankbar zu sein dafür, was uns an Talenten mit auf die Welt gegeben wurde, und all die Fähigkeiten wertzuschätzen, die wir im Laufe unseres Lebens entwickelt haben, dann »stärken wir unser Stärken« (Seligman). Und dies erweist sich als ein wirklich überzeugendes Mittel, um die Minderwertigkeitsgefühle, die einen gerade in der Depression äußerst heftig vereinnahmen wollen, abzumildern und langfristig zu entkräften.

Dankbarkeit hilft heilen! Als ich mir 2015 einen Fuß brach und wochenlang eingegipst war, empfand ich plötzlich für die merkwürdigsten Sachen Dankbarkeit: Krücken! Ohne sie wäre ich an jeder Stufe bzw. Treppe aufgeschmissen gewesen. Ein

Rollstuhl! Er half mir, meine von den Krücken gestressten Schulter- und Handgelenke zu entlasten, und erweiterte meinen Bewegungsradius erheblich. Fahrstühle! So eine riesige Erleichterung. Barrierefreie Zugänge zu Toiletten und anderen Räumen! Hilfreiche Hände! Physiotherapie! Der Gehgips bzw. die Orthese, die mich im wahrsten Sinne des Wortes wieder »auf die Beine brachte«! Der kleine Igelball, mit dem ich meine verfilzten Bindegewebe wieder entwirren konnte! Dann: die ersten Schritte wagen! Wie ein Kind – unsicher, wackelig –, aber welche Wohltat! Der Rückgang der Schmerzen und der Weg zurück zu einem Leben ohne stetige Medikamentengaben! Das erste Mal wieder Auto fahren! Wieder einigermaßen normal das Yoga-Programm üben können! Wieder in den Pool steigen und schwimmen können! Die erste Reise allein!

Ich könnte noch so viel aufzählen! Und ich dachte so oft an meine Mutter, die im Krieg mit einer Schusswunde am Fuß noch wochenlang auf der Flucht war – ohne ärztliche Versorgung. Ich war so dankbar, dass ich oft sogar vergaß zu klagen. Und als alles wieder gut verheilt war, wusste ich, dass ich mich auch von einem Gipsbein noch lange nicht ausbremsen lassen muss. Mir war klar, dass nichts meine Heilung besser fördern würde, als positiv ausgerichtet zu bleiben. Dafür war das Danken für alles, was (noch oder wieder) ging, was möglich war und wieder möglich wurde, das beste Mittel.

Die Übung

- Kommen Sie in einen bequemen und aufrechten Sitz Ihrer Wahl. Schließen Sie die Augen und ziehen Sie sich zurück in Ihren inneren Raum. Verbinden Sie sich dort mit dem Kommen und Gehen Ihrer Atmung – so wie es jetzt gerade geschieht.
- Werden Sie sich bewusst, wie selbstverständlich Ihnen jeder Atemzug geschenkt wird. Jeder Einatem nährt Sie mit Sauer-

stoff und Energie und jeder Ausatem entlastet von dem, was Sie nicht mehr brauchen. Empfangen Sie dankbar diesen Atem, der Sie so verlässlich am Leben erhält.

- Werden Sie sich bewusst, wie Sie heute Morgen wach geworden sind. Sie lagen in einem Bett, waren zugedeckt, über Ihnen war ein Dach – vielleicht in einem eigenen Zimmer, vielleicht in der Gesellschaft eines Partners oder eines Tieres. Werden Sie sich bewusst, was Ihnen damit alles gegeben wurde, und danken Sie dafür.
- Werden Sie sich bewusst, dass Sie sich während des Aufstehens auf Ihre beiden Beine stellen konnten und dass sie Sie sicher zuerst ins Bad, dann zum Anziehen, in die Küche, zu Ihrem Arbeitsplatz und dann durch den ganzen Tag getragen haben. Genießen Sie in Dankbarkeit, dass Ihnen Ihre Beine zur Verfügung stehen, dass Sie laufen, Treppen steigen und Auto fahren können.
- Werden Sie sich bewusst, welche Bewegungen Ihnen aktuell möglich sind. Wahrscheinlich sind es viele Möglichkeiten, die Ihnen erlauben, all das zu tun, was Sie machen wollen: die Verrichtungen des Alltags, Übungen im Yoga oder Sport, Gesten, um sich selbst auszudrücken, und vieles mehr. Erinnern Sie sich, wie es war, als Sie einmal so richtig eingeschränkt waren in Ihrer Beweglichkeit, und entfalten Sie Dankbarkeit für alles, was Ihnen aktuell möglich ist.
- Werden Sie sich bewusst, dass Sie genug Nahrung haben, sauberes Wasser, sanitäre Einrichtungen und weitestgehend saubere Luft. Damit gehören Sie zu einer exklusiven Minderheit unter den Menschen auf der Erde. Vergegenwärtigen Sie sich in Dankbarkeit all diese Segnungen, die das Leben Ihnen schenkt.
- Werden Sie sich bewusst, dass Sie in einem Land leben, in dem Ihnen Möglichkeiten zur Heilung zur Verfügung stehen:

Therapeuten, Ärzte, Medikamente, Yoga und Meditationskurse, Selbsthilfegruppen und noch vieles mehr. Auch wenn nicht immer alles perfekt ist, steht uns doch eines der besten Gesundheitssysteme der Welt zur Verfügung. Sicher spüren Sie Dankbarkeit, wenn Sie sich erinnern, dass in der Regel immer Hilfe da war, wenn Sie sie brauchten, und Sie vielerlei Unterstützung erfahren haben, um wieder gesunden zu können.

- Werden Sie sich bewusst, worin Sie wirklich gut sind. Vielleicht können Sie wirklich gut zuhören. Oder Sie haben eine herausragende Könnerschaft darin entwickelt, Katzen zu streicheln. Vielleicht sind Sie superzuverlässig und eine wahre Stütze für alle, die sich auf Sie verlassen wollen. Vielleicht können Sie großartig backen, stricken oder den Garten gestalten. Was auch immer es ist – nichts ist zu banal oder zu gering! Danken Sie für all diese wundervollen Fähigkeiten, die Sie erworben haben und die Ihnen und der Welt jetzt zugutekommen.
- Verweilen Sie noch etwas und öffnen Sie sich ganz für die Empfindung von Dankbarkeit. Dabei wird Ihnen sicherlich noch vieles einfallen, wofür Sie danken können. Lassen Sie den Strom der Dankbarkeit einfach frei fließen. Je öfter Sie ihn fließen lassen, desto tiefer und kraftvoller wird er werden.
- Um die Übung zu beenden, legen Sie beide Hände vor der Brust aneinander. Verneigen Sie sich vor sich selbst und danken Sie sich dafür, dass Sie etwas tun, um sich aus dem Sog der Abwärtsspirale zu befreien.

Wirkungen

- Die Empfindung von Dankbarkeit tut uns in jeder Beziehung gut, denn sie eröffnet uns Möglichkeiten, belastende Erfahrungen oder Gefühle anders einzuordnen und ihnen Sinn zu geben (wie in dem Beispiel oben mit den Krücken und dem Rollstuhl). Dadurch lindert Dankbarkeit Stress, einen der Auslöser für Depressionen. Forschungen von Seligman und Lyubomirsky zeigten, dass dankbare Menschen seltener unter Depressionen leiden.
- Einer der Gründe dafür ist auch, dass »Dankbarkeit mit negativen Emotionen nicht vereinbar ist: Dankbarkeit löst negative Gefühle auf: Man kann nicht dankbar und ärgerlich/traurig zur gleichen Zeit sein.«[117]
- Richard Davidson weist darauf hin, dass wir dann, wenn wir uns immer wieder bewusst werden, wofür wir dankbar sind, sogar die negative Verzerrung unseres Gehirns ausgleichen können, die die Evolution zu begünstigen scheint, da sie uns vorsichtig und achtsam macht. »Während unsere Empfindungen von Misstrauen, Sorge und Furcht eher am rechten Teil des Stirnhirns andocken, bewirkt die Meditation über Mitgefühl, liebende Güte, Freundlichkeit, Dankbarkeit, Zufriedenheit oder über das, was uns sonst innerlich stärkt, dass wir zunehmend Schaltkreise in der linken Seite des Stirnhirns aktivieren. Diese Aktivierung, die Neurowissenschaftler wie Siegel und Hansen als ›Links-Verschiebung‹[118] bezeichnen, bewirkt, dass wir uns in uns und mit uns wohlfühlen und deshalb auch ruhiger und zuversichtlicher bleiben können, wenn am Horizont des Lebens wieder einmal dunkle Wolken aufziehen.«[119]

Maitri-Meditation

Maitri (auch Metta) bedeutet »liebende Güte«. Maitri meint eine innere Haltung, die geprägt ist von Mitgefühl, Freundlichkeit, Wohlwollen und Wertschätzung. Es reicht jedoch nicht, solch eine positive Einstellung nur zu bejahen, sondern sie muss eingeübt und damit kultiviert werden, ähnlich wie ein Musikinstrument. Indem wir unseren Geist mittels der Maitri-Meditation regelmäßig auf diese Qualitäten ausrichten, kultivieren wir gleichzeitig eine innere Haltung der Verbundenheit mit uns selbst und anderen Menschen, die die Gefühle von Isolation und Ausgrenzung abzumildern vermag, die uns so oft und intensiv in Phasen der Depression plagen.

Maitri, die Güte, ist ein Gefühl, das dazu einlädt, uns selbst und andere Menschen so anzunehmen, wie sie sind. Güte erlaubt Schwäche und Unvollkommenheit! Das Entwickeln innerer Güte hilft, den Panzer schmelzen zu lassen, mit dem wir uns zu schützen versuchen, oder die »Mauselöcher« zu verlassen, in die wir uns in der Depression am liebsten verkriechen wollen. In der Erfahrung von Güte können wir aufatmen und lernen, uns selbst mit Einfühlungsvermögen und Verständnis zu begegnen, sodass wir aufhören, uns mit unseren Erwartungen und Ansprüchen ständig zu stressen. Das ist besonders dann äußerst wichtig, wenn wir durch unsere Erziehung zu der Überzeugung gelangt sind, dass wir nie gut genug sind, dass wir keine Liebe, Zuwendung und Wertschätzung verdienen und wir uns selbst und anderen nur eine Last sind. Diese Form des verzerrten Denkens ist der fruchtbare Grund, auf dem Depressionen immer wieder gedeihen können. Dies äußert sich in der strengen, gnadenlosen Stimme des »inneren Kritikers«, der wie keine andere Instanz weiß, wie wir uns (selbst) erniedrigen und fertigmachen können. Diese Instanz – die die Verinnerlichung (Internalisierung) all dessen ist, was wir als Kinder zu hören bekamen – lässt sich durch Vernunft (zum Beispiel mit Sätzen wie: »Heute ist doch alles ganz anders!«) nicht entmachten, denn keine noch so gut gemeinte Vernunft kann unserem verletzten inneren Kind das Gefühl zurückgeben, lebenswert und liebenswert zu sein. Das schafft nur die Güte, indem wir mit Verständnis, Mitgefühl und Wohlwollen auf uns selbst zugehen und lernen (auch wenn es zu Beginn sehr schwer zu sein scheint), uns selbst zu umarmen und uns selbst von Herzen zu wünschen, dass wir »glücklich und frei von Leid sein mögen«.

Die Übung

- Kommen Sie in eine bequeme Sitzhaltung. Schließen Sie die Augen und entspannen Sie Ihren inneren Raum und Ihren mentalen Raum, den Stirnraum.
- Werden Sie sich, während Sie das tun, bewusst, wo Ihr Körper unter Spannung steht und in welchem Maße Ihr Geist angespannt ist. Werden Sie sich bewusst, wo in Ihrem Leben und in Ihren Beziehungen Sie das Gefühl haben, sich schützen, sich anstrengen und sich behaupten zu müssen, und wo Sie meinen, kämpfen zu müssen.
- Beobachten Sie die Reaktionen Ihres Körpers und Ihres Geistes auf diese Vorstellung: Wo werden Sie eng? Wo werden Sie hart? Was geschieht mit Ihrem Atem? Lassen Sie all diese Empfindungen in aller Deutlichkeit in Ihre Wahrnehmung treten.
- Betrachten Sie sich mit Ihren inneren Augen und werden Sie sich bewusst, wie sehr Sie sich ständig anstrengen, alles zur Befriedigung Ihrer selbst und anderer Menschen zu machen. Werden Sie sich bewusst, wie sehr Sie sich bemühen und wie es doch nie wirklich genug ist.
- Spüren Sie die Aussichtslosigkeit dieser inneren Anstrengung, bis Sie merken, dass sich in Ihnen Mitgefühl zu regen beginnt. Geben Sie diesem Mitgefühl mehr und mehr Raum und legen Sie es wie eine warme Decke um sich herum.

- Entfalten Sie immer mehr Gefühle wie Nachsicht, Verständnis, Geduld und Freundlichkeit für sich selbst.
- Versuchen Sie, alles Strenge, Harte und Bewertende in diesen freundlichen und wohlwollenden Gefühlen aufzulösen.
- Erlauben Sie sich das innere Entspannen, das Loslassen all dessen, was Ihnen innerlich Druck macht. Schauen Sie auf sich selbst mit Güte und tiefem Wohlwollen.
- Auch wenn Ihre innere Kritikerin / Ihr innerer Kritiker aufstöhnt und immer noch etwas zu bemängeln findet, setzen Sie Ihre ganze Energie darein, nicht wieder auf diese abwertende und zerstörerische Stimme zu hören, sondern entwickeln Sie eher noch mehr Verständnis und Güte, wenn Sie merken, wie Sie sich von dieser inneren Stimme kleinmachen lassen.
- Hüllen Sie sich ein in Güte und Wohlwollen. Sagen Sie sich, dass alles gut ist, wie es jetzt ist. Werden Sie sich bewusst, dass Sie sowieso immer Ihr Bestes geben und dass das, was Sie geben, ausreichend ist.
- Entwickeln Sie Güte für all Ihr Bemühen und werden Sie sich bewusst, wie groß Ihr dahinterstehendes Bedürfnis ist, gesehen, anerkannt und geliebt zu werden. Befriedigen Sie dieses Bedürfnis, indem Sie zuallererst sich selbst sehen, anerkennen – und in liebender Güte annehmen.
- Sagen Sie sich mehrmals mit Ihrer inneren Stimme: »Möge ich glücklich und frei von Leid sein!«
- Üben Sie das wieder und wieder, bis Sie die liebende Güte für sich wirklich fühlen und Ihr Verstand Ihnen nicht mehr dazwischenredet.

Tipp

Wenn Sie merken, dass Sie auf große innere Widerstände treffen bei dem Versuch, sich selbst liebende Güte zu schenken, dann richten Sie Ihre Gefühle zuerst auf einen Menschen oder ein Wesen – z. B. Ihr Haustier –, für den oder für das Sie mühelos

Geduld, Verständnis und Wohlwollen empfinden. Üben Sie auf diese Weise ein, überhaupt erst einmal wieder bewusst mit solchen gewährenden Gefühlen in Verbindung zu treten und sie wirklich zu fühlen.

Werden Sie sich bewusst, wie weit Sie innerlich werden und wie Sie entspannen und loslassen können, wenn Sie auf das geliebte Wesen schauen. Üben Sie dann als nächsten Schritt ein, genau diese Empfindungen auf sich selber zu übertragen. Wenn Trauer aufsteigt, weil Sie merken, dass Sie vielleicht mit sich selbst lange lieblos und unfreundlich umgegangen sind, lassen Sie dies zu. All das sind Schritte der Heilung.

Und so können Sie weiterüben:

Wenden Sie diese Übung des bewussten Wahrnehmens, des Verstehens, des Akzeptierens und Annehmens auch auf andere Menschen an. Zuerst auf Menschen, die Ihnen sympathisch sind; dann auf Menschen, zu denen Sie eher ein neutrales Verhältnis haben; und schließlich auch auf die Menschen, die Sie nicht mögen oder mit denen Sie Schwierigkeiten haben. Und beobachten Sie, was alles sich in Ihrem Leben verändert, wenn Sie mehr und mehr liebende Güte (Maitri) in sich entfalten.

Wirkungen

- Die Entfaltung einer Haltung von Wohlwollen und Güte zeigt sogar in den Blutwerten deutlich eine Abnahme der Stressreaktionen und eine Stärkung des Immunsystems.
- Das auf das eigene Wesen angewandte Mitgefühl stärkt die Selbstwahrnehmung, was sich in einer Aktivierung der Inselregion im Gehirn zeigt. Sie lindert Versagensängste und langfristig sogar tief sitzende Minderwertigkeitsgefühle, was zu der bereits erwähnten »Links-Verschiebung« in der Aktivität des Stirnhirns beiträgt.

Die Meditation aktiviert den Parasympathikus und wirkt vor allem entspannend auf das Herz.

- Da wir durch diese Meditation Gefühle von Fremdheit und Misstrauen abbauen können, lädt sie uns ein, uns wieder auf andere Menschen einzulassen. Sie erlaubt uns zu fühlen, wie auch jeder andere Mensch ganz tief hofft, gesehen und anerkannt zu werden, und lässt uns spüren, wie wir alle gemeinsam von derselben Sehnsucht nach Liebe, Wertschätzung und Freiheit von Leid angetrieben werden.
- Regelmäßig geübt, schaffen wir es damit, den uns tief prägenden verzerrten und dadurch schädigenden Denk-, Gefühls- und Verhaltensmustern, die uns immer wieder in die Abwärtsspirale reißen, wirklich etwas entgegenzusetzen, denn im Selbstmitgefühl findet die Depression keinen Nährgrund mehr. Und damit ist sie sicher mit das wirkungsvollste Mittel, um ein Leben frei von weiteren depressiven Episoden zu begründen.

Neue therapeutische Ansätze bei Depression

Wie bereits am Beginn erwähnt, leidet eine erhebliche Anzahl von Menschen in Deutschland und weltweit an therapieresistenten Depressionen. 2016 erschienen drei Studien von renommierten Forschungsuniversitäten, die auf neue, Hoffnung machende therapeutische Ansätze hinwiesen. Sie haben alle zu tun mit dem natürlichen Wirkstoff Psilocybin, einem Psychodelikum, das aus Pilzen (»Magic mushrooms«) gewonnen wird. »An der Johns Hopkins University gab man depressiven Krebspatienten eine hohe Dosis Psilocybin in Kapselform. Ihre Depression ging stark zurück und noch ein halbes Jahr später fühlten sich 80 Prozent der Probandinnen und Probanden merklich besser ...

Drei Monate später hatten sich die Symptome bei fast allen verbessert. Knapp die Hälfte der Betroffenen war im klinischen Sinne nicht mehr depressiv.«[120] Forschungen an der New York University und dem Imperial College in London kamen zu vergleichbaren Ergebnissen.

Spätere Studien, mit deutlich mehr Teilnehmer*innen relativierten die Ergebnisse ein wenig. Es zeigte sich aber noch immer, dass ungefähr ein Viertel der Patient*innen gut auf die Behandlung mit Psilocybin ansprach. Erstaunlich war jedoch durchgehend, dass Psilocybin vielfach nachhaltig wirkte, sodass Patient*innen erst nach drei oder sogar sechs Monaten die Behandlung wiederholen mussten. Was noch für die Behandlung einnahm, war, dass Psilocybin – im Gegensatz zu den üblichen Psychopharmaka – immer sofort wirkte.

In Deutschland ist der Wirkstoff Psilocybin jedoch verboten und eine damit mögliche psychedelische Psychotherapie noch so gut wie unmöglich. Aktuell gelten nur äußerst wenige Psychiater*innen als genügend gut aus- und in psychedelischer Therapie weitergebildet, um eine solche Behandlung anbieten zu können.

Um Psilocybin von seinen rauscherzeugenden Wirkungen zu befreien, sodass es zu einem »normalen« Medikament werden kann, werden inzwischen in Europa und den USA viele Forschungen betrieben. Außerdem wird intensiv daran gearbeitet, für den Wirkstoff eine behördliche Zulassung zu erreichen. Sicher werden wir aber in den kommenden Jahren noch mehr von diesem Therapiekonzept hören.

Ein Weg zurück ins Licht

Es war (und ist) mein Anliegen in diesem Buch, mit Ihnen, lieber Leser, liebe Leserin, zu teilen, was mir selbst in schwierigen Zeiten Halt gegeben hat und Hilfestellung war, um aus der Abwärtsspirale negativer Gedanken und aus der Depression wieder herauszufinden.

Nicht nur die bewährten Konzepte des Yoga waren mir ein Licht im »dunklen Tal der Seele«, sondern auch das Verständnis und das Wissen darum, was mir da eigentlich genau widerfährt. Es war wichtig zu verstehen, dass ich nicht an einer Fehlentwicklung meines Denkens und Fühlens leide, sondern dass Depression eine Krankheit ist, gegen die auch Yogis nicht gefeit sind. So wie alle anderen Menschen sind auch wir Yoginis und Yogis nicht schuld an diesem Leiden, doch verfügt der Yoga über sehr gute und bewährte Konzepte für den Geist und die Emotionen, damit wir uns nicht in diesem Leiden verlieren müssen.

Mögen die hier vorgestellten Ideen und Übungen auch für Sie hilfreich sein und Sie auf Ihrem Weg zurück ins Licht ein Stück begleiten.

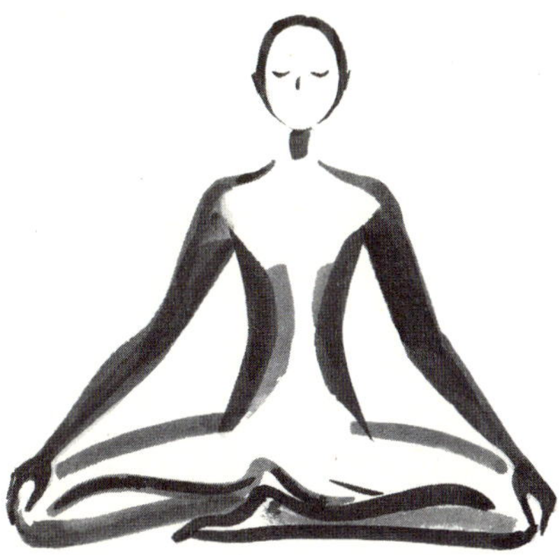

Register

Sanskritnamen der Asanas und des Pranayama

Sachregister

A

P

R

S

Literatur

Allione, Tsültrim: *Den Dämonen Nahrung geben – Buddhistische Techniken zur Konfliktlösung;* Goldmann Arkana, München 2015

Bauer, Michael / Bauer, Rita: *Neurobiologie und Therapie depressiver Erkrankungen;* Uni-Med Verlag, Bremen 2013

Beblo, Thomas / Lautenbacher, Stefan: *Neuropsychologie der Depression;* Hogrefe Verlag, Göttingen 2006

Bucher, Anton: *Psychologie des Glücks – Ein Handbuch;* Beltz Verlag, Weinheim und Basel 2009

Chödrön, Pema: *Wenn alles zusammenbricht – Hilfestellung in schwierigen Zeiten;* Goldmann Verlag, München 2001

Church, Dawson: *Geist über Materie;* Momanda Verlag, Rosenheim 2018

Dana, Deb: *Der Vagus-Nerv als innerer Anker – Angst und Panik überwinden, Ruhe und Stärke finden;* Kösel Verlag, München 2022

Davidson, Richard / Begley, Sharon: *Warum regst du dich so auf? Wie die Gehirnstruktur unsere Emotionen bestimmt;* Goldmann Verlag, München 2016

Desikachar, T. K. V.: *Über Freiheit und Meditation – Das Yoga Sûtra des Patañjali. Eine Einführung;* Via Nova Verlag, Petersberg 2003

Dold, Peter: *System Depression. Ganzheitliche Therapie: Bewegung, Ernährung, Stärkung des Familiensystems;* Klett-Cotta Verlag, Stuttgart 2015

Ehrenberg, Alain: *Das erschöpfte Selbst. Depression und Gesellschaft in der Gegenwart;* Campus Verlag, Frankfurt am Main 2015

Faller, Adolf / Schünke, Michael: *Der Körper des Menschen – Einführung in Bau und Funktion;* Thieme Verlag, Stuttgart 2004

Fredrickson, Barbara L.: *Die Macht der guten Gefühle – Wie eine positive Haltung Ihr Leben dauerhaft verändert;* Campus Verlag, Frankfurt am Main / New York 2011

Funke, Hans-Joachim / Westermann, Juli: *Das Gute im Blick – Mit der Positiven Psychologie zu einem glücklicheren Leben;* Beltz Verlag, Weinheim und Basel 2015

Germer, Christopher: *Der achtsame Weg zum Selbstmitgefühl – Wie man sich von destruktiven Gedanken und Gefühlen befreit;* Arbor Verlag, Freiburg 2015

Graham, Linda: *Der achtsame Weg zu Resilienz und Wohlbefinden. Wie wir unser Gehirn vor Stress und Burn-out schützen können;* Arbor Verlag, Freiburg 2014

Hanson, Rick: *Denken wie ein Buddha - Gelassenheit und innere Stärke durch Achtsamkeit. Wie wir unser Gehirn positiv verändern;* Irisiana Verlag, München 2013

Hanson, Rick / Mendius, Richard: *Meditationen, um das Gehirn zu verändern. Wie wir unsere Nervenbahnen neu verdrahten;* Windpferd Audio Verlag, Oberstdorf 2009

Hautzinger, Martin: *Ratgeber Depression. Information für Betroffene und Angehörige;* Hogrefe Verlag, Göttingen, 3. aktualisierte Ausgabe 2022

Heger, Ulrich / Althaus, David / Reiners, Holger: *Das Rätsel Depression – Eine Krankheit wird entschlüsselt;* C. H. Beck Verlag, München 2005

Hüther, Gerald: *Die Macht der inneren Bilder – Wie Visionen das Gehirn, den Menschen und die Welt verändern;* Vandenhoeck & Ruprecht, Göttingen 2014

Johnstone, Matthew: *Der schwarze Hund. Wie man Depressionen überwindet und Angehörige und Freunde dabei helfen können;* Kunstmann Verlag, München 2016

Korb, Alex: *Die Aufwärtsspirale gegen Depressionen – Mit Neurowissenschaften Schritt für Schritt genesen;* Herder Verlag, Freiburg 2015

Kornfield, Jack: *Das innere Licht entdecken – Heilende Meditationen für schwierige Lebensphasen;* Kösel Verlag, München 2013

Metzger, Jochen: *»Der Trip aus der Depression«,* in GEO 02/2023

Michalak, Johannes / Meibert, Petra/ Heidenreich, Thomas: *Achtsamkeit üben, Hilfe bei Stress, Depression, Ängsten und häufigem Grübeln;* Hogrefe Verlag, Göttingen 2017

Michalsen, Prof. Dr. Andreas: *Heilen mit der Kraft der Natur. Meine Erfahrung aus Praxis und Forschung.* Insel Verlag, Frankfurt am Main 2017

Niklewski, Prof. Dr. Dr. Günter / Riecke-Niklewski, Dr. Rose: *Depressionen überwinden – Niemals aufgeben;* Stiftung Warentest, Berlin 2016

Ott, Ulrich: *Meditation für Skeptiker. Ein Neurowissenschaftler erklärt die uralte Weisheitslehre;* O. W. Barth Verlag, München 2010

Roth, Gerhard: *Das verknüpfte Gehirn – Bau und Leistung neurobiologischer Netzwerke (Vorlesung auf* DVD*);* auditorium netzwerk, Mühlheim/Baden 2002

Schubert, Christian: *Was uns krank macht, was uns heilt. Aufbruch in eine neue Medizin. Das Zusammenspiel von Körper, Geist und Seele besser verstehen;* Korrektur Verlag, Mattighofen (A) 2019

Schubert, Christian (Hrsg.): *Psychoneuroimmunologie und Psychotherapie;* Schattauer Verlag, Stuttgart 2015

Siegel, Daniel: *Das achtsame Gehirn;* Arbor Verlag, Freiburg 2010

Singer, Tanja / Bolz, Matthias: *Mitgefühl. In Alltag und Forschung;* Max-Planck-Gesellschaft, Leipzig 2013 (als iBook zu finden auf der Webseite https://itun.es/de/LjxvX.l)

Smith, Laura L. / Elliott, Charles H.: *Depressionen überwinden für Dummies;* Wiley-VCH Verlag, Weinheim 2015

Solms, Mark / Turnbull, Oliver: *Das Gehirn und die innere Welt – Neurowissenschaft und Psychoanalyse;* Walter Verlag, Düsseldorf 2010

Sriram, R.: *Patañjali. Das Yogasutra;* Theseus Verlag, Berlin 2006

Trökes, Anna: *Anti-Stress-Yoga*; Herder Verlag, Freiburg 2015

Trökes, Anna: *Anti-Stress-Yoga. Übungen für mehr Gelassenheit – ein Kurs für zu Hause* (CD); Herder Verlag, Freiburg 2014

Trökes, Anna: *Anti-Stress-Yoga. Neue Übungen für mehr Gelassenheit* (CD); Herder Verlag, Freiburg 2015

Trökes, Anna: *Mit Yoga zur Selbstheilung. Übungen zur Stärkung unseres Immunsystems;* Herder Verlag, Freiburg 2019

Trökes, Anna: *Yoga bei Depression. Das Übungsprogramm* (CD); Herder Verlag, Freiburg 2017

Trökes, Anna: *Yoga der Achtsamkeit* (CD); Herder Verlag, Freiburg 2017

Trökes, Anna: *Yoga der Verbundenheit. Die Kraft des Herzens wahrnehmen und entfalten;* O. W. Barth, München 2017

Trökes, Anna: *Yoga-Glück. Neue Erkenntnisse aus der Neurobiologie;* Verlag Gräfe und Unzer, München 2016

Trökes, Anna / Glet, Beate: *Hatha-Yoga-Pradipika – Eine Abhandlung über den Hatha-Yoga;* Eigenverlag, Berlin 2014

Trökes, Anna / Knothe, Bettina: *Neuro-Yoga – Wie die alte Weisheitspraxis auf unser Gehirn wirkt;* O. W. Barth Verlag, München 2014

Trökes, Anna / Knothe, Bettina: *Yoga-Gehirn – Wie und warum Yoga auf unser Bewusstsein wirkt;* O. W. Barth Verlag, München 2009

Weintraub, Amy: *Yoga for Depression. A Compassionate Guide to Relieve Suffering Through Yoga;* Broadway Books, New York 2004

Williams, Mark / Fennell, Melanie / Barnhofer, Thorsten / Crane, Rebecca und Silverton, Sarah: *Achtsamkeit und die Transformation von Verzweiflung;* Arbor Verlag, Freiburg 2017

Williams, Mark / Teasdale, John / Segal, Zindel und Kabat-Zinn, Jon: *Der achtsame Weg durch die Depression;* Arbor Verlag, Freiburg 2015

Dank

Ich danke allen, die mich auf meinem oft etwas steinigen und holprigen Weg bei der Recherche und der Erstellung dieses Manuskripts begleitet haben, allen voran meinem Mann Rüdiger, der immer hingebungsvoll um mein leibliches Wohl bemüht war, und unseren Hunden Raja und Krishna, die mich in Bewegung hielten (beides so wichtig bei Depressionen!!!).

Ich danke Lilla Wuttich für ihre Expertise beim Durchlesen des Manuskripts und für ihre wertvollen Tipps.

Ich danke Dr. Holger Cramer, der sich mit großem Vertrauen und in herzerwärmender Freundlichkeit bereit erklärte, das Vorwort zu verfassen.

Ich danke sehr dem Droemer Knaur Verlag und dort besonders Andreas Klaus, der es möglich machte, dass dieses Buch eine überarbeitete Neuauflage erfahren konnte.

Wieder einmal war mir Susanne Klein eine wundervolle, einfühlsame und kluge Lektorin. Vielen Dank dafür!

Und vor allem danke ich dem Yoga, dessen Lehren mich nun schon seit mehreren Jahrzehnten begleiten und ohne den ich vielleicht gar nicht mehr die Gelegenheit gehabt hätte, dieses Buch zu schreiben.

HARI OM!

Hilfreiche Adressen

Berufsverband der Yoga-Lehrenden
in Deutschland e. V. (BDYoga)
Bürgerstraße 44
37073 Göttingen
info@yoga.de
www.yoga.de

Prana Yoga Anna Trökes
Singener Weg 23
14163 Berlin
info@prana-yoga-berlin.de
www.troekesyoga.de

Matten, Kissen, Sitzbänkchen etc. können Sie bestellen bei
Bausinger GmbH
Gottlieb-Daimler-Str. 2
72479 Straßberg info@bausinger.de
www.bausinger.de

Anmerkungen

1 Um nur ein Beispiel zu nennen: Die Krankenkasse DAK hat 2022 für den regionalen »Psychoreport« für Brandenburg 110000 (= ca. 50 %) bei ihr versicherte Beschäftigte befragt. Sie registrierte 328 Fehltage wegen psychischer Erkrankungen pro 100 DAK-Versicherte, was einem Zuwachs in den letzten zehn Jahren von 49 % entspricht. Belastungs- und Anpassungsstörungen waren damit der häufigste Grund für Krankschreibungen. (Quelle: Artikel »Fehltagerekord« im Tagesspiegel vom 14.02.2023)

2 Quelle: Tagesspiegel vom 28.01.2017, S. 30

3 Quelle: »Depression – Neue Hoffnung«, Ein Film von Dorothee Kaden und Carsten Schollmann bei ARTE 2016, gesendet am 08.04.2017, 21:45 Uhr.

4 Alle aktuellen Zahlen stammen aus Martin Hauchzinger: Ratgeber Depression, aus der 3. aktualisierten Auflage von 2022

5 In der Coronapandemie stieg die Prävalenz moderater bis schwer ausgeprägter Symptome mit klinischer Relevanz von 6,4 % auf 8,8 % (Tendenz wahrscheinlich steigend; A. T.) Quelle: Springer Medizin, Online Artikel: Die Depression: Zahlen, Daten, Fakten vom 22.09.2021

6 Jochen Metzger: Der Trip aus der Depression, in GEO 02/2023, S. 33

7 Quelle: »Depression – Neue Hoffnung«, Ein Film von Dorothee Kaden und Carsten Schollmann bei ARTE 2016, gesendet am 08.04.2017, 21:45 Uhr.

8 Metzger, a. a. O., S. 35

9 Vgl. hierzu auch: Klatte, R. / Pabst, S. / Beelmann, A. und Rosendahl, J.: Wirksamkeit von körperorientiertem Yoga bei psychischen Störungen in: Deutsches Ärzteblatt, Jg. 113, Heft 12, S. 195–202

10 Mehr dazu bei: Michalsen, Prof. Dr. Andreas: Heilen mit der Kraft der Natur, S. 267 f.

11 Michalsen, Prof. Dr. Andreas: Heilen mit der Kraft der Natur, S. 268

12 Als *adjuvante Therapie* bezeichnet man in der Medizin ergänzende oder unterstützende Therapiemaßnahmen.

13 Quelle: www.neurologen-und-psychiater-im-netz.org/psychiatrie-psychosomatik-psychotherapie/erkrankungen/depressionen/informationen-fuer-angehoerige (Stand: 30.06 2017)

14 Quelle: Heger, U. / Althaus, D. / Reiners, H.: *Das Rätsel Depression,* S. 7

15 Die Zahlen für Deutschland stammen aus *Zahlen & Fakten: Depression,* veröffentlicht auf der Website der Psychotherapeutenkammer NRW (www.ptk-nrw.de), eingesehen am 12.01.2017. Die Angaben für die Weltbevölkerung habe ich einem Artikel des »Tagesspiegel« vom 25.02.2017 entnommen, in dem die aktuellen Zahlen der WHO veröffentlicht wurden.

16 Quelle: Heger, U. / Althaus, D. / Reiners, H.: *Das Rätsel Depression,* S. 17 ff. Die Bezeichnungen der Zusatzsymptome sind in anderen Publikationen teilweise geringfügig abweichend.

17 Niklewski, G. / Riecke-Niklewski, Rose: *Depressionen überwinden,* S. 33

18 Ein Beispiel für einen Fragebogen zu Symptomen einer Depression finden Sie hier: www.therapie.de/psyche/info/test/depressionen/depression-test/ (Stand: 30.06.2017)

19 Michalak, Meibert, Heidenreich: *Achtsamkeit üben, Hilfe bei Stress, Depression, Ängsten und häufigem Grübeln,* S. 18 © Hogrefe 2017

20 a. a. O.

21 Michalak, Meibert, Heidenreich: *Achtsamkeit üben, Hilfe bei Stress, Depression, Ängsten und häufigem Grübeln,* S. 19–20 © Hogrefe 2017. Die Zitate zu den Anmerkungen 19–21 mit freundlicher Genehmigung des Hogrefe Verlages, Göttingen.

22 Mehr dazu in Christian Schubert: Was uns krank macht, was uns

heilt, S. 39 ff., und bei Anna Trökes: Mit Yoga zur Selbstheilung, S. 70 f.

23 Korb, Alex: *Die Aufwärtsspirale gegen Depressionen,* S. 14

24 Bauer, Michael / Bauer, Rita: *Neurobiologie und Therapie depressiver Erkrankungen,* S. 16

25 Williams, M. / Teasdale, J. / Segal, Z. und Kabat-Zinn, J.: *Der achtsame Weg durch die Depression,* S. 57

26 Williams, M. / Teasdale, J. / Segal, Z. und Kabat-Zinn, J.: *Der achtsame Weg durch die Depression,* S. 38

27 Ebd., S. 60

28 Dies wird besonders deutlich bei Kindern, deren Eltern unter einer posttraumatischen Belastungsstörung (PTB) aufgrund von z. B. Kriegserlebnissen oder Missbrauch leiden.

29 Niklewski, Günter / Riecke-Niklewski, Rose: *Depressionen überwinden,* S. 62

30 Quelle: www.verhaltenswissenschaft.de/Psychologie/Psychische_Storungen/Affektive_Stoerungen/Depression/Ursachen_Depression/ursachen_depression.htm (Stand: 30.06.2017)

31 Nach meiner eigenen Erfahrung handelt es sich dabei oft um abwertende Sätze, die man in der eigenen Kindheit wieder und wieder gehört hat, wie etwa: »Du bist einfach zu blöd / zu dumm / zu ungeschickt!«, »Ich wusste ja schon immer, dass du nichts gebacken kriegst!«, »Aus dir wird nie was!«, »Bei dir sind Hopfen und Malz verloren!«, »Womit habe ich nur so einen Versager als Kind verdient!« und dergleichen mehr.

32 Mehr dazu finden Sie bei Davidson, Richard / Begley, Sharon: *Warum regst du dich so auf?,* S. 237 ff.

33 Dieser Umstand wird heute als eine biologische Ursache für die Neigung zur Depression gesehen.

34 Zitiert nach Trökes, Anna: *Anti-Stress-Yoga,* S. 30 f. bzw. 34 f.

35 Dana, Deb: *Der Vagus-Nerv als innerer Anker,* S. 89 ff.

36 Ebd.

37 Trökes, Anna: *Anti-Stress-Yoga,* S. 77

38 Church, Dawson: *Geist über Materie,* S. 250 f.

39 Korb, Alex: *Die Aufwärtsspirale gegen Depressionen,* S. 38

40 Niklewski, Günter / Riecke-Niklewski, Rose: *Depressionen überwinden,* S. 53

41 Bettina Knothe in: Trökes, Anna / Knothe, Bettina: *Yoga-Gehirn,* Fußnote auf S. 141

42 Um diese Prozesse deutlich zu machen, wird es in diesem Abschnitt ein klein wenig komplexer. Wen dieser spezielle Aspekt der wissenschaftlichen Sicht auf Depression nicht so brennend interessiert, kann auch direkt zum Kapitel »Neue Erkenntnisse zur Rolle des Immunsystems« übergehen. (Die Ausführungen aus diesem Unterkapitel stammen ebenfalls aus dem Buch von Trökes, Anna / Knothe, Bettina: *Yoga-Gehirn,* S. 140 f.)

43 Roth, Gerhard: *Das verknüpfte Gehirn* (DVD)

44 Quelle: Roth 2002, Vorlesungen

45 Niklewski, Günter / Riecke-Niklewski, Rose: *Depressionen überwinden,* S. 56

46 Davidson, Richard / Begley, Sharon: *Warum regst du dich so auf?,* S. 236

47 Ebd., S. 242

48 Ebd., S. 243

49 Siehe dazu auch die Ausführungen zur Polyvagaltheorie auf den Seiten 54–58.

50 Der genaue Zusammenhang wird detailliert beschrieben in Schubert, Christian (Hrsg.): *Psychoneuroimmunologie und Psychotherapie,* S. 104

51 Aus dem Film *Depression – Neue Hoffnung* von Dorothee Kaden und Carsten Schollmann, ARTE 2016

52 Malarkey, W. B. / Tafur, J. R. / Rutledge, T. und Mills, P. J.: *Neuroendokrinologie und Psychoneuroimmunologie* in: Schubert, Christian (Hrsg.): *Psychoneuroimmunologie und Psychotherapie,* S. 42 f.

53 Darunter versteht man die Aufrechterhaltung des Gleichgewichts

in einem offenen und dynamischen System. Heute spricht man deswegen eher von der Homöodynamik.

54 »Auf die spezifische Abwehr von Krankheitserregern (z. B. Viren, Bakterien) und Tumorzellen sind die natürlichen Killerzellen spezialisiert. Bei ihnen handelt es sich um spezielle große Lymphozyten (ca. 5 Prozent der Leukozyten), die durch die von virusinfizierten Zellen freigesetzten Interferone angelockt werden und die Zellmembranen mithilfe spezieller Proteine (Perforine) durchlöchern.« (Faller, Adolf / Schünke, Michael: *Der Körper des Menschen,* S. 312)

55 Trökes, Anna: *Anti-Stress-Yoga,* S. 41 f.

56 Aus dem Film *Depression – Neue Hoffnung* von Dorothee Kaden und Carsten Schollmann, ARTE 2016

57 In einem Interview zum Thema »Psychoneuroimmunologie« bei Scobel am 14.11.2014 (hinterlegt in der 3Sat Mediathek)

58 Aus dem Film *Depression – Neue Hoffnung* von Dorothee Kaden und Carsten Schollmann, ARTE 2016

59 *Geist* meint hier sowohl den kognitiven als auch den emotionalen Bereich unseres Seins.

60 *Abhidharma* ist ein Begriff für einen Teil des buddhistischen Lehr-Kanons.

61 Diese Auflistung ist die eigene Mitschrift eines Vortrags von Ulli Olvedi: *Einführung in die Buddhistische Psychologie* (DVD), Jokers edition 2014

62 Williams, M. / Teasdale, J. / Segal, Z. und Kabat-Zinn, J.: *Der achtsame Weg durch die Depression,* S. 68 (kursiv im Zitat)

63 Ebd., S. 80 (kursiv im Zitat)

64 Falls nicht anders angegeben, werden alle Textstellen aus dem Yoga-Sutra zitiert nach der Ausgabe von T. K. V. Desikachar: *Über Freiheit und Meditation – Das Yoga Sûtra des Patañjali* aus dem Verlag Via Nova.

65 Vgl. dazu Trökes, Anna: *Yoga der Verbundenheit,* S. 30 f.

66 In der Übersetzung von R. Sriram: *Patañjali. Das Yogasutra,* S. 95 (kursiv im Zitat)

67 T. K. V. Desikachar: *Über Freiheit und Meditation,* S. 57

68 Siehe Yoga-Sutra 1.12 ff.

69 In der Fachliteratur herrscht die Ansicht vor, dass chronische Depressionen nicht so häufig sind wie depressive Episoden, die in der Tat kommen – bleiben – und gehen.

70 Mitschrift bei einem Ausbildungsseminar mit Eberhard Bärr in der Yoga-Lehrausbildung TRIKA 7 zum Thema Yoga-Philosophie

71 Kornfield, Jack: *Das innere Licht entdecken,* S. 17

72 So der Titel eines bemerkenswerten Buches von Tsültrim Allione; siehe Literaturverzeichnis

73 Kornfield, Jack: *Das innere Licht entdecken,* S. 19

74 *Fehlerfreundlichkeit* ist ein von Christine von Weizsäcker im Jahre 1977 in die wissenschaftliche Diskussion um die Fehleroffenheit eingeführter Begriff, der 1984 von ihr und ihrem Mann Ernst Ulrich von Weizsäcker in einem Forschungsbeitrag zu evolutionären Vorgängen in der Natur und deren Umgang mit Störungen präzisiert wurde. Der Begriff wird häufig in vereinfachender Weise mit dem Begriff der Fehlertoleranz gleichgesetzt, im Sinne einer bewusst eingeplanten Akzeptanz von unerwünschten, aber doch eintretenden Ereignissen. Quelle: Spektrum, Akademischer Verlag, Heidelberg 1999; einzusehen auf www.spektrum.de/lexikon/biologie/fehlerfreundlichkeit/23960 (Stand: 30.06.2017)

75 So gefunden auf der Website von Dr. Christine Brähler, Psychologische Psychotherapeutin und wissenschaftliche Mitarbeiterin am Institute of Health and Wellbeing an der University of Glasgow: www.christinebraehler.com/de/selbstmitgefuehl/

76 Auszug von den Seiten 383 und 386 aus dem öffentlich nutzbaren (kostenlosen) multimedialen E-Book: Singer, Tania / Bolz, Matthias: *Mitgefühl. In Alltag und Forschung;* Max-Planck-Gesellschaft Leipzig 2013; zu finden auf der Website https://itun.es/de/LjxvX.

77 Diese Unterteilung in die fünf Ebenen geht zurück auf ein Konzept von Christopher Germer aus seinem Buch *Der achtsame Weg zum Selbstmitgefühl.*

78 Singer, Tania / Bolz, Matthias: *Mitgefühl. In Alltag und Forschung,* S. 387

79 Trökes, Anna / Glet, Beate: *Hatha-Yoga-Pradipika,* Vers I, 64, S. 14

80 Ich bin in der letzten schweren depressiven Episode, die noch einherging mit einer heftig schmerzenden Frozen Shoulder und ständigem Schlafentzug (durch den Liegeschmerz), so oft wie möglich – aber mindestens zwei Mal am Tag zu festen Zeiten – mit dem Hund spazieren gegangen. Dieses Gassigehen war ein fester Anker in meinem Tag, und die Freude unseres Hundes hat auch in den dunkelsten Momenten noch ein kleines bisschen auf mich abgefärbt.

81 Mehr dazu findet sich hier: www.neuronalfit.de/bewegung-medizin-gehirn, und hier: www.wissenschaft.de/leben-umwelt/medizin/-/journal_content/56/12054/13985532/Laufen-als-Heilmittel-fürs-Gehirn%3F/ (Stand: 30.06.2017)

82 Übernommen aus: Trökes, Anna / Knothe, Dr. Bettina: *Neuro-Yoga,* S. 195 f.

83 Siehe in Korb, Alex: *Die Aufwärtsspirale gegen Depressionen*

84 Carmichael, Mary: *Dünger fürs Gehirn,* in: Stern – Gesund Leben, 1/2009:98 f.

85 Korb, Alex: *Die Aufwärtsspirale gegen Depressionen,* S. 116

86 Trökes, Anna / Knothe, Dr. Bettina: *Yoga-Gehirn,* S. 97

87 in: *Die Säule – Fachzeitschrift für Rückengesundheit,* Forum Gesunder Rücken – besser leben e. V., Wiesbaden Dezember 2016, S. 7

88 Hanson, Rick: *Denken wie ein Buddha,* S. 39

89 Ebd., S. 44 f.

90 Hüther, Gerald: *Die Macht der inneren Bilder,* S. 9

91 Ebd., S. 16

92 Ebd., S. 84

93 Nachzulesen in Davidson, Richard / Begley, Sharon: *Warum regst du dich so auf?,* S. 347 ff.

94 Williams, M. / Teasdale, J. / Segal, Z. und Kabat-Zinn, J.: *Der achtsame Weg durch die Depression,* S. 79

95 Trökes, Anna: *Anti-Stress-Yoga,* S. 202

96 Zitiert nach T. K. V. Desikachar: *Über Freiheit und Meditation,* S. 44

97 Der Begriff »Toleranzfenster« stammt von Daniel Siegel. Wenn wir uns in unserem Toleranzfenster befinden, sind wir in einem Zustand von Gleichmut, sodass unser Geist ruhig und klar bleiben kann. Mehr dazu bei Graham, Linda: *Der achtsame Weg zu Resilienz und Wohlbefinden,* S. 254 ff.

98 Graham, Linda: *Der achtsame Weg zu Resilienz und Wohlbefinden,* S. 282

99 Trökes, Anna / Knothe, Bettina: *Neuro-Yoga,* S. 222

100 Siehe dazu Weintraub, Amy: *Yoga for Depression,* S. 145

101 Trökes, Anna / Glet, Beate: *Hatha-Yoga-Pradipika,* S. 24

102 Williams, M. / Teasdale, J. / Segal, Z. und Kabat-Zinn, J.: *Der achtsame Weg durch die Depression,* S. 79

103 Kornfield, Jack: *Das innere Licht entdecken,* S. 19

104 Ebd.

105 Chödrön, Pema: *Wenn alles zusammenbricht,* S. 50

106 Ott, Ulrich: *Meditation für Skeptiker,* S. 141

107 Mehr dazu in Davidson, Richard / Begley, Sharon: *Warum regst du dich so auf?*

108 Die Einschränkung gilt für bestimmte pathologische Symptome, die bewirken, dass sowohl Psychotherapie als auch Antidepressiva nicht wirken.

109 Befragungen von Menschen, die man in letzter Minute am Selbstmord gehindert hat oder deren Selbstmord scheiterte, äußern so gut wie übereinstimmend, dass sie in dem Moment, in dem sie glaubten, dass ihr Leben nun enden würde, sie – statt einer unendlichen Erleichterung – eine unendliche Reue und Verzweiflung packte und sie sich nichts sehnlicher wünschten, als ihren Entschluss umkehren zu können.

110 Fredrickson, Barbara: *Die Macht der guten Gefühle,* S. 166

111 Zur Vertiefung des Themas »Achtsamkeitstraining als Therapie bei

Depression« eignet sich sehr gut das Buch von Mark Williams, John Teasdale, Zindel Segal und Jon Kabat-Zinn: *Der achtsame Weg durch die Depression.* Arbor Verlag 2009

112 Michalsen, Prof. Dr. Andreas: *Heilen mit der Kraft der Natur,* S. 216

113 Chödrön, Pema: *Wenn alles zusammenbricht,* S. 39 f. (Indirekte Rede bereits im Zitat)

114 Ebd., S. 40

115 Ebd., S. 43

116 Mehr dazu in Bucher, Anton A.: *Psychologie des Glücks*

117 Funke, Hans-Joachim / Westermann, Juli: *Das Gute im Blick,* S. 80

118 Der Gesamtheit der linken Gehirnhemisphäre wird häufig Logik, Struktur, Linearität und analytischer Sprachverarbeitung zugeordnet, was der Entfaltung von einfühlsamer Achtsamkeit eher entgegengesetzt scheint. Tatsächlich aber wird bei differenzierterer Betrachtung wohl eher gerade der linke präfrontale Cortex durch die Achtsamkeitspraxis und das Gewahrsein unserer inneren Konstitution aktiviert.

119 Trökes, Anna / Knothe, Bettina: *Neuro-Yoga,* S. 156

120 Metzger, Jochen: *Der Trip aus der Depression,* in GEO 02/2023, S. 37/38

ANNA TRÖKES

Ein Kurs in Yoga-Meditation

Das 8-Wochen-Programm für die tägliche Praxis

Der Meditationsratgeber der Grande Dame des Yoga

Es gibt in der Meditation nichts zu erreichen, nur sehr viel zu erfahren. – Anna Trökes

Yoga besteht nicht nur aus Körperpositionen, sondern ist ganz wesentlich ein Weg der Vertiefung und Selbsterkenntnis. Die erfahrene Yoga- und Meditationslehrerin Anna Trökes bietet mit ihrem 60-Tage-Programm einen fundierten und umfassenden Einstieg in die Yoga-Meditation. Nach der modernen Hirnforschung braucht es acht Wochen, bis sich neue Verhaltensweisen im Gehirn etablieren.

Yoga-Meditation hilft,

- den Geist (die Emotionen und Gedanken) zu beobachten und zu beruhigen,
- den Atem zu beobachten und ihn langsamer und feiner werden zu lassen,
- die Körperempfindungen zu erfahren und zu verfeinern,
- offenes Gewahrsein zu entwickeln und in ihm zu verweilen.

O.W. BARTH

ANNA TRÖKES

Yoga der Verbundenheit

Die Kraft des Herzens wahrnehmen und entfalten

Anna Trökes über Liebe und Mitgefühl im Yoga

Heile dein Herz durch Yoga!

Die bekannte Yoga-Lehrerin Anna Trökes beschreibt hier erstmals die Bedeutung des Herzens im Yoga. Das Herz ist der Sitz unserer tiefsten Identität. Wenn wir uns selbst meinen, weisen wir auf unser Herz und nicht auf den Kopf oder Bauch. In diesem Sinne ist das Herz unsere Mitte.

Die Entfaltung zentraler Eigenschaften wie Güte, Wohlwollen oder Mitfreude haben im Yoga eine lange Tradition. Anna Trökes hat die dafür wirksamsten Meditationen, Atem- und Körperübungen zusammengestellt und auf der CD eingesprochen. Die Meditationen sind sehr berührend und öffnen das Herz.)

Die bekannte Yoga-Lehrerin Anna Trökes beschreibt hier erstmals die Bedeutung des Herzens im Yoga. Das Herz ist der Sitz unserer tiefsten Identität.
Wegweiser-Magazin – Das Magazin für Bewusstes Sein, 01.08.2017

O.W. BARTH